Dr Li Wu
Natalie Lauer

LE GRAND LIVRE DE L'ÉNERGIE VITALE

Soulager ses maux grâce aux thérapies énergétiques

MARABOUT

Cet ouvrage a fait l'objet d'une première édition en allemand sous le titre *Praxisbuch Energiemedizin*.

Avertissement

Les méthodes, soins et conseils présentés dans ce livre reflètent l'opinion et l'expérience des auteurs, qui les ont élaborés en toute bonne foi et vérifiés avec le plus grand soin. Ils ne sauraient toutefois se substituer à un avis médical éclairé. De plus, chaque lectrice, chaque lecteur demeure responsable de ses propres actions. En cas de doute, faites-vous conseiller par un médecin, un praticien en médecine naturelle ou un thérapeute, pour déterminer si, et dans quelle mesure, la mise en œuvre des conseils est appropriée à votre cas particulier. Ni les auteurs ni l'éditeur ne sauraient être tenus responsables des éventuels désagréments ou dommages résultant d'indications pratiques mentionnées dans cet ouvrage.

Traduction par Sabine Wyckaert.

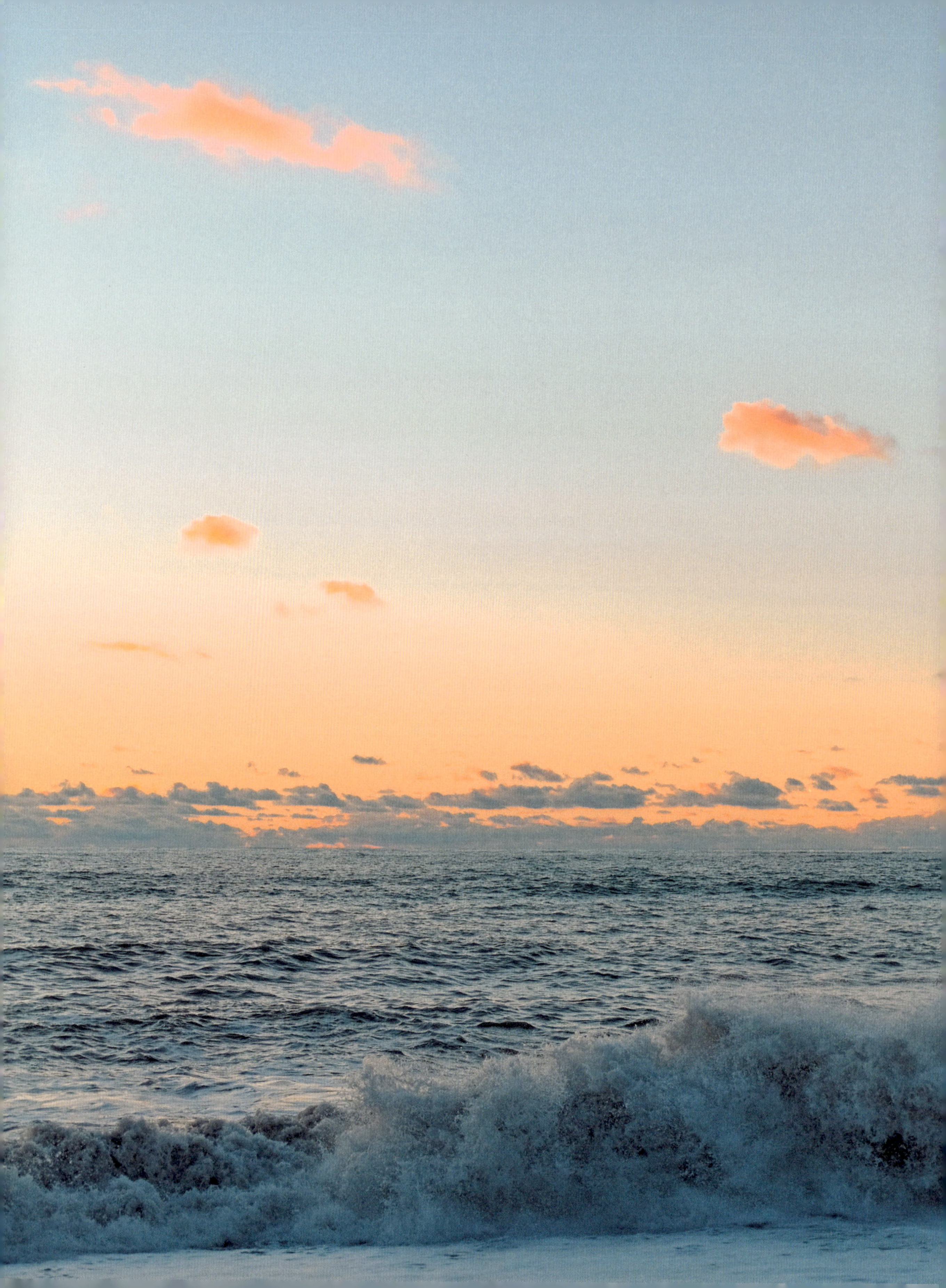

AVANT-PROPOS

Dans son combat contre les maladies, la médecine occidentale moderne jouit d'acquis étonnants. Il n'empêche qu'elle se heurte parfois à ses limites. C'est notamment pour cette raison qu'au cours des dernières années, un grand nombre de thérapies alternatives, reposant la plupart du temps sur les médecines traditionnelles de cultures différentes, a pu se faire une place en Occident. Leur dénominateur commun ? Toutes reconnaissent l'existence de l'énergie vitale, à l'œuvre dans le cosmos comme en chaque être humain. La MTC désigne cette force sous le nom de « qi », elle porte celui de « Prana » dans les doctrines indiennes et l'érudite Hildegarde de Bingen l'appelait « viriditas ».

Pour toutes les doctrines étudiant la question de la subtile énergie vitale, la clé de la santé réside dans l'équilibre du corps, de l'esprit et de l'âme. La thérapie holistique considère donc l'homme comme un tout indivisible. Une force vitale intrinsèque l'anime et stimule ses capacités d'auto-guérison. L'énergie vitale circule à travers la moindre de nos cellules, régule notre métabolisme et préserve l'équilibre de notre organisme. Elle emplit et enveloppe le complexe système énergétique de notre corps.

Par conséquent, cette approche thérapeutique globale ne réduit pas l'être humain à ses composantes ou à des problèmes isolés, mais englobe le corps, l'esprit et l'âme, à parts égales. Ainsi, elle ne considère pas non plus la maladie comme le dysfonctionnement d'un seul « appareil » biochimico-mécanique. Pour guérir durablement douleurs et affections, elle s'attache plutôt à identifier leurs causes profondes. Cette recherche nécessite naturellement de vastes connaissances sur les nombreuses corrélations organiques.

L'emploi de substances naturelles et de processus énergétiques permet de faire circuler l'énergie vitale et de la stimuler efficacement. C'est d'ailleurs ce que confirment nombre d'études cliniques récentes. À l'inverse, si le flux énergétique est bloqué, nous nous sentons mal et tombons malades. L'objectif de cet ouvrage est d'offrir une vue d'ensemble des thérapies énergétiques. Où les concepts traditionnels relatifs à l'énergie vitale puisent-ils leurs racines ? Comment les maladies apparaissent-elles ? Comment peut-on les prévenir ? Et quelles sont les méthodes énergétiques contribuant à soulager les douleurs existantes, voire à les faire disparaître ?

Venez explorer avec nous cette énergie universelle et remontez jusqu'aux origines de la médecine.

1

Les thérapies énergétiques

Partout dans le monde, il existe
des systèmes thérapeutiques partant
du principe que les fonctions organiques
et la santé psychique sont régies par une énergie
à la base de la vie tout entière.
Nous ne sommes bien portants que si
celle-ci peut circuler librement.

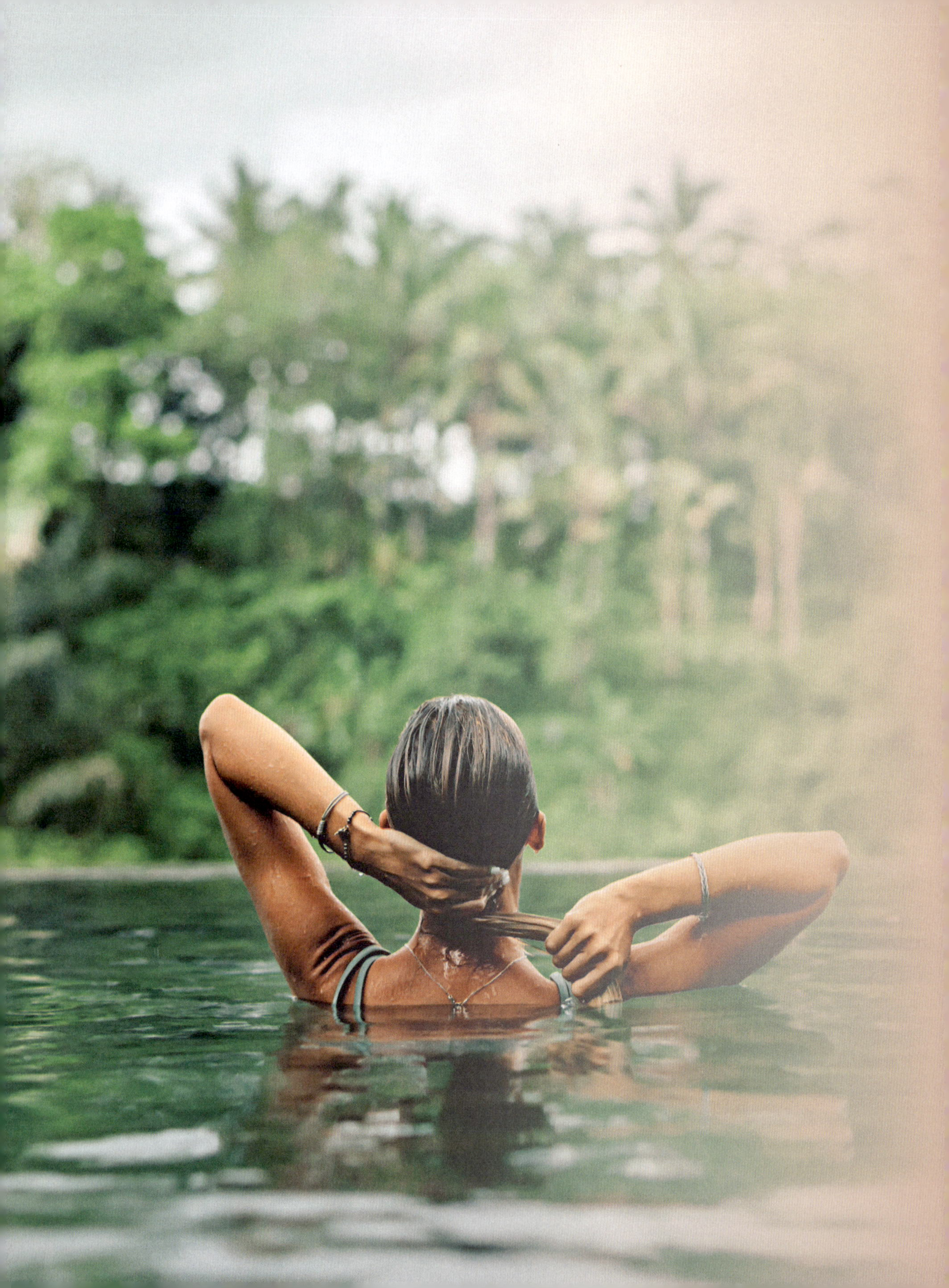

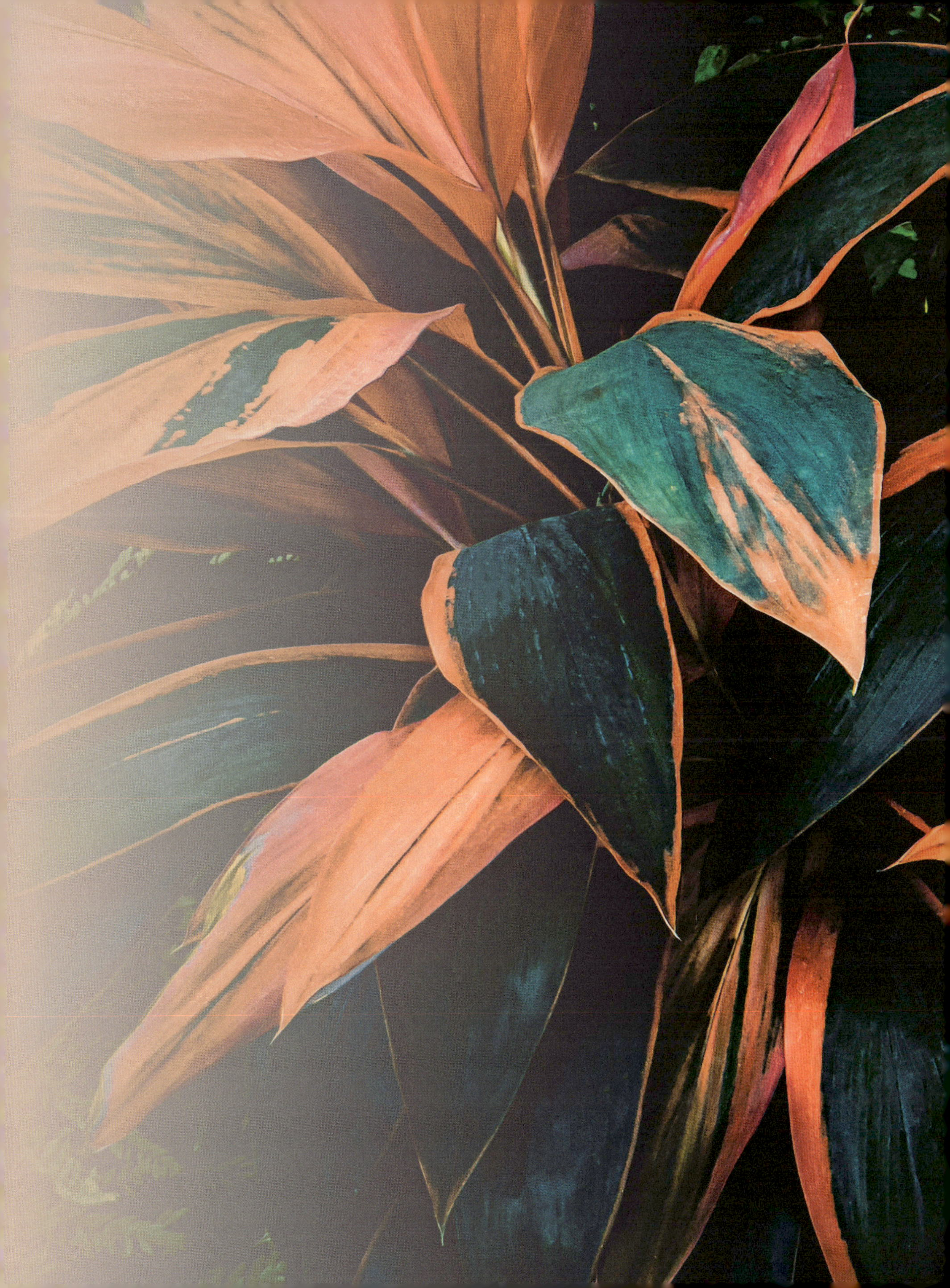

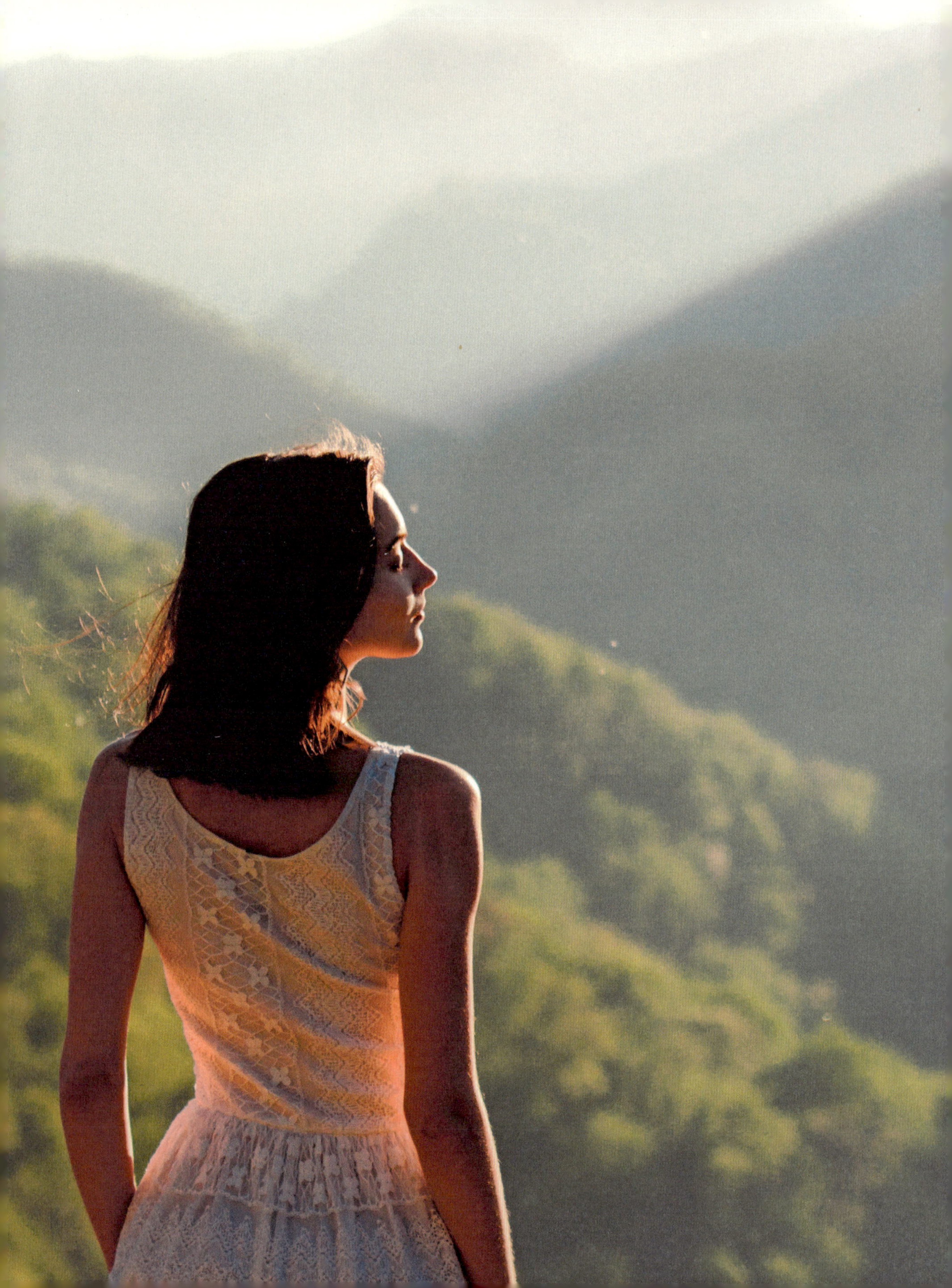

UNE ÉNERGIE VITALE

Dans les temps les plus reculés, nos ancêtres cherchaient déjà des explications aux faits et phénomènes marquants de leur vie. Chamanes et autres guides spirituels apportaient des réponses à leurs questions sur les forces naturelles invisibles et les événements célestes, si bien qu'on leur attribuait le pouvoir de guérir les maladies. Les premiers concepts relatifs à l'énergie vitale virent ainsi le jour.

Aujourd'hui encore, l'idée d'une énergie universelle, imprégnant tout, perdure dans quantité de cultures et de religions. Dans l'Égypte ancienne, on appelait cette énergie le ka, et dans l'antique tradition hébraïque, le rouah. Nombre de cultures indigènes jouissent également d'un savoir traditionnel portant sur les champs énergétiques subtils qui parcourent le corps humain. C'est sur lui que repose, par exemple, la médecine des Indiens d'Amérique du Sud et centrale. La civilisation maya a mystérieusement décliné à partir de l'an 900 apr. J.-C. Cependant, ses connaissances sur la santé et l'art de guérir ont été préservées par la transmission orale. L'équilibrage de l'énergie vitale se trouvait au cœur de l'activité des guérisseurs mayas (les H'men). Ils avaient baptisé cette énergie « ch'ulel » et traitaient les troubles, entre autres, à l'aide de plantes, de massages, de bains et de prières. De nos jours, leurs descendants emploient toujours les thérapies ancestrales, surtout dans la péninsule du Yucatán (Mexique). Les Indiens d'Amérique du Nord activent eux aussi l'énergie propre à l'homme grâce à des rituels, des bains de vapeur, des sons, des transes ou des plantes.

Ce sont toutefois les approches énergétiques enseignées depuis des siècles en Inde, en Chine, au Tibet et au Japon, passant souvent dans ces pays pour des méthodes de traitement équivalentes en qualité aux soins médicaux modernes, qui exercent la plus grande influence sur la médecine occidentale.

Néanmoins, on oublie généralement que, même en Occident, le concept d'énergie vitale puise ses origines dans un passé lointain : il est évoqué au IVe siècle av. J.-C. par Hippocrate, père de la médecine scientifique.

DES TRADITIONS EUROPÉENNES

Hippocrate était persuadé que chaque être humain constituait un microcosme de l'univers et abritait une force vitale, qu'il nommait la « physis ». Selon lui, celle-ci possédait la capacité de corriger les dérèglements et, en cas de maladie, elle rétablissait la santé. Le médecin hippocratique soutenait ce processus par le biais de traitements comme le régime, la musicothérapie et l'onirothérapie, l'exercice physique ou le recours à un état de conscience modifié.

Vers 200 apr. J.-C., le médecin et anatomiste grec Claude Galien, dont les connaissances influençaient encore fortement la médecine à la Renaissance, envisageait le corps et l'âme comme une seule et même unité. Pour lui, le corps matériel était gouverné par une énergie vitale, qu'il appelait « pneuma » et qui circulait dans l'organisme en empruntant veines, artères et nerfs.

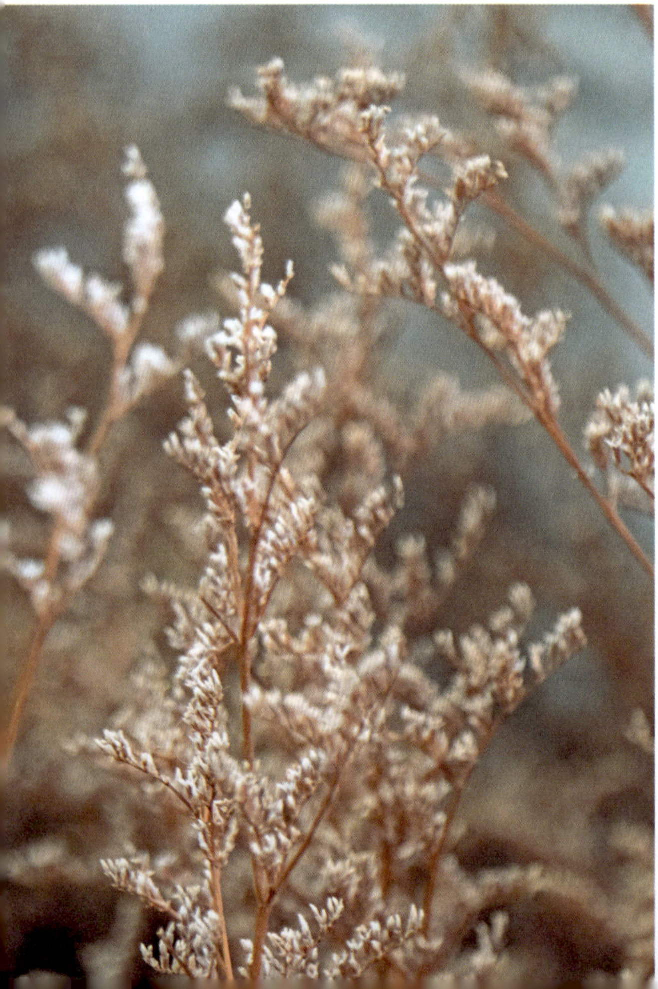

« L'âme est la force vitale verdoyante du corps, elle œuvre au moyen du corps et le corps œuvre au moyen de l'âme. Toute l'existence de l'être humain est ainsi faite », écrivait aussi la bénédictine Hildegarde de Bingen (1098-1179), une érudite célèbre, aujourd'hui encore, pour sa médecine douce. La religieuse avait élaboré sa propre phytothérapie et s'intéressait également à la cosmologie. Elle avait baptisé « viriditas » la force vitale à l'œuvre, tant chez l'homme que dans le macrocosme.

De même, le Suisse Paracelse (né Philippus Theophrastus Aureolus Bombastus von Hohenheim, 1493-1541), médecin, alchimiste, astrologue, mystique, théologien laïque et philosophe, considérait l'être humain comme faisant partie d'un grand Tout : « Il est dans le ciel un semblable, qui a sur terre son semblable, et il est sur terre un semblable, qui a dans le ciel son semblable ».

Jusque dans les temps modernes, on considérait les maladies comme la conséquence d'une perturbation de l'énergie vitale. Même à la fin du xviiie siècle, de nombreux médecins utilisaient la guérison énergétique ; ils étaient convaincus qu'ils pouvaient transmettre leur fluide subtil aux patients, à l'aide d'aimants ou par la simple imposition des mains. Ce n'est que vers 1850 qu'il n'y eut plus de place, dans la médecine officielle, pour la notion d'énergie vitale.

COMMENT AGIT LA MÉDECINE ÉNERGÉTIQUE ?

L'approche globale de la médecine énergétique ne réduit pas l'homme à ses composantes, mais embrasse son corps, son esprit et son âme, à parts égales. Par conséquent, elle ne conçoit pas les maladies comme le dérèglement d'un « appareil » biochimico-mécanique isolé. La libre circulation de l'énergie vitale, qui assure la cohésion de tous les éléments et agit dans le cosmos comme dans l'organisme humain, revêt alors une grande importance pour la santé et le bien-être.

La médecine énergétique part du principe que l'ensemble des processus physiques et psychiques, des systèmes organiques et des fonctions corporelles, se voit gouverné par une énergie subtile, supérieure. Lorsque celle-ci ne peut pas circuler dans le corps sans entraves, troubles physiologiques et maladies apparaissent.

La santé dépend directement de l'équilibre. Comme partout dans la nature, des forces contraires sont actives chez l'homme : le féminin et le masculin, le liquide et le solide, le chaud et le froid... Nous ne nous sentons bien, en bonne santé, que si tous ces couples d'opposés se trouvent en équilibre. Alors seulement, l'énergie peut circuler librement.

Des soins appropriés permettent d'éliminer les blocages du système énergétique. En cas de carence, ils contribuent aussi à élever le niveau d'énergie global. De la sorte, tous les autres systèmes sont de nouveau alimentés en énergie de façon optimale et le corps reçoit un soutien naturel qui l'aide à guérir.

Il existe une grande diversité de méthodes ayant pour but de corriger les déficits en énergie, supprimant ainsi les perturbations du système énergétique.

Différents champs d'énergie

Le terme de « médecine énergétique » est apparu aux États-Unis au milieu des années 1980. Il englobe toutes les thérapies qui, pour poser un diagnostic et soigner, font appel aux champs d'énergie présents à l'intérieur ou à l'extérieur du corps humain. Ceux-ci peuvent être naturels ou artificiels. Pour les premiers, on emploie des méthodes traditionnelles comme l'acupuncture, les fleurs de Bach ou les massages thérapeutiques. Les procédés tels que l'électro-acupuncture ou la radionique, faisant appel à de faibles champs électromagnétiques, sont en revanche les produits de la technique. Ces systèmes diagnostiques et thérapeutiques, mécaniquement et informatiquement assistés, reposent sur la mesure de phénomènes biophysiques à l'œuvre dans le corps. On leur associe aussi le terme de « médecine informationnelle », parfois utilisé comme synonyme de « médecine énergétique ». Cet ouvrage n'aborde pas le domaine de la médecine énergétique instrumentale employant des champs d'énergie artificiels, ni le recours à des énergies complexes au moyen d'appareils. Les pages qui suivent seront exclusivement consacrées aux pratiques traditionnelles visant à agir sur le subtil équilibre énergétique, à le rétablir – notamment parce que ces méthodes offrent différentes applications que chacun peut mettre à profit, en complément d'autres traitements.

L'acupuncture, l'acupression, la moxibustion, les massages, bains et exercices thérapeutiques (qi gong, tai-chi-chuan, yoga), la méditation, la diététique ou les infusions peuvent présenter d'étonnantes vertus curatives. Pour autant, la science n'explique pas toujours leurs effets. Les traitements énergétiques traditionnels, contrairement à beaucoup de préjugés, n'ont cependant rien à voir avec la charlatanerie. Se référant à des connaissances et à des documents très anciens, ils s'enracinent généralement dans un système philosophique. Ainsi, il y a des siècles déjà, les Chinois traitaient la variole par une sorte de vaccination, tandis qu'en Inde, on avait recours à des régimes alimentaires ciblés pour influer sur l'équilibre corporel.

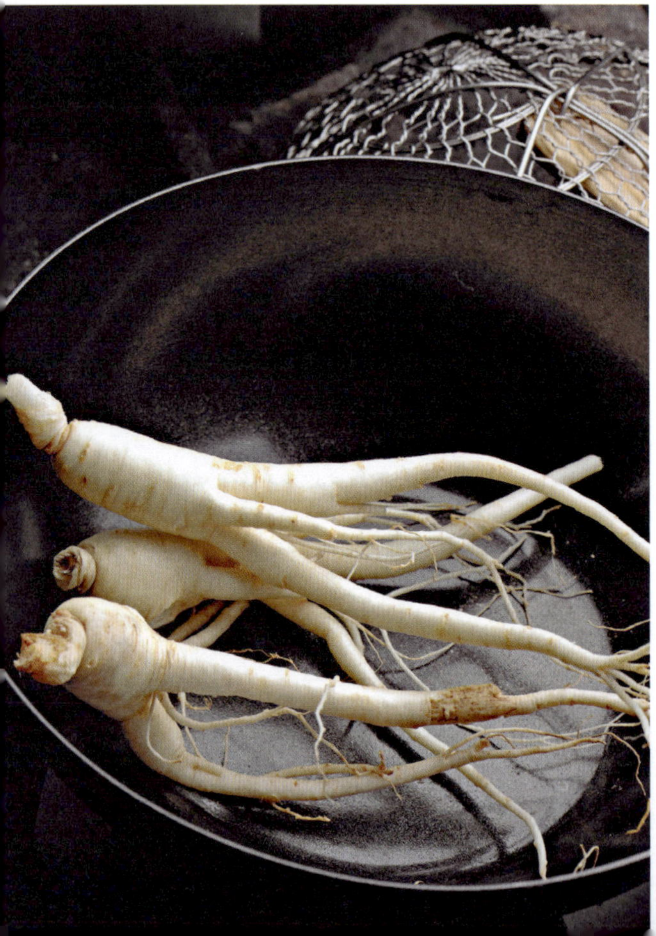

LA PRATIQUE AUJOURD'HUI

Malgré sa tradition millénaire, en Occident, la médecine énergétique tomba longtemps dans l'oubli. Il fallut attendre le début des années 1970 pour qu'elle bénéficie à nouveau d'un intérêt croissant. Un témoignage de James Reston, journaliste au *New York Times*, compta parmi les facteurs déclenchants. Durant un séjour en Chine, il dut subir une appendicectomie. Une intervention banale qui n'avait, a priori, aucun rapport avec la médecine énergétique. Cette dernière n'entra en jeu qu'après l'opération, pour soulager la douleur. Le fait est que les médecins obtinrent des résultats convaincants avec l'acupuncture. Vers la même époque, les scientifiques entreprirent d'étudier l'autorégulation du corps pratiquée par les yogis indiens. En 1978, finalement, l'Organisation Mondiale de la Santé (OMS) se prononça en faveur de la prise en compte des médecines traditionnelles dans les soins de santé primaires (déclaration d'Alma-Ata). Depuis, on voit surtout la MTC et la médecine ayurvédique, une très ancienne tradition indienne, connaître une véritable renaissance. Le nombre des médecins ouverts à ces méthodes traditionnelles grandit. Beaucoup pratiquent d'ailleurs eux-mêmes ces thérapies alternatives.

Parallèlement à cette évolution, de nouvelles « formes » de médecine énergétique voient le jour. Aux États-Unis par exemple, des infirmières sont formées au toucher thérapeutique (*therapeutic touch*) pour accompagner les processus de guérison par des mouvements des mains. Le personnel soignant qualifié en la matière fait partie des équipes du bloc opératoire depuis un certain temps. En Angleterre, des médecins associent des guérisseurs aux soins prodigués à leurs patients, ceux-ci devant compléter les soins classiques par l'imposition des mains ou d'autres pratiques.

Dans l'espace germanophone aussi, la médecine énergétique a le vent en poupe. Dès 2005, un sondage de l'Institut Allensbach montrait que, face à une maladie, seules 18 % des personnes interrogées souhaitaient bénéficier d'un traitement purement conventionnel. En revanche, 61 % des citoyens allemands se déclaraient pour une combinaison de MTC et de médecine officielle. Les caisses d'assurance-maladie ont également réagi aux résultats de diverses études et notamment intégré l'acupuncture dans leur catalogue de prestations. Quant à la démarche globale, elle a gagné d'autres domaines de la médecine classique : ainsi, la nouvelle branche interdisciplinaire de la psycho-neuro-immunologie a établi qu'il existait un lien étroit entre le psychisme et les systèmes immunitaire, nerveux et hormonal. Ceci explique que des bouleversements psychiques puissent nuire à la fonction immunitaire et provoquer des maladies.

Toutefois, comme souvent dans la vie, tout ce qui brille n'est pas or. Nombre de charlatans tentent malheureusement de tirer profit des espoirs de personnes malades. Ce phénomène fait du tort à la thérapeutique énergétique. Seule une coopération spécifique des médecins, des praticiens en médecine naturelle reconnus et des guérisseurs compétents pourra mettre fin aux agissements des brebis galeuses. Rappelons que les soins devraient toujours s'effectuer sous le contrôle du médecin et/ou du praticien en médecine naturelle.

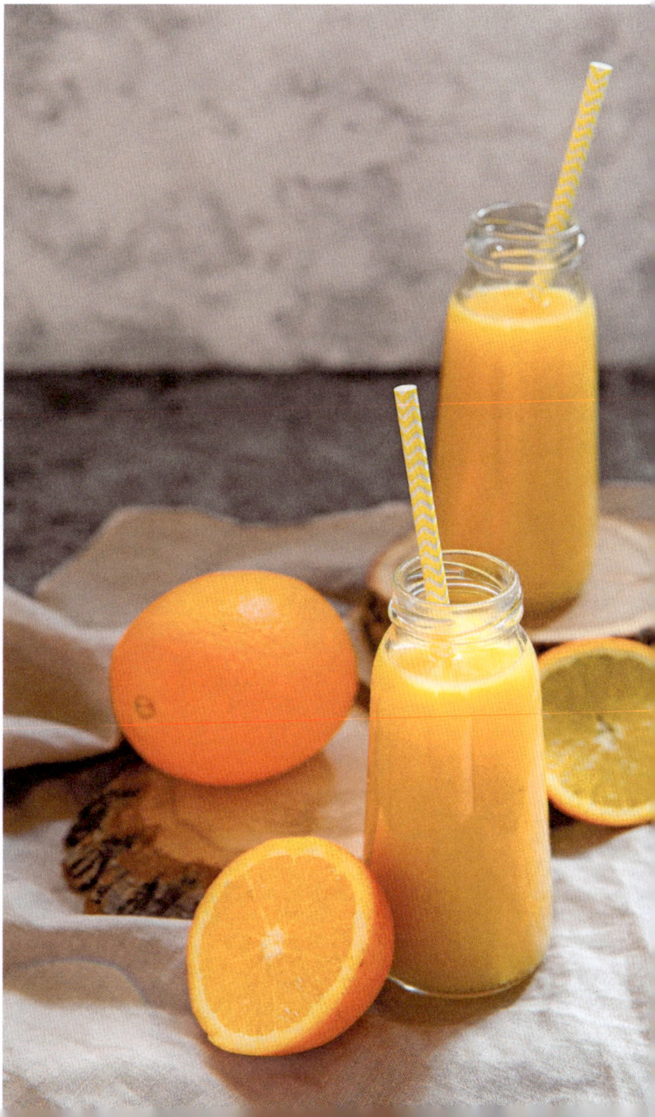

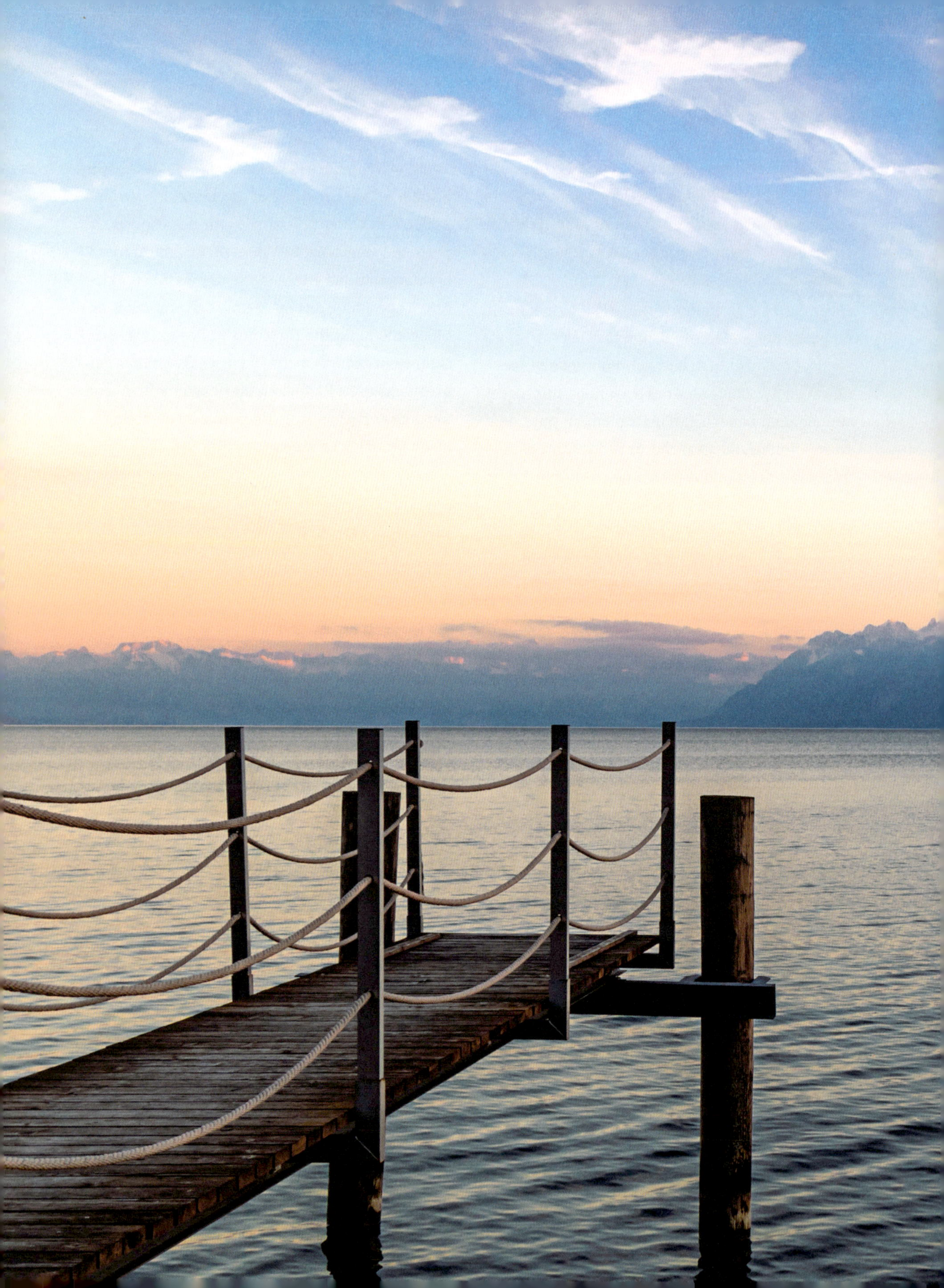

LA MÉDECINE TRADITIONNELLE CHINOISE

La MTC[1], riche d'une histoire longue de trois mille ans, dispose donc de connaissances approfondies relatives à la nature et à l'homme. Comme pour toutes les doctrines énergétiques, l'unité indivisible du corps, de l'esprit et de l'âme se trouve au centre de sa théorie.

Les substances fondamentales du corps

La doctrine part du principe que cinq substances fondamentales sont présentes dans le corps humain. Ce sont....

- l'énergie vitale (qi) ;
- l'essence vitale (jing) ;
- la vitalité (shen) ;
- le sang (xue) ;
- les fluides (jin ye).

Toutes ces substances, en équilibre dans un corps sain, jouent un rôle déterminant pour les fonctions vitales. Elles sont responsables des processus physiologiques, métaboliques et biochimiques, mais aussi intellectuels et spirituels. Le qi, le jing et le shen, surtout, sont considérés comme « les trois trésors » de l'homme. Ils incarnent le dynamisme, la source et l'esprit de la vie, et sont liés les uns aux autres de manière indissoluble.

LE QI, ÉNERGIE VITALE

Le qi, force vitale circulant partout, revêt une importance capitale pour la médecine chinoise. Ce mot ne possède pas de parfait équivalent dans les langues occidentales. Au sens figuré, *qi* peut être qualifié de souffle, d'air, de vapeur, de gaz, d'éther, de force vitale, de principe de vie ou même d'énergie. Un maître du temple Shaolin parlait ainsi du flux du qi : « Dans un corps, le qi circule librement et sans entraves. Le qi est comme l'eau d'un ruisseau. Si le ruisseau est plein d'eau et qu'elle coule sans entraves, nous sommes en bonne santé. Tout

1. Nous la désignerons désormais sous l'abréviation MTC sous laquelle elle est couramment nommée.

excès ou manque de qi provoque des maladies – de même qu'un ruisseau cause des ravages quand il déborde, ou fait se dessécher terre et plantes quand il a trop peu d'eau ».

Le qi constitue la base de la vie, il est inhérent à tout ce qui est vivant. Il parcourt l'ensemble du corps en empruntant les méridiens, des voies énergétiques invisibles (voir p. 30 et suivantes). Chez les personnes en forme, il circule librement et régulièrement, fournit l'énergie vitale, tant physique que psychique, garantit santé et vitalité.

Le qi assure plusieurs fonctions essentielles dans le corps. Il....

- réchauffe et régule la température ;
- se trouve à l'origine de tous les mouvements, physiques et mentaux, et a la charge de toutes les activités physiologiques ;
- est responsable de la croissance, du développement et du métabolisme ;
- garantit une digestion régulière et la transformation optimale en énergie de la nourriture combinée à l'oxygène ;
- nettoie l'organisme des produits métaboliques toxiques et favorise l'absorption des nutriments ;
- protège des maladies et d'autres effets extérieurs nocifs ;
- maintient les organes en place, les liquides organiques et le sang dans les canaux spécifiques et les organes.

Si ce système sensible se déséquilibre, le flux énergétique ralentit. Sa stagnation peut entraîner de lourdes conséquences pour la santé et le bien-être. Troubles et douleurs apparaissent, suivis de maladies physiques et psychiques.

L'empereur jaune

Différents ouvrages de référence, dont le *Classique interne de l'empereur jaune* (*Huang Di Nei Jing*), constituent le fondement de la MTC. Considéré comme un des écrits les plus anciens en la matière, ce recueil n'a rien perdu de son importance, aujourd'hui encore. Comportant deux parties de 81 chapitres chacune, il a été établi en l'espace de 400 ans environ par des auteurs inconnus. Présenté sous la forme d'un dialogue entre l'empereur jaune Huang Di et son médecin, Chi Po, il délivre des informations précieuses pour le diagnostic et les procédés thérapeutiques.

Sources du qi

Il existe deux types de qi : le qi inné ou originel (*yuan qi*) et le qi acquis. Chaque enfant hérite du premier de ses parents, dès la conception. Base de la force et de la vitalité de l'être humain, il est responsable de sa croissance et de son développement. Le qi originel ne se renouvelle pas et ne devrait jamais s'épuiser totalement, dans la mesure du possible.

Ce qi inné est complété par l'énergie qui provient de la respiration et de notre alimentation : l'air inspiré procure aux poumons le qi de la respiration. À partir de ce que nous mangeons et buvons, l'estomac et la rate extraient le qi de la nourriture, qui monte jusqu'aux poumons et s'associe au qi de la respiration pour donner une énergie « collectée », le *zong qi*.

Sentir le qi

- Asseyez-vous bien droit sur une chaise (sans vous y adosser) et levez vos bras pliés à hauteur de poitrine. Les paumes des mains se font face, à une distance de 30 centimètres environ.
- Imaginez que vous tenez un ballon de baudruche. En inspirant, aspirez l'air contenu dedans : il se rétracte. Quand vous expirez, l'air afflue dans le ballon et il se dilate.
- Concentrez-vous sur vos mains et continuez à respirer paisiblement, à un rythme régulier. Avec un peu d'entraînement, vous sentirez le qi circuler dans vos mains. Vous aurez l'impression d'être assis sur un nuage.

Celui-ci, à son tour, se transforme à l'aide du qi originel en qi véritable (*zhen qi*). C'est cette énergie qui circule dans les méridiens et nourrit les organes.

LE JING, ESSENCE VITALE

Le subtil jing constitue la source de la vie et de toute transformation organique. En fonction de l'âge, le corps en a besoin pour différents processus : avant la puberté, le jing est responsable de la maturation des organes ; plus tard, il garantit leur fonction et la reproduction.

Plus nous vieillissons, plus la quantité initiale de jing diminue. La fertilité et le fonctionnement des organes ne cessent donc de décliner au fil des ans, jusqu'à ce que le jing finisse par se tarir totalement et que nous mourions.

Le jing constitue l'origine du yin et du yang (voir p. 22 et suivantes) dans l'organisme, il porte ces deux pôles en lui. Son aspect yang réchauffe le yang de tous les organes et représente un prérequis pour que ceux-ci puissent accomplir leurs tâches spécifiques. Ainsi, le jing revêt aussi une grande importance pour la mise à disposition, la distribution et la transformation de toutes les sortes de qi dans le corps.

L'aspect yin du jing offre la base matérielle nécessaire à la formation des os et de la moelle, du cerveau, du sang et du sperme. Il représente la préservation et assure croissance, développement et reproduction.

Toute perturbation du jing peut se manifester, par exemple, par un vieillissement prématuré, un dysfonctionnement sexuel ou une infertilité.

Sources du jing

Comme le qi, le jing, essence vitale, provient de deux sources. La première correspond au jing inné, aussi appelé essence du ciel antérieur (*xian tian*). Il apparaît lors de la conception et se constitue à partir de l'essence des parents et de la nature. Le *xian tian* peut être comparé au patrimoine génétique dans la médecine occidentale. Il est différent chez chaque individu, si bien que la constitution et le potentiel de développement de chaque homme sont uniques. Le jing inné est particulièrement précieux car il ne se renouvelle pas.

La seconde source correspond au jing acquis ou essence du ciel postérieur (*hou tian*). Naissant de l'air que nous respirons et de la nourriture que nous absorbons, il est produit tout au long de la vie.

LE SHEN, LA VITALITÉ

Le shen est l'énergie cosmique inhérente à l'homme. Elle nous confère la capacité de penser et de juger. Par ailleurs, elle gouverne la conscience, la mémoire, le psychisme et le sommeil, et exprime notre personnalité.

La MTC ne dissociant pas le corps et l'esprit, il faut aussi accorder beaucoup d'importance au shen en termes de santé. Ainsi que l'indiquait le grand philosophe chinois Lao-tseu (VIe siècle av. J.-C.) : « Qui nourrit son esprit, ne meurt pas ».

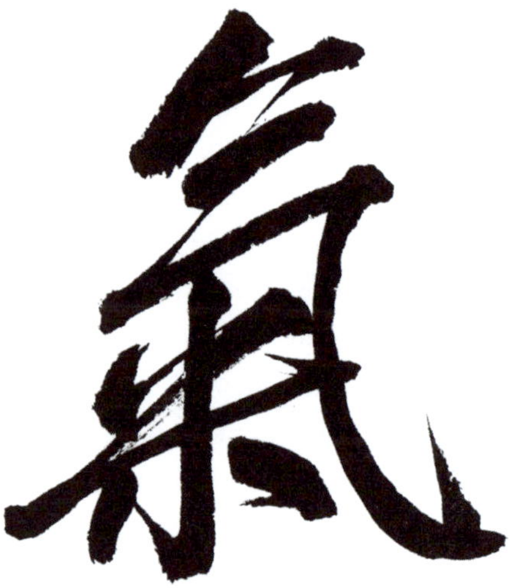

La partie inférieure du caractère chinois désignant le qi signifie "riz", la supérieure, "vapeur". Ceci témoigne du caractère à la fois immatériel et matériel de l'énergie vitale.

Une personnalité expressive, des yeux brillants, une solidité psychique et une forte faculté de jugement indiquent un shen puissant. En revanche, un shen faible se manifeste par des troubles psychiques associés à divers symptômes névrotiques ou psychotiques ; nervosité, insomnie, problèmes de mémoire, voire manies et hallucinations, peuvent apparaître. L'apathie et la perte de la joie de vivre, elles, dénotent l'absence absolue de shen.

Agir sur le corps en prenant des dispositions telles que régime alimentaire, exercice physique ou acupuncture, permet de traiter les perturbations du shen.

Sources du shen

Le shen aussi se compose d'une part innée et d'une part acquise. Le qi et le jing constituent les sources du shen acquis, qui complète en permanence le shen originel.

Le shen est nourri par le qi du cœur, mais également par le sang et le yin. Si ces derniers viennent à manquer, des perturbations se feront sentir.

LE XUE, LE SANG

La conception du sang, selon la MTC, va bien au-delà de la représentation occidentale. Ce n'est pas qu'un liquide corporel transportant et distribuant dans le corps, via le système vasculaire, les substances les plus diverses. Certes, une grande partie de ses tâches est commune aux deux systèmes de pensée : le xue préserve et humidifie le corps, et met les nutriments à sa disposition. Il nourrit tous les organes, y compris sensoriels (yeux, nez, langue, oreilles et peau), les muscles, les tendons, les ongles et les cheveux, ainsi que le fœtus dans le ventre de sa mère. Cependant, la MTC lui attribue aussi une fonction énergétique.

Le xue est tant matériel qu'immatériel. Il est indissociable du qi, qui le produit, le fait circuler dans le corps et gouverne les vaisseaux sanguins. En contrepartie, le sang alimente le qi. Comme l'affirme un vieil aphorisme : « Le qi est le commandant du sang et le sang est la mère du qi ». Cette relation illustre d'ailleurs très clairement le principe du yin (le sang) et du yang (le qi).

Des perturbations du xue entraînent congestion vasculaire, « sang chaud » et anémie. Les causes de cette dernière sont pertes sanguines, production insuffisante de globules rouges ou problèmes d'alimentation en sang de certains organes.

Sources du xue

Le xue naît de la transformation des aliments. Après digestion de ceux-ci dans l'estomac, la rate forme, à partir des éléments nutritifs, une essence pure que le qi de la rate transporte jusqu'aux poumons. En chemin, le qi de la nourriture transforme l'essence en sang, qui, finalement, se met à circuler dans le corps grâce au qi du cœur et au qi de la respiration.

LE JIN YE, LES LIQUIDES

Le jin ye désigne tous les liquides corporels, à l'exception du sang. « Jin » correspond aux fluides clairs et légers, « *ye* » aux fluides troubles ou plus épais.

Les liquides jin appartiennent au groupe des substances yin. Ils circulent avec le qi de défense. Ils nourrissent et humidifient peau et musculature, et sont responsables de la formation des larmes, de la salive, de la sueur, des sécrétions nasales et génitales.

Les liquides ye, plus visqueux, se trouvent dans les entrailles. Leur tâche consiste à humidifier organes (y compris sensoriels), articulations, moelle osseuse et cerveau. De plus, ils produisent notamment les sucs digestifs et le liquide synovial.

Un déséquilibre de ces fluides est généralement provoqué par la transpiration, une diarrhée ou des vomissements, un saignement, la chaleur, un apport en liquide réduit ou un manque de yin persistant. Il se produit une déshydratation qui se traduit notamment par un assèchement des lèvres, des muqueuses et des yeux, une sécheresse de la peau et de la bouche, une sensation de soif accrue, une miction faible, des selles dures ou des cheveux cassants. Dès lors que les organes concernés présentent un manque de qi, on voit apparaître une accumulation locale ou généralisée de liquides, ou de la rétention d'eau (œdème).

Symptômes typiques de l'anémie

- Peau pâle, froissée et sèche
- Cheveux cassants
- Ongles fragiles
- Engourdissement des extrémités
- Troubles de la vue
- Vertiges et battements irréguliers du cœur (palpitations)
- Faiblesse généralisée

Sources du jin ye

Le jin ye est obtenu à partir de la nourriture. Le qi de certains organes (surtout celui des reins) régule et absorbe les fluides. Mais d'autre part, le qi dépend des fluides, qui humidifient et alimentent les organes.

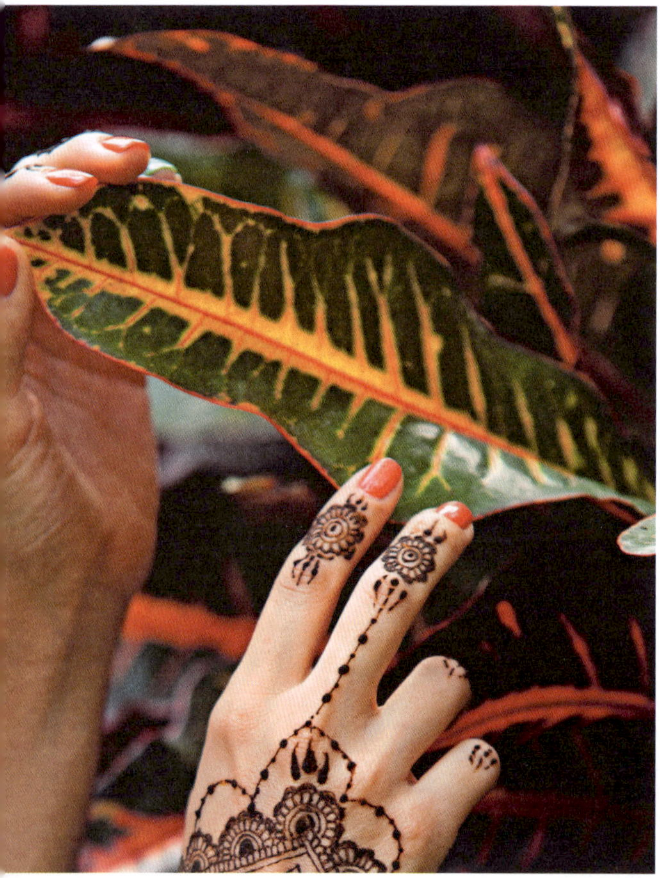

Le yin et le yang

Le qi, énergie vitale, circule entre deux pôles opposés : le yin et le yang, qui s'engendrent mutuellement. Ils ne constituent pas des principes statiques, mais évoluent constamment.

Le yin représente la lune, la nuit, l'hiver, le froid, le calme et la passivité ; le féminin, le mou, le développement de la vie, l'obscurité, l'intérieur et l'introversion. Le yang, en revanche, incarne le soleil, le jour, l'été, la chaleur et l'activité ; le masculin, le dur, la création de la vie, la clarté, l'extérieur et l'extraversion.

Toutes choses et toutes créatures sur terre présentent un aspect yin et un aspect yang. L'harmonie de leurs interactions assure l'équilibre du yin et du yang. Ni l'un ni l'autre ne peuvent exister isolément : pas de repos sans activité, pas d'espace sans temps, pas d'obscurité sans clarté... Comme le grand Confucius (551-479 av. J.-C.) l'indiquait : « Yin et yang, masculin et féminin, dur et mou, ciel et terre, lumière et obscurité, tonnerre et éclair, froid et chaud, bon et mauvais... C'est l'interaction des principes opposés qui forment l'univers ».

Voici les cinq fondements du yin et du yang :

- Toutes les choses ont un aspect yin et un aspect yang.
- Chaque aspect yin et chaque aspect yang peuvent à leur tour être subdivisés en yin et en yang.
- Le yin et le yang se créent l'un l'autre.
- Le yin et le yang se contrôlent mutuellement.
- Le yin et le yang se transforment mutuellement.

RÉPARTITION DU YIN ET DU YANG DANS LE CORPS

Parties et organes yin	Parties et organes yang
Bas du corps	Haut du corps
Avant du corps	Arrière du corps
Moitié droite du corps	Moitié gauche du corps
Partie interne du corps	Partie externe du corps
Cavités corporelles	Surface du corps
Organes pleins	Organes creux
Tendons et os	Peau et poils
Foie	Vésicule biliaire
Cœur	Estomac
Rate	Intestin grêle
Poumons /	Gros intestin
Reins	Vessie
Péricarde	Triple réchauffeur

SIGNES DE MANQUE DE YIN ET DE YANG

Manque de yin	Manque de yang
Caractère malléable	Rigidité
Difficultés avec la proximité et la régulation de la distance	Sentiment d'omnipotence
Hyperactivité	Syndrome de fatigue chronique
Syndrome du sauveur	Apathie
Improductivité	Sentiment d'impuissance
Se définit par le métier ou le travail	Se définit par la maladie
Style de vie dans l'excès	Introversion

LE YIN ET LE YANG DANS LE CORPS

Conformément aux lois cosmiques, le corps humain se divise aussi en composantes yin et yang. Ainsi, l'avant est associé au yin et l'arrière au yang. Le bas et la moitié droite du corps sont régis par le yin, le haut et la moitié gauche par son pôle opposé, le yang. De même, la partie interne, les cavités corporelles, les organes pleins ainsi que les tendons et les os se rapportent au yin. La partie externe, les organes creux ainsi que la peau et les poils relèvent du yang. Les organes eux-mêmes correspondent, soit au yin, soit au yang. Le foie, la rate, les poumons, les reins et le cœur, sans oublier le péricarde, sont yin. Ces organes pleins (*zang*) sont chargés de la production, la transformation, la régulation et le stockage de substances essentielles.

Les organes yang (*fu*) incluent la vésicule biliaire, l'estomac, l'intestin grêle, le gros intestin, la vessie et le triple réchauffeur (voir p. 43). Ils appartiennent au groupe des organes creux. Leur tâche consiste à digérer et à mettre les substances nutritives à la disposition de l'organisme.

Le rééquilibrage du yin et du yang

La polarité yin/yang revêt une grande importance dans la caractérisation des processus vitaux et de leurs troubles. Si le yin prédomine, cela peut notamment entraîner des problèmes de digestion comme les lourdeurs d'estomac, les ballonnements ou la diarrhée. Bras et jambes paraissent lourds, de l'eau s'accumule dans le corps, la personne frissonne facilement, a tendance à somnoler et présente des tendances dépressives. Une carence en yin, en revanche, s'exprime souvent par de la nervosité et un manque de persévérance, des troubles du sommeil, des suées nocturnes ou des muqueuses sèches. Un excès de yang se traduit, dans de nombreux cas, par de l'excitation allant jusqu'à l'hyperactivité, des troubles du sommeil, des accès de colère ainsi qu'un besoin en liquide accru. À l'inverse, si le yang est affaibli, nous nous sentons vite épuisés et avons du mal à nous concentrer. On voit apparaître troubles digestifs et surpoids.

Les traitements de la MTC visent donc à restaurer l'équilibre entre le yin et le yang, afin que le qi puisse se déplacer librement. Il faut pour cela transférer et transformer l'énergie. Ainsi, le chaud doit être refroidi, le négatif évoluer en positif et le stagnant se remettre à circuler.

Les wu xing ou cinq éléments

La médecine chinoise décrit les processus dynamiques à l'œuvre dans la nature et chez l'homme à l'aide du modèle des cinq éléments. Cette théorie puise ses racines dans la vision chinoise du cosmos : toutes les choses de ce monde peuvent être classifiées selon cinq catégories abstraites – le bois, le feu, la terre, le métal et l'eau.

Comme pour la théorie du yin et du yang, il existe ici une grande diversité de correspondances symboliques et de régions fonctionnelles, ces dernières englobant l'ensemble des phénomènes humains et des manifestations corporelles. Ainsi, le bois correspond au foie et l'élément feu au cœur. Précisons que les organes ne sont pas considérés comme des entités anatomiquement limitées, mais définis par les fonctions et effets qui leur sont associés (voir encadré p. 27).

Contrairement à ce que leur désignation peut laisser supposer, les cinq éléments ne sont pas des substances fixes. Les règles régissant leurs interactions sont fondamentales, c'est pourquoi on les qualifie aussi de phases de transformation. En tant que telles, elles sont soumises à un cycle perpétuel, marqué par une étroite interdépendance. Si tout circule avec fluidité, ces éléments s'engendrent et se contrôlent mutuellement. Mais lorsqu'un déséquilibre apparaît, l'un peut aussi prendre le dessus sur l'autre.

LE CYCLE D'ENGENDREMENT

Dans ce cycle, les éléments s'engendrent et se nourrissent mutuellement. L'eau fait prospérer le monde végétal. Ainsi pousse le bois, nécessaire pour le feu. En flambant, ce dernier produit des cendres qui apportent des éléments nutritifs à la terre. Celle-ci, à son tour, produit métaux et minéraux qui enrichissent l'eau. Ce cycle est infini.

De la même façon, dans un organisme sain, les organes associés aux différents éléments sont étroitement liés et se régulent les uns les autres, garantissant un flux d'énergie optimal. Le cycle de la vie est bouclé. Nous sommes en bonne santé et nous sentons bien.

LE CYCLE DE CONTRÔLE

Afin qu'une croissance trop forte ne porte pas atteinte au cycle, les éléments se contrôlent mutuellement : l'eau éteint le feu et le feu déforme le métal. Ce dernier peut détruire le bois, sous la forme d'une hache par exemple. Le bois ôte des substances nutritives à la terre et les forêts agissent contre l'érosion des sols. La terre retient l'eau....

Ce cycle trouve très clairement son équivalent dans les sentiments humains. Ainsi, la colère contrôle la réflexion. La réflexion contrôle la peur. La peur contrôle la joie. La joie contrôle la tristesse et la tristesse contrôle à son tour la colère. Tout peut recommencer.

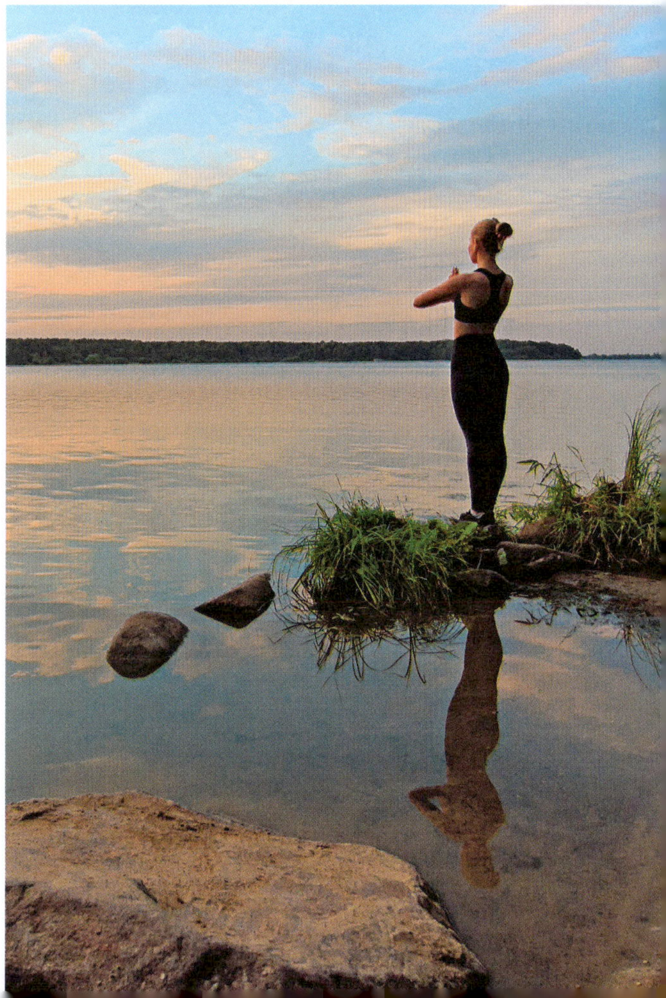

LE CYCLE DE DOMINATION

Le renforcement ou l'affaiblissement d'un élément peut avoir pour conséquence que la phase de transformation censée assurer la fonction de contrôle prenne trop le dessus. Si l'élément qui contrôle se révèle démesurément puissant ou qu'un élément s'avère très faible par rapport à celui qui doit le freiner, le contrôle devient domination. L'eau submerge alors la terre. La terre détruit le bois, par un séisme par exemple. Le bois émousse le métal. Le métal domine le feu et le feu fait s'évaporer l'eau....
Ce cycle se retrouve aussi chez l'être humain. D'un point de vue physique, le qi du foie stagne quand la terre et le métal sont dominés par l'eau ou le bois, respectivement. Cela provoque entre autres des troubles digestifs ou un refroidissement, ou entraîne des maladies de peau. D'un point de vue émotionnel, la tristesse peut déboucher sur la colère, par exemple.

LES CINQ ÉLÉMENTS COMME INSTRUMENT DIAGNOSTIQUE

En MTC, la vaste théorie des cinq éléments sert essentiellement à caractériser des processus et des liens cliniques. Compte tenu de la grande complexité de ce système, cela ne va pas sans contradictions. Ceci constitue un problème pour l'esprit occidental, mais n'entache pas sa clarté pour la culture chinoise. Au contraire, le modèle explicatif des cinq éléments est considéré par les praticiens en MTC expérimentés comme un précieux outil de diagnostic. Il contribue à mieux déceler et cerner les maladies.

Par ailleurs, ce système fermé reflète l'approche holistique de la médecine énergétique. Le médecin prend en compte le biorythme spécifique de l'individu, son milieu social, son environnement et le rythme naturel (saison, heure et âge, par exemple).

Le chiffre 5

Depuis toujours, la numérologie occupe une place essentielle dans la culture chinoise. Le chiffre cinq incarne la vie. Il se compose du chiffre de la terre (deux), associé au yin, et du chiffre du ciel (trois), associé au yang. Le yin et le yang jouent donc aussi un rôle dans la théorie des cinq éléments.

CLASSIFICATION SELON LES CINQ PHASES DE TRANSFORMATION

Élément	Bois	Feu	Terre	Métal	Eau
Organe interne (organe yin)	Foie	Cœur	Rate	Poumons	Reins
Organe creux (organe yang)	Vésicule biliaire	Intestin grêle	Estomac	Gros intestin	Vessie
Organe sensoriel	Yeux	Langue	Bouche	Nez	Oreilles
Tissu	Tendons	Vaisseaux sanguins	Muscles	Peau	Os
Sentiment	Colère	Joie	Inquiétude	Tristesse	Peur
Son	Cri	Rire	Chant	Pleur	Gémissement
Phase de la vie	Enfant	Adolescent	Adulte	Adulte mûr	Personne âgée
Saveur	Acide	Amer	Doux	Épicé	Salé
Odeur	Âcre	Brûlée	Douceâtre	Pourrie	Moisie
Point cardinal	Est	Sud	Centre	Ouest	Nord
Saison	Printemps	Été	Fin de l'été	Automne	Hiver
Climat	Vent	Chaleur	Humidité	Sécheresse	Froid
Couleur	Bleu-vert	Rouge	Jaune	Blanc	Noir

Le Livre des mutations

Loin d'être statiques, le yin et le yang connaissent un mouvement permanent, caractéristique que reflète le symbole taoïste du taiji. Le cercle entourant le yin et le yang symbolise leur unité fondamentale ; ces deux pôles font partie d'un tout harmonieux. Le yin noir et le yang blanc prennent place dans le même espace, ce qui témoigne de l'état d'équilibre de ce couple d'opposés.

Dans chacun se trouve cependant un point de la couleur du pôle contraire. Cela signifie qu'il n'existe, ni un yin absolu, ni un yang absolu. Chacun porte en lui la naissance de l'autre. La ligne sinueuse séparant le yin du yang symbolise les interactions dynamiques des pôles. Lorsque le yin s'accroît, le yang décroît, et vice-versa.

Les cinq phases de transformation sont également prises en compte dans le symbole du taiji. Le bois, le feu, l'eau et le métal se trouvent dans le signe lui-même. Quant à la terre, elle constitue le lien entre les forces originelles et la loi du changement perpétuel.

Premières traces écrites

Les principes du yin et du yang sont mentionnés pour la première fois (même si les deux pôles ne sont pas encore nommés comme tels) au XIe siècle av. J.-C. dans une collection de signes accompagnés de commentaires : le *Yi King* ou *Livre des mutations*.

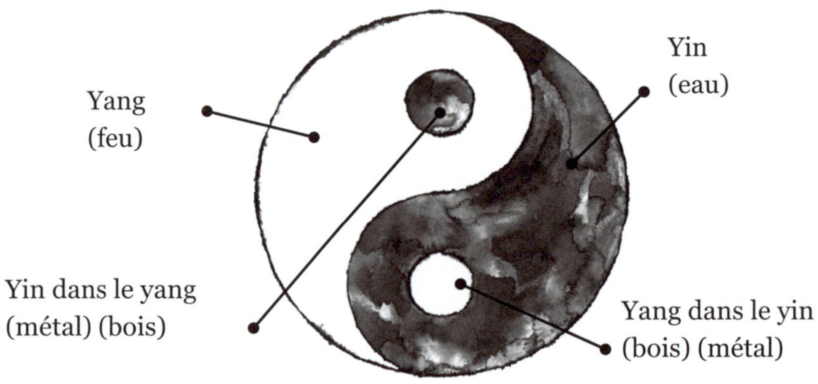

Le trait plein (—) correspond au yang, le trait brisé (--) au yin. Ces traits peuvent se combiner de quatre façons différentes, ce qui confère de la complexité au système. Si on ajoute un troisième trait à chacune de ces « images », on obtient huit trigrammes, qui se lisent toujours de bas en haut et illustrent l'ensemble des situations cosmiques et humaines : ils représentent le ciel, la terre, le lac, la montagne, le feu, l'eau, le tonnerre et le vent. Ils symbolisent aussi une famille composée du père, de la mère, de trois fils et de trois filles. Ou encore, les points cardinaux et les saisons. Les représentations abstraites du *Livre des mutations* incarnent donc déjà la notion de retour cyclique et de changement perpétuel.

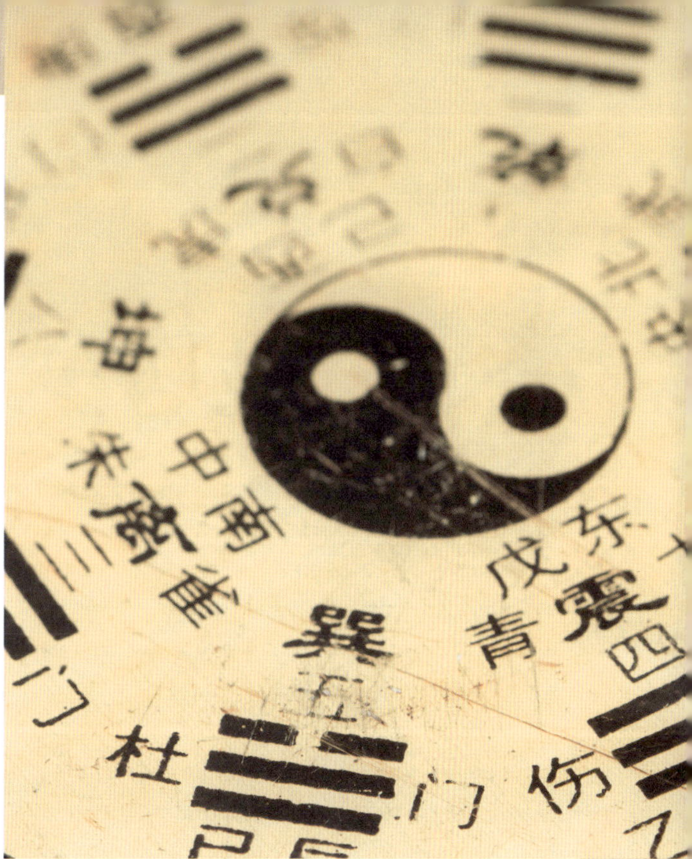

- Le ciel (père) se compose de trois traits yang. Ce trigramme jouit de la plus grande quantité d'énergie. Il symbolise la force créatrice et la tête.
- La terre (mère) est le pôle opposé du ciel. Elle est formée de trois traits yin et représente la confiance, le dévouement et le réceptif.
- La montagne (plus jeune fils) est constituée par deux traits yin couronnés par un trait yang. Elle correspond à la naissance du savoir et à l'amoncellement de matière. Elle symbolise en outre la méditation.
- La combinaison de deux traits yang couronnés par un trait yin figure le lac (plus jeune fille). On lui associe la parole et la vivacité.
- L'eau (fils cadet) se compose d'un trait yang entre deux traits yin. Si le feu correspond aux yeux, l'eau correspond aux oreilles. Elle représente l'écoute et les émotions. Face à des résistances, l'eau s'accumule jusqu'à pouvoir surmonter ces obstacles. Au sens figuré, l'eau incarne ce principe de persévérance chez l'homme.
- Le feu (fille cadette) est le pôle opposé de l'eau. Il est formé d'un trait yin encadré en haut et en bas par un trait yang. Ces traits yang symbolisent la lumière, tandis que le trait yin correspond à la matière nécessaire pour que le feu brûle. Le feu renvoie à l'intelligence, à la passion et à la blessure.
- Le signe du tonnerre (fils aîné) est figuré par un trait yang surmonté de deux traits yin. On lui attribue agitation et impulsivité, et il est associé au pied.
- Le vent (fille aînée) constitue le pôle opposé du tonnerre. Il est représenté par un trait yin surmonté de deux traits yang. Douce obstination et souplesse le caractérisent.

Les méridiens

L'énergie vitale du qi parcourt l'organisme via des voies énergétiques invisibles qui, en plus des canaux matériels comme les veines, les artères, les réseaux nerveux et lymphatique, traversent tout le corps. Ce sont les méridiens (*jing luo*). Pour simplifier, on peut les comparer à des fleuves qui seraient plus larges à certains endroits et plus étroits à d'autres. Par conséquent, il existe des zones corporelles présentant une concentration de qi plus élevée et d'autres, une concentration plus faible.

On compte douze voies énergétiques principales, qui courent le long de la moitié droite et de la moitié gauche du corps. Elles correspondent aux cinq organes yin plus le péricarde, et aux six organes yang – les organes yin et les organes yang (voir p. 19) étant toujours associés par paires et assurant ensemble leurs fonctions respectives dans l'organisme. Les méridiens principaux sont reliés entre eux dans les mains et les pieds par leurs points de départ et leurs points d'arrivée. Outre ces douze méridiens principaux, il existe huit voies énergétiques qualifiées de méridiens curieux. Elles ne sont pas en relation directe avec les organes et ne comportent pas leurs propres points d'acupuncture, à l'exception du vaisseau gouverneur et du vaisseau conception (voir p. 46 et 47), qui courent à l'arrière et à l'avant de la moitié supérieure du corps. Les méridiens curieux régulent le flux énergétique en compensant un manque ou un excès de qi dans les voies principales. Cependant, ils ne dirigent ou n'absorbent l'énergie vitale que pendant un temps limité. Si un rééquilibrage n'intervient pas durant cette période, une faiblesse apparaît.

En plus des méridiens principaux et curieux, on note un grand nombre de méridiens collatéraux, également qualifiés de méridiens luo.

Ensemble, ces méridiens forment un réseau dense pour que l'énergie puisse circuler librement dans l'organisme. Ils relient toutes les parties du corps et tous les organes, et associent les zones externes avec les zones internes, les supérieures avec les inférieures.

QUE FAIRE EN CAS DE BLOCAGE ?

Si un méridien est perturbé, ce déséquilibre fait stagner ou bloque l'énergie et altère la santé, car le qi ne peut plus évoluer sans entraves. Dans ce cas, on ne peut « traiter » soi-même les méridiens isolément. Il existe toutefois des méthodes permettant d'harmoniser l'ensemble du réseau énergétique, à l'image du qi gong des parfums (voir p. 130 et suivantes).

Chacun des méridiens principaux ainsi que deux des méridiens curieux disposent en outre de points d'acupuncture spécifiques, grâce auxquels il est possible d'agir sur la totalité du système énergétique de l'être humain, de dénouer les blocages et de régler les maux qui apparaissent.

Là où les méridiens courent juste sous la surface du corps, on peut également traiter les maux grâce à la pression (acupression, massage), l'usage d'aiguilles (acupuncture) et la chaleur (moxibustion ou bains). Des exercices de gymnastique ainsi que des techniques de respiration (qi gong) permettent aussi d'atteindre les zones des méridiens se trouvant en profondeur. Vous en apprendrez plus à ce sujet à partir de la p. 127.

LES 14 GRANDES VOIES ÉNERGÉTIQUES

Méridien des poumons (tai yin)

Le méridien des poumons permet d'exercer une action bénéfique sur les troubles des voies respiratoires, les maux de tête et le mal de dos.

Parcours

Le méridien des poumons prend sa source dans la partie médiane de la cavité abdominale, se dirige vers le bas et rejoint le gros intestin. Il change alors de trajet, se dirige vers le haut, croise le diaphragme et traverse les poumons. De là, il s'étend jusqu'à la gorge, avant de regagner la surface du corps sur le côté de la paroi thoracique, sous la clavicule. Ensuite, il parcourt la face interne du bras et de l'avant-bras jusqu'au poignet, où il s'achève à l'extérieur, à la base de l'ongle du pouce.

Une seconde branche du méridien des poumons bifurque au-dessus du poignet et court le long du dos de la main jusqu'au bord externe de l'index, où elle rencontre le méridien du gros intestin.

Horloge des organes

La plénitude énergétique du méridien des poumons se situe entre 3 et 5 heures, et il connaît sa phase de repos entre 15 et 17 heures. C'est alors que le méridien couplé, celui de la vessie, atteint son maximum énergétique.

Signes de perturbation

Difficulté à respirer, asthme, toux forte ou sèche, pneumonie, tendance aux refroidissements, puissante envie d'uriner, douleurs à l'épaule et au dos, douleurs à la poitrine, tendance à la sudation, frilosité, expectorations de sang.

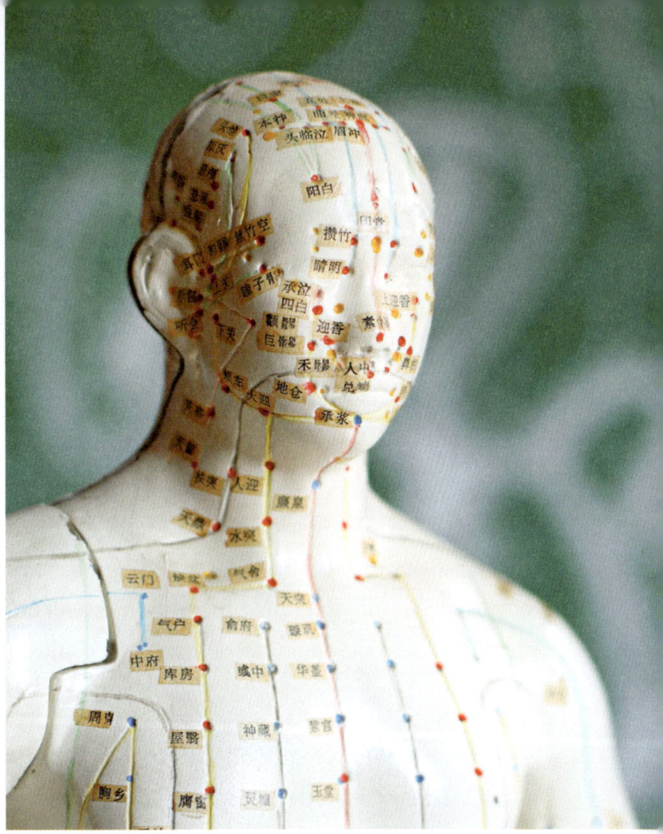

Le long des méridiens se trouvent des centaines de points d'acupuncture, grâce auxquels on peut traiter les maux.

Points souvent stimulés

- **PO 2 Yunmen («Porte des nuages»):** le traitement canalise la chaleur des poumons et fait diminuer le qi des poumons. Évacue la chaleur des extrémités.
- **PO 5 Chize («Marais du coude»):** débarrasse les poumons des glaires et stimule la circulation de l'eau. Humidifie aussi la vessie et améliore la miction. Bon pour les tendons (en cas de tennis-elbow par exemple).

- **PO 7 Lieque (« Séquence cassée ») :** agit sur les « voies d'eau » du corps, supérieures et inférieures. Point important en cas de maux touchant le nez, il ouvre celui-ci. Du point de vue émotionnel, il peut exercer un effet dynamisant sur l'humeur.

Méridien du gros intestin (yang ming)

Ce méridien accueille un point « maître » du visage et de la tête, utile notamment contre les douleurs dentaires.

Parcours

Le méridien du gros intestin débute à l'extrémité de l'index. Il longe le bord externe de ce doigt, traverse le creux entre les tendons du pouce et de l'index, puis parcourt le bord externe de l'avant-bras jusqu'au pli du coude. Le long du bord externe du bras, il s'étend jusqu'au point le plus haut de l'épaule, où il se sépare en deux : une branche descend à l'intérieur du corps pour traverser les poumons, franchit le diaphragme et poursuit son trajet jusqu'au gros intestin. La seconde branche remonte à la surface en se dirigeant vers le cou. Ensuite, elle se dirige de nouveau vers l'intérieur du corps en empruntant la joue, jusqu'aux dents du bas et à la gencive. De là, elle revient en surface, passe au-dessus de la lèvre supérieure et s'achève de l'autre côté, près du nez.

Horloge des organes

Le méridien du gros intestin jouit d'une énergie maximale entre 5 et 7 heures, et présente son activité minimale entre 17 et 19 heures. C'est alors que le méridien couplé, celui des reins, connaît son apogée.

Signes de perturbation

Migraine, douleurs dentaires et maladies des gencives, enrouement, diarrhée ou constipation, sensation de froid, tennis-elbow, nez bouché, hypertension.

Points souvent stimulés

- **GI 4 Hegu (« Vallée fermée ») :** élimine les obstructions de l'intestin, du nez, des vaisseaux et de la peau. Effet apaisant. Point important aussi en cas de maux et de douleurs de la tête, du visage et des dents.
- **GI 11 Quchi (« Étang sinueux ») :** libère la surface et expulse du corps tous les facteurs pathogènes, en particulier le vent et la chaleur (fièvre).
- **GI 20 Yingxiang (« Accueil des parfums ») :** soulage un nez bouché ou sec, chasse le vent et clarifie la chaleur.

Les poumons et le gros intestin permettent au corps de se défaire des substances non utilisables par l'organisme. Les deux méridiens qui leur correspondent sont directement reliés et s'influencent mutuellement.

Méridien de l'estomac (yang ming)

Il traverse le corps de la tête jusqu'au pied.

Parcours

Le méridien de l'estomac débute près du nez, à l'endroit où s'achève le méridien du gros intestin. De là, il se dirige vers la base du nez et rencontre le méridien de la vessie dans le coin interne de l'œil. Il arrive à la surface sous l'œil, court le long du nez vers le bas, débouche dans la gencive du haut, contourne les lèvres et s'étend le long de l'os de

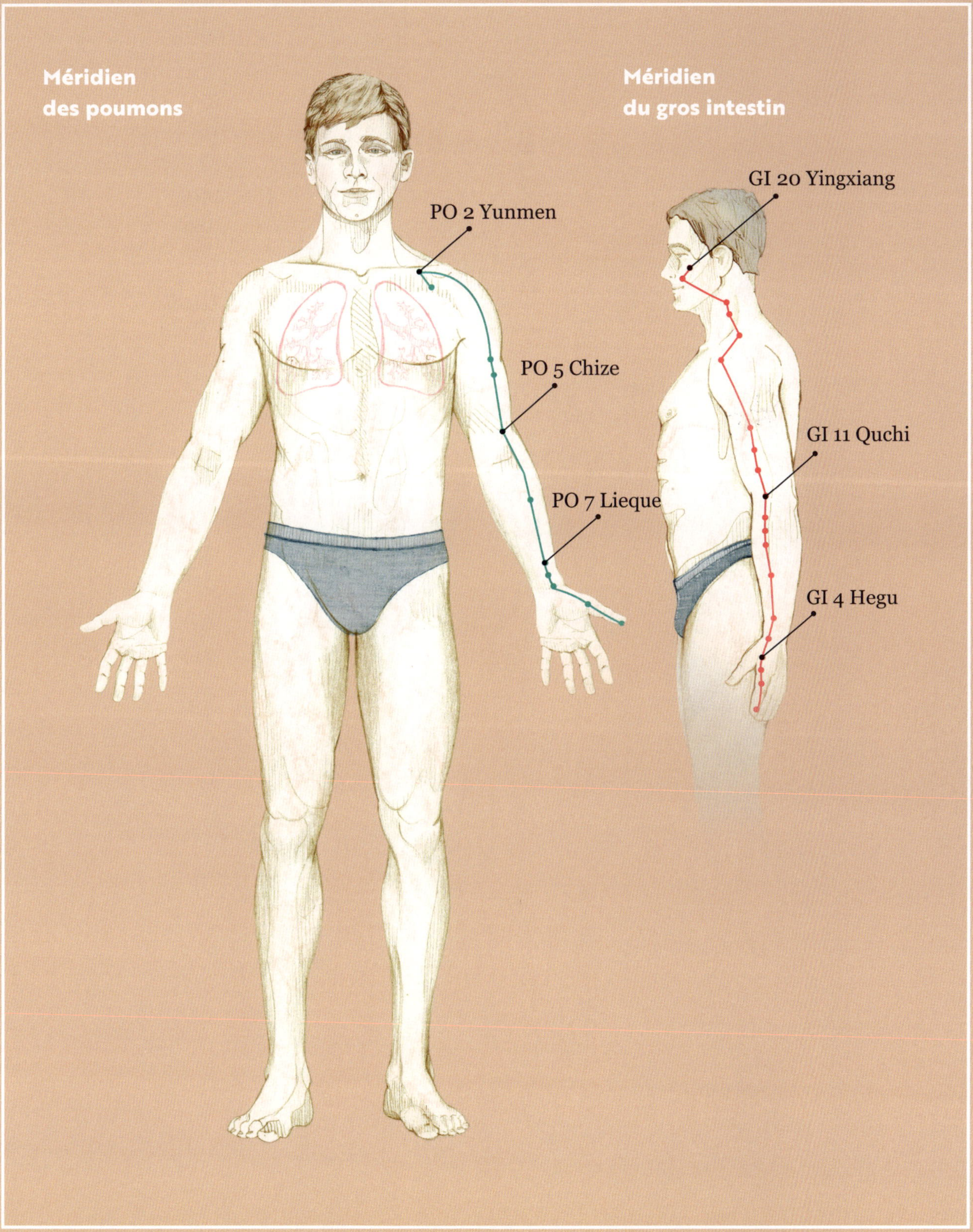
Méridien
des poumons
PO 2 Yunmen
PO 5 Chize
PO 7 Lieque
Méridien
du gros intestin
GI 20 Yingxiang
GI 11 Quchi
GI 4 Hegu

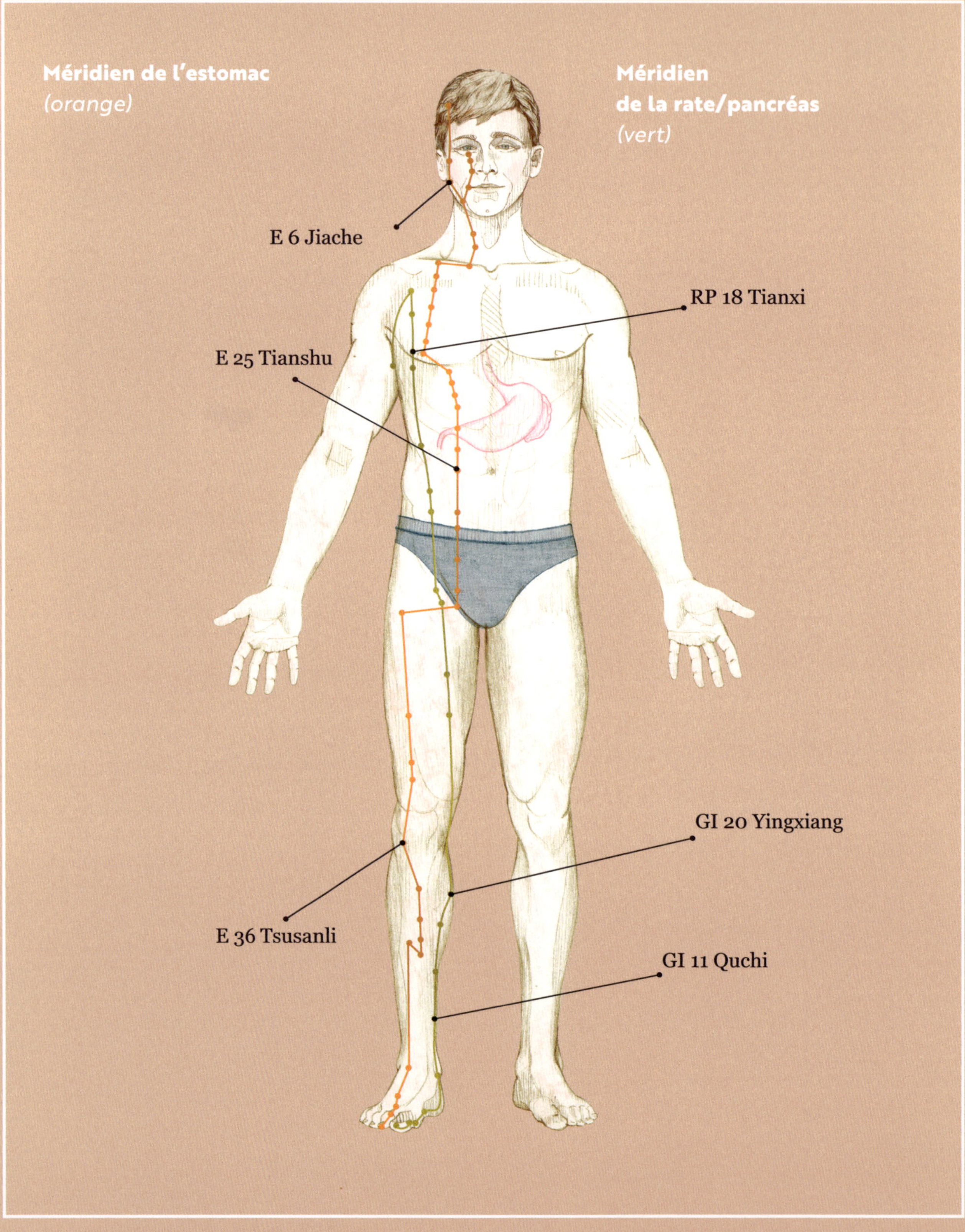
Méridien de l'estomac
(orange)
Méridien
de la rate/pancréas
(vert)
E 6 Jiache
RP 18 Tianxi
E 25 Tianshu
GI 20 Yingxiang
E 36 Tsusanli
GI 11 Quchi

la mâchoire inférieure, puis remonte de l'oreille jusqu'à la tempe. Ce méridien se divise au niveau de la mâchoire inférieure. Tandis qu'une branche poursuit son trajet à l'intérieur du corps jusqu'à l'estomac et à la rate, en passant par le diaphragme, la seconde reste en surface. Elle passe devant la gorge, court jusqu'à la poitrine via le cou, puis gagne le ventre pour s'achever à l'aine. La branche interne, quant à elle, descend depuis l'extrémité de l'estomac en traversant la cavité abdominale, puis rejoint la branche externe. Le méridien réunifié court alors sur le dessus de la cuisse. Sous le genou, la voie énergétique se divise à nouveau : une branche poursuit son chemin jusqu'au bout du pied, au niveau du bord externe du deuxième orteil. Une deuxième s'achève sur le bord externe de l'orteil du milieu. Une troisième court du coup-de-pied jusqu'au bord interne du gros orteil, où elle s'associe au méridien de la rate/pancréas.

Horloge des organes

L'énergie abonde dans ce méridien entre 7 et 9 heures. Douze heures plus tard, de 19 à 21 heures, l'estomac connaît son niveau d'énergie minimal. C'est alors que le méridien couplé, celui du péricarde, atteint son maximum énergétique.

Signes de perturbation

Douleurs musculaires dans le cou et la nuque, maux d'estomac, ballonnements, troubles digestifs, muscles du visage crispés.

Points souvent stimulés

- **E 6 Jiache (« Chariot de la mâchoire ») :** élimine les blocages du méridien. Utile en cas de maux de la tête, du visage et des dents.
- **E 25 Tianshu (« Charnière céleste ») :** régule l'intestin, la rate et l'estomac. Utile contre les maux de ventre, les ballonnements, la constipation ou la diarrhée.
- **E 36 Tsusanli (« Trois milles du pied ») :** fortifie l'estomac et tout le corps. Efficace face à toutes les maladies de l'estomac et aux troubles digestifs.

Méridien de la rate/pancréas (tai yin)

Ce méridien s'étend lui aussi sur presque toute la longueur du corps.

Parcours

Le méridien prend sa source au niveau du bord interne du gros orteil, passe le long du côté interne du pied jusqu'à la cheville, parcourt l'arrière du mollet, l'intérieur du genou et de la cuisse. En haut de la cuisse, cette voie énergétique prend la direction de la région pubienne, jusqu'à atteindre la cavité abdominale qui la surmonte. Là, elle bifurque : une branche plonge à l'intérieur du corps pour rejoindre la rate et l'estomac. Une autre branche interne quitte l'estomac et passe par le diaphragme pour rallier le cœur, où elle s'associe au méridien du cœur. La branche principale traverse la surface du ventre jusqu'à la poitrine et s'enfonce alors à l'intérieur du corps. Elle se termine à la racine de la langue après avoir longé la gorge.

Horloge des organes

La plénitude énergétique de la rate se situe entre 9 et 11 heures. Douze heures plus tard, entre 21 et 23 heures, l'énergie y est au plus bas. C'est alors que le méridien couplé, celui du triple réchauffeur, accède à son maximum énergétique.

Signes de perturbation

Brûlures d'estomac, vomissements, renvois, sensations de lourdeur, fluctuations du moral, mauvaise humeur ainsi que règles irrégulières et peu abondantes.

Points souvent stimulés

- **RP 6 Sanyinjiao (« Croisement des trois yin ») :** fortifie la rate, le foie et les reins. Aide en cas de troubles gynécologiques et urogénitaux. Traite aussi la peur ou l'épuisement.
- **RP 9 Yinlingquan (« Source de la colline yin ») :** point important pour chasser l'humidité (rétention d'eau notamment), surtout dans le bas-ventre. Ce traitement est utile en cas d'œdèmes et d'inflammations dans le bas-ventre, de pertes et de mycose vaginales.
- **RP 18 Tianxi (« Ruisseau céleste ») :** en cas de maux thoraciques. Le méridien de l'estomac et celui de la rate/pancréas travaillent en étroite communion. Ils veillent à l'équilibre de l'élément terre et confèrent de la stabilité.

Méridien du cœur (shao yin)

Un auto-traitement de ce méridien n'est pas recommandé. L'association de la médecine conventionnelle et de la MTC fait ici ses preuves, en général.

Parcours

Le méridien du cœur comporte trois branches, trouvant toutes leur origine dans le cœur. Une branche franchit le diaphragme et poursuit sa course jusqu'à l'intestin grêle. La deuxième longe le côté de la gorge, jusqu'à la commissure des lèvres, puis à l'œil. La troisième court jusqu'aux poumons, atteint la surface du corps au niveau de l'aisselle, court le long de la face interne du bras et de l'avant-bras, parcourt le poignet et la paume de la main, pour s'achever à l'extrémité interne de l'auriculaire, où elle rejoint le méridien de l'intestin grêle.

Horloge des organes

Le méridien du cœur connaît une énergie maximale entre 11 et 13 heures. Sa phase de repos se situe entre 23 heures et 1 heure, lorsque le méridien couplé, celui de la vésicule biliaire, atteint sa plénitude énergétique.

Signes de perturbation

Désordres circulatoires, troubles cardiaques, gorge sèche et toutes affections de l'intestin grêle.

Points souvent stimulés

- **C 1 Jiquan (« Source de l'axe ») :** utile en cas de manque d'appétit, fatigue et troubles digestifs.
- **C 3 Shaohai (« Mer du shao yin ») :** chasse la chaleur du cœur et du péricarde. Efficace en cas de douleurs au coude.
- **C 7 Shenmen (« Porte de l'esprit ») :** apaise l'esprit et régule le cœur. Utile en cas d'affections psychosomatiques, peur, anxiété, troubles du sommeil et épuisement.

Méridien de l'intestin grêle (tai yang)

L'élément feu correspond au méridien de l'intestin grêle. Son énergie sépare ce qui nourrit corps et esprit, de ce qui leur nuit.

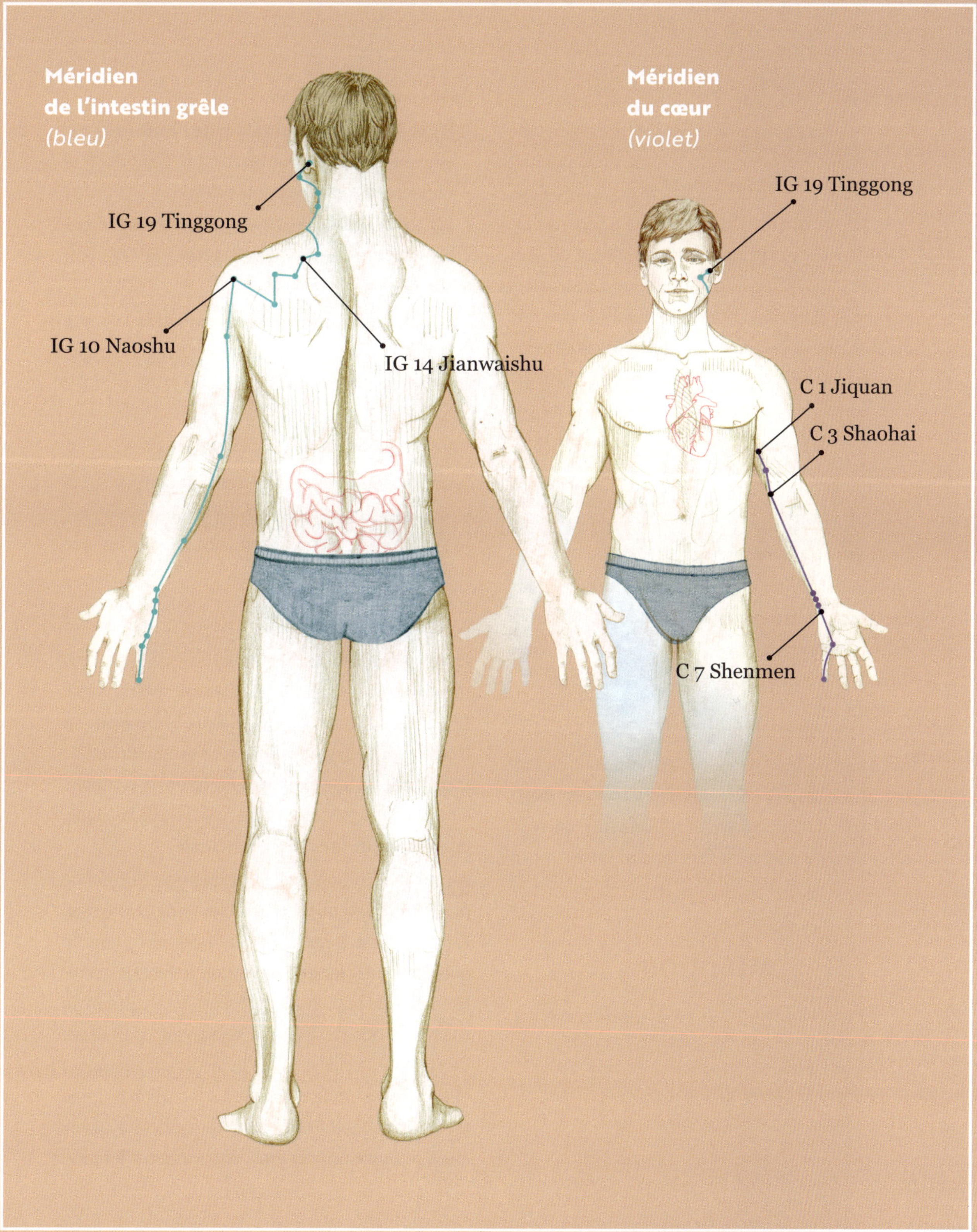
Méridien
de l'intestin grêle
(bleu)
Méridien
du cœur
(violet)
IG 19 Tinggong
IG 10 Naoshu
IG 14 Jianwaishu
IG 19 Tinggong
C 1 Jiquan
C 3 Shaohai
C 7 Shenmen

Parcours

Cette voie énergétique débute à l'extrémité externe de l'auriculaire, traverse la paume de la main et continue le long de la face arrière de l'avant-bras, puis du côté externe du bras, jusqu'à l'épaule. De là, elle monte jusqu'au point le plus haut du dos, où elle rejoint le vaisseau gouverneur. Le méridien se ramifie alors : une branche franchit le cœur, le diaphragme et l'estomac, jusqu'à l'intestin grêle. Une seconde branche court jusqu'au cou, longe son côté jusqu'à la joue, puis l'oreille, en passant par le coin externe de l'œil. Au niveau de la joue, cette branche se divise : un rameau se dirige vers le coin interne de l'œil, où il rallie le méridien de la vessie.

Horloge des organes

Le méridien de l'intestin grêle connaît sa plénitude énergétique entre 13 et 15 heures, sa phase de repos entre 1 heure et 3 heures. Le méridien couplé, celui du foie, est alors au maximum de son énergie.

Signes de perturbation

Douleurs dans la région de l'estomac et de l'intestin grêle, troubles cardiaques, sciatique, lumbago, troubles circulatoires, engourdissements, maux de tête ainsi que nuque raide et douloureuse.

> **Attention**
>
> Prenez toujours très au sérieux les douleurs cardiaques, aux conséquences potentiellement mortelles. Renoncez à un auto-traitement et consultez impérativement votre médecin traitant ou un cardiologue.

Points souvent stimulés

- **IG 10 Naoshu (« Point shu de l'humérus ») :** efficace en cas de douleurs dans l'épaule et la nuque, tensions ou épaule gelée.
- **IG 14 Jianwaishu (« Épaule extérieure shu ») :** en cas de douleurs dans la nuque et l'épaule.
- **IG 19 Tinggong (« Palais auditif ») :** ouvre l'oreille. Efficace en cas de problème à l'oreille (dont troubles auditifs).

Méridien de la vessie (tai yang)

Le méridien de la vessie est sensible à la psyché, si bien que les tensions, tant physiques que psychiques, se répercutent particulièrement dans cette voie énergétique.

Parcours

Le méridien débute au coin interne de l'œil, puis traverse le front et monte jusqu'au sommet du crâne. Là, un petit rameau plonge dans le cerveau. La branche principale descend sur l'arrière de la tête et se divise de nouveau dans la région de la nuque. Une branche court alors jusqu'à la base de la nuque, puis le long de la colonne vertébrale.

Au niveau du nombril, la branche se ramifie de nouveau : un rameau franchit les reins et la vessie, l'autre remonte pour passer au-dessus de l'omoplate puis descend le long de la colonne vertébrale, parallèlement à la branche décrite plus tôt. Au niveau du coccyx, les deux branches se rejoignent, courent sur l'arrière de la cuisse jusqu'au creux du genou, où elles fusionnent de nouveau. Le méridien réunifié parcourt maintenant l'arrière du mollet jusqu'à la cheville, contourne la malléole externe et longe le

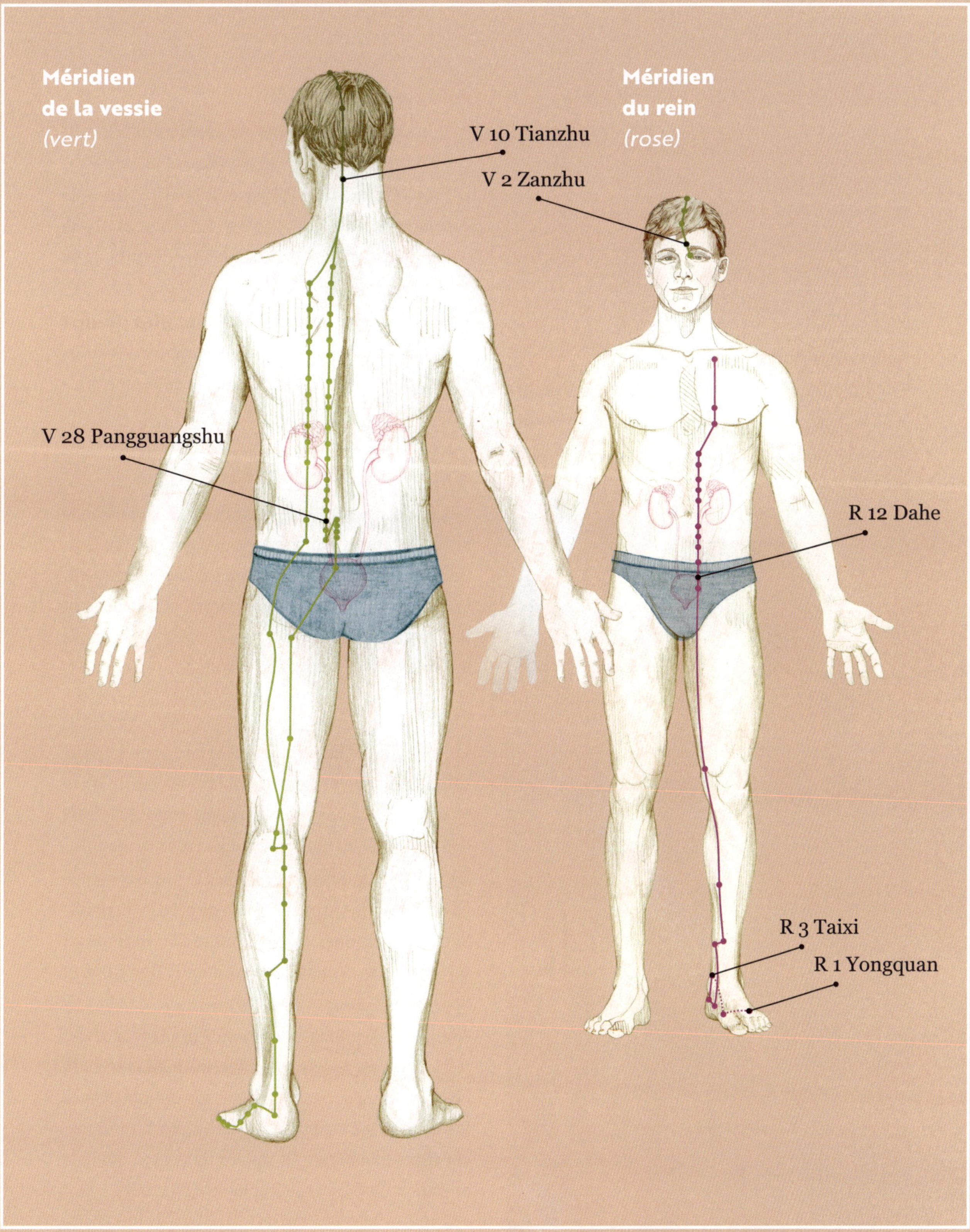
Méridien
de la vessie
(vert)
Méridien
du rein
(rose)
V 10 Tianzhu
V 2 Zanzhu
V 28 Pangguangshu
R 12 Dahe
R 3 Taixi
R 1 Yongquan

côté du pied jusqu'à l'extrémité externe du petit orteil, où il rejoint finalement le méridien des reins.

Horloge des organes

Le méridien de la vessie connaît sa plénitude énergétique entre 15 et 17 heures. Sa phase de repos se situe entre 3 et 5 heures, quand le méridien couplé, celui des poumons, est à son apogée.

Signes de perturbation

Troubles du métabolisme, incontinence urinaire et besoin fréquent d'uriner, hémorroïdes, douleurs rhumatismales, forts maux de tête ainsi que douleurs entre les omoplates.

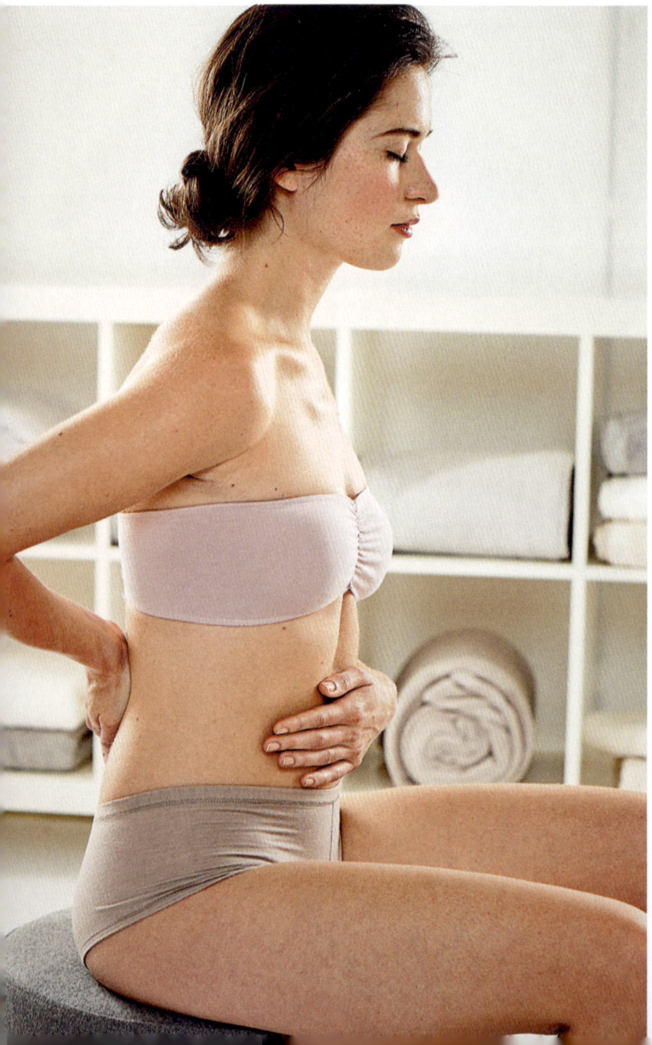

Points souvent stimulés

- **V 2 Zanzhu (« Amas de bambous ») :** agit sur les yeux, le nez et le pharynx.
- **V 10 Tianzhu (« Pilier céleste ») :** chasse le vent et débouche les canaux. En cas de maux de tête et de douleurs dans la région de la nuque, de l'épaule et du dos.
- **V 28 Pangguangshu (« Point shu du dos de la vessie ») :** en cas d'affections des voies urinaires et de douleurs dans la colonne vertébrale.

Méridien des reins (shao yin)

Les reins stockent le jing, abritant ainsi l'essence vitale. Ils entretiennent donc une relation particulière avec tous les autres organes. Par conséquent, agir sur le méridien des reins permet non seulement de traiter les douleurs des reins et de la vessie, mais aussi d'influencer le métabolisme.

Parcours

Le méridien des reins commence sous le petit orteil, traverse la plante du pied et le cou-de-pied, contourne la malléole interne puis remonte le long de l'intérieur du mollet jusqu'au creux du genou.

De là, il continue à monter jusqu'à la cuisse et plonge à l'intérieur du corps au niveau de la base du pubis. Son chemin le mène des reins jusqu'à la vessie, avant qu'il remonte à la surface au-dessus du pubis, et traverse le ventre et le thorax.

Au-dessus du pubis, une seconde branche part des reins. Elle s'étend le long du foie, du diaphragme, du poumon, de la gorge, et poursuit son chemin jusqu'à la racine de la langue. Un rameau quitte le poumon, court jusqu'au cœur et rejoint dans la poitrine le méridien du péricarde (ou maître du cœur).

Horloge des organes

Les reins connaissent leur plénitude énergétique entre 17 et 19 heures, et leur niveau d'énergie est au plus bas entre 5 et 7 heures. C'est alors que le méridien couplé, celui du gros intestin, présente son maximum énergétique.

Signes de perturbation

Mains et pieds froids, humeur dépressive, apathie, diarrhée, faiblesse circulatoire, manque d'appétit, perte de poids, teint blême, somnolence, langue sèche et vision brouillée.

Points souvent stimulés

- **R 1 Yongquan (« Source bouillonnante ») :** point situé sous le pied, au milieu de l'éminence formée sur la plante antérieure. Fortifie et harmonise le qi des reins.
- **R 3 Taixi (« Grand torrent ») :** régule l'énergie des reins, a fait ses preuves en cas de mal de gorge et de douleurs dentaires, de troubles du sommeil ou de mal de dos.
- **R 12 Dahe (« Grande manifestation ») :** utile entre autres en cas d'affections des organes urogénitaux.

Méridien du péricarde (jue yin)

Le méridien du péricarde porte différents noms : on le qualifie également de maître du cœur ou ministre des plaisirs. Ses points de pression influent sur la circulation et le fonctionnement des glandes endocrines, si bien qu'ils agissent aussi sur la sexualité. Désir et joie trouvent ici leur origine.

Parcours

Une branche du méridien part du péricarde, franchit le diaphragme et réunit les trois parties du triple réchauffeur. Une seconde traverse la poitrine et rejoint la surface du corps sur le flanc. Là, elle contourne le creux de l'aisselle et longe l'intérieur du bras puis l'avant-bras jusqu'à la paume de la main, pour s'achever à l'extrémité du majeur. Un rameau se détache au niveau de la paume, et vient fusionner avec le méridien du triple réchauffeur à l'extrémité de l'annulaire.

Horloge des organes

Le méridien du péricarde connaît son maximum énergétique entre 19 et 21 heures, sa phase de repos entre 7 et 9 heures. C'est alors que le méridien couplé, celui de l'estomac, atteint sa plénitude énergétique.

Signes de perturbation

État anxieux, névroses, nervosité, saignements de la rétine, douleurs cardiaques et palpitations.

Points souvent stimulés

- **PC 1 Tianchi (« Piscine céleste ») :** en cas de sensations de tension dans la poitrine.
- **PC 6 Neiguan (« Passe intérieure ») :** aide en cas de problèmes d'estomac, de nausées et de vomissements. Sa stimulation a aussi fait ses preuves contre les douleurs de l'avant-bras et du poignet.
- **PC 8 Laogong (« Palais du labeur ») :** ce point favorise vitalité et joie de vivre, il procure désir et plaisir. Sa stimulation est efficace contre de nombreux maux de poitrine et les troubles gastro-intestinaux.

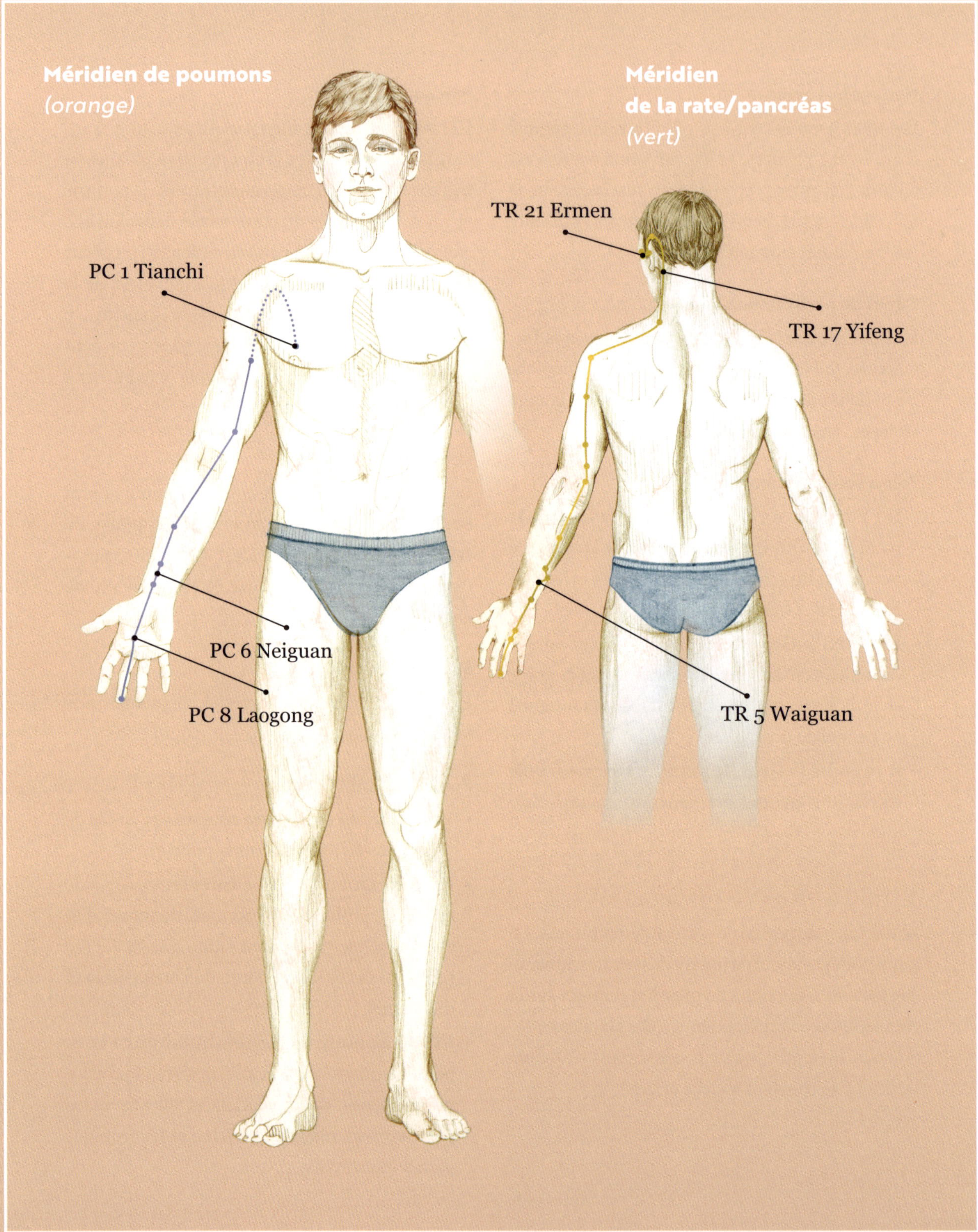
Méridien de poumons
(orange)
Méridien
de la rate/pancréas
(vert)
TR 21 Ermen
PC 1 Tianchi
TR 17 Yifeng
PC 6 Neiguan
PC 8 Laogong
TR 5 Waiguan

Méridien du triple réchauffeur (shao yang)

Aucun organe n'est associé à cette voie énergétique, qui influence tous les organes. C'est pourquoi on la qualifie aussi de « voie du qi originel ».

Parcours

Ce méridien débute sur le bord externe de l'annulaire. De là, il remonte sur le dos de la main et poursuit jusqu'à l'avant-bras en passant par le poignet. Au niveau du coude, il court à l'arrière du bras et poursuit son chemin jusqu'à l'épaule. Sous la clavicule, le méridien se divise : une branche plonge à l'intérieur du corps, traverse la poitrine, s'étend jusqu'au péricarde et au diaphragme, avant de rejoindre, un peu plus bas, les réchauffeurs supérieur, moyen et inférieur.

La seconde branche continue sa course en surface jusqu'au cou, gagne le haut de l'oreille puis contourne la moitié du visage à l'intérieur du corps. Un court rameau trouvant son origine derrière l'oreille traverse celle-ci, rejoint la surface devant elle, remonte jusqu'à l'extrémité externe du sourcil et s'y associe au méridien de la vésicule biliaire.

Horloge des organes

Le méridien du triple réchauffeur connaît son maximum énergétique entre 21 et 23 heures, son minimum entre 9 et 11 heures quand le méridien couplé, celui de la rate/pancréas, atteint sa plénitude énergétique.

Signes de perturbation

Lourdeurs et crampes d'estomac, difficulté à digérer, sensations d'engourdissement, surdité partielle, maladies des voies respiratoires et douleurs oculaires.

Points souvent stimulés

- **TR 5 Waiguan (« Porte externe ») :** la stimulation de ce point est utile en cas de douleurs à la tête, à la nuque et aux oreilles, ainsi que contre les maux des épaules et des bras.
- **TR 17 Yifeng (« Écran du vent ») :** efficace contre tous les problèmes d'oreilles.
- **TR 21 Ermen (« Porte de l'oreille ») :** en cas de douleurs au niveau de l'articulation de la mâchoire, des oreilles, du visage et des dents.

Le péricarde et le triple réchauffeur ne sont pas des organes du point de vue occidental. Pourtant, d'après l'enseignement de la MTC, ils assurent des tâches importantes : le péricarde protège contre les blessures psychiques et le triple réchauffeur régule la répartition des liquides et de la chaleur dans le corps.

Méridien de la vésicule biliaire (shao yang)

En MTC, le méridien de la vésicule biliaire est associé à la capacité de décider. Dans les anciens écrits, on dit donc de lui : « C'est l'honnête fonctionnaire qui séduit par ses sages décisions ».

Parcours

Le méridien démarre au coin externe de l'œil et se divise en deux branches. La première court en surface, en zigzag, le long du côté de la tête, passe derrière l'oreille et continue son chemin jusqu'au sommet de l'épaule. Devant l'aisselle, elle poursuit son trajet le long des côtes, jusqu'à la hanche. La seconde branche s'étend à l'intérieur du corps en traversant la joue, le cou, la poitrine et le foie jusqu'à

Méridien du foie

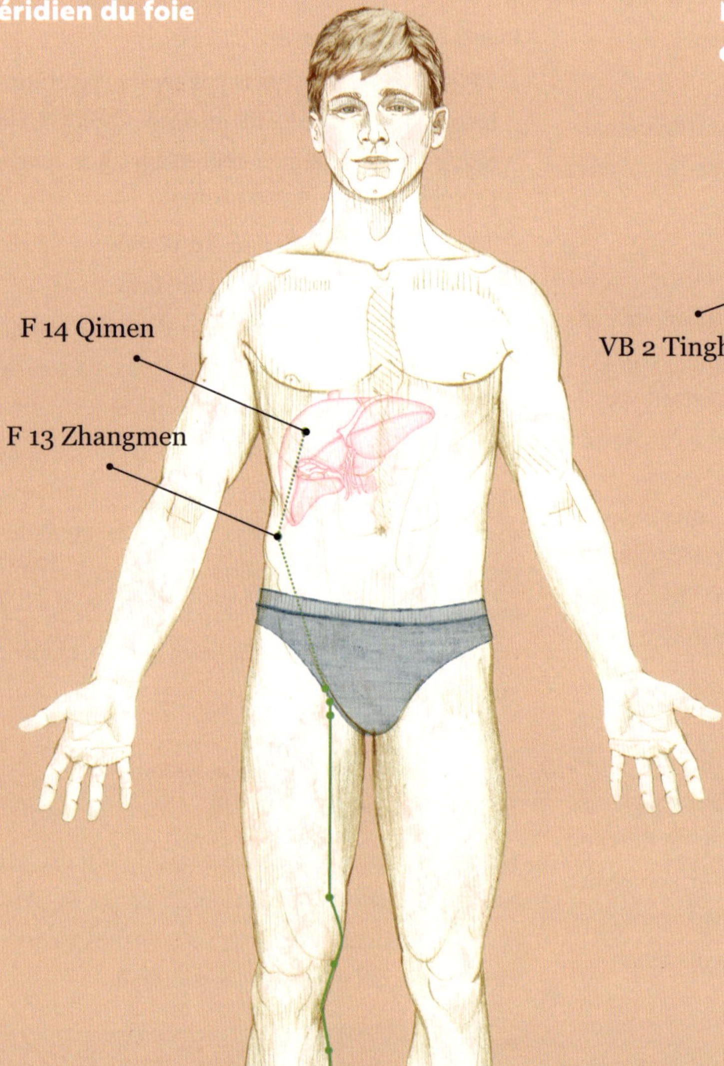

Méridien de la vésicule biliaire

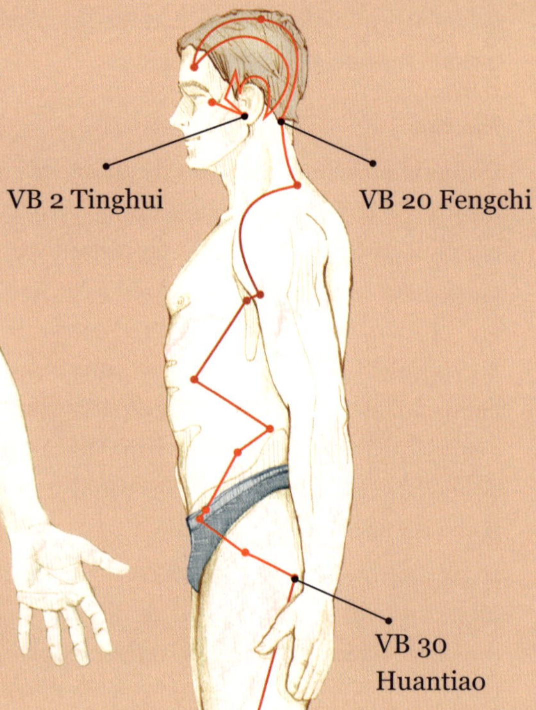

la vésicule biliaire. Au niveau du bas du ventre, elle remonte à la surface et s'unit avec l'autre branche dans la région de la hanche.

De là, le méridien réunifié descend le long de la face externe de la cuisse, du genou puis de la jambe. Il se dirige alors jusqu'au coup-de-pied en passant par la malléole externe, puis s'achève à l'extrémité du deuxième orteil. Sur le cou-de-pied naît un rameau qui traverse le pied jusqu'au gros orteil, où il s'associe au méridien du foie.

Horloge des organes

La plénitude énergétique du méridien de la vésicule biliaire se situe entre 23 heures et 1 heure du matin. Sa phase de repos intervient douze heures plus tard, entre 11 et 13 heures, moment où le méridien couplé, celui du cœur, atteint son maximum énergétique.

Signes de perturbation

Douleurs oculaires, maux de tête, goût amer dans la bouche, fragilité du système lymphatique, et douleurs dans la poitrine et l'épaule.

Points souvent stimulés

- **VB 2 Tinghui (« Réunion de l'ouïe ») :** pour tous les maux de l'oreille et de la mâchoire. Améliore l'audition.
- **VB 20 Fengchi (« Piscine du vent ») :** disperse le vent (*feng*) et la chaleur. Améliore la vue et l'audition. Efficace en cas de migraine, de mal de tête et de rhume. Clarifie l'esprit.
- **VB 30 Huantiao (« Cercle de saut ») :** utile en cas de mal de dos, de hernie discale, de sciatique.

Méridien du foie (jue yin)

Le méridien du foie passe pour le général des armées ; il est responsable de la motivation, du dynamisme et de la capacité de faire des projets.

Parcours

Il commence à l'extrémité du gros orteil, traverse le cou-de-pied, passe devant la malléole interne et remonte à l'intérieur de la jambe, puis de la cuisse, jusqu'au pubis. Là, il contourne les organes génitaux externes, plonge à l'intérieur du corps au niveau du bas-ventre et se dirige vers le foie et la vésicule biliaire.

Sous les côtes, le méridien se divise plusieurs fois et rejoint le méridien des poumons. Une branche court de la trachée jusqu'à la gorge, poursuit son chemin jusqu'à l'œil et au sommet du crâne en passant par le front. Au niveau de la joue, une seconde branche vient faire le tour des lèvres.

Horloge des organes

Le méridien du foie connaît son énergie maximale entre 1 heure et 3 heures, sa phase de repos entre 13 et 15 heures. C'est alors que le méridien couplé, celui de l'intestin grêle, atteint sa plénitude énergétique.

Signes de perturbation

Irritabilité, nervosité, bouche sèche, gorge sèche, sensation de pesanteur dans le thorax, besoin fréquent d'uriner, douleurs menstruelles et teint blême.

Points souvent stimulés

- **F 3 Taichong (« Battement extrême ») :** régule le qi du foie et les règles. Renforce tête, yeux et poitrine.

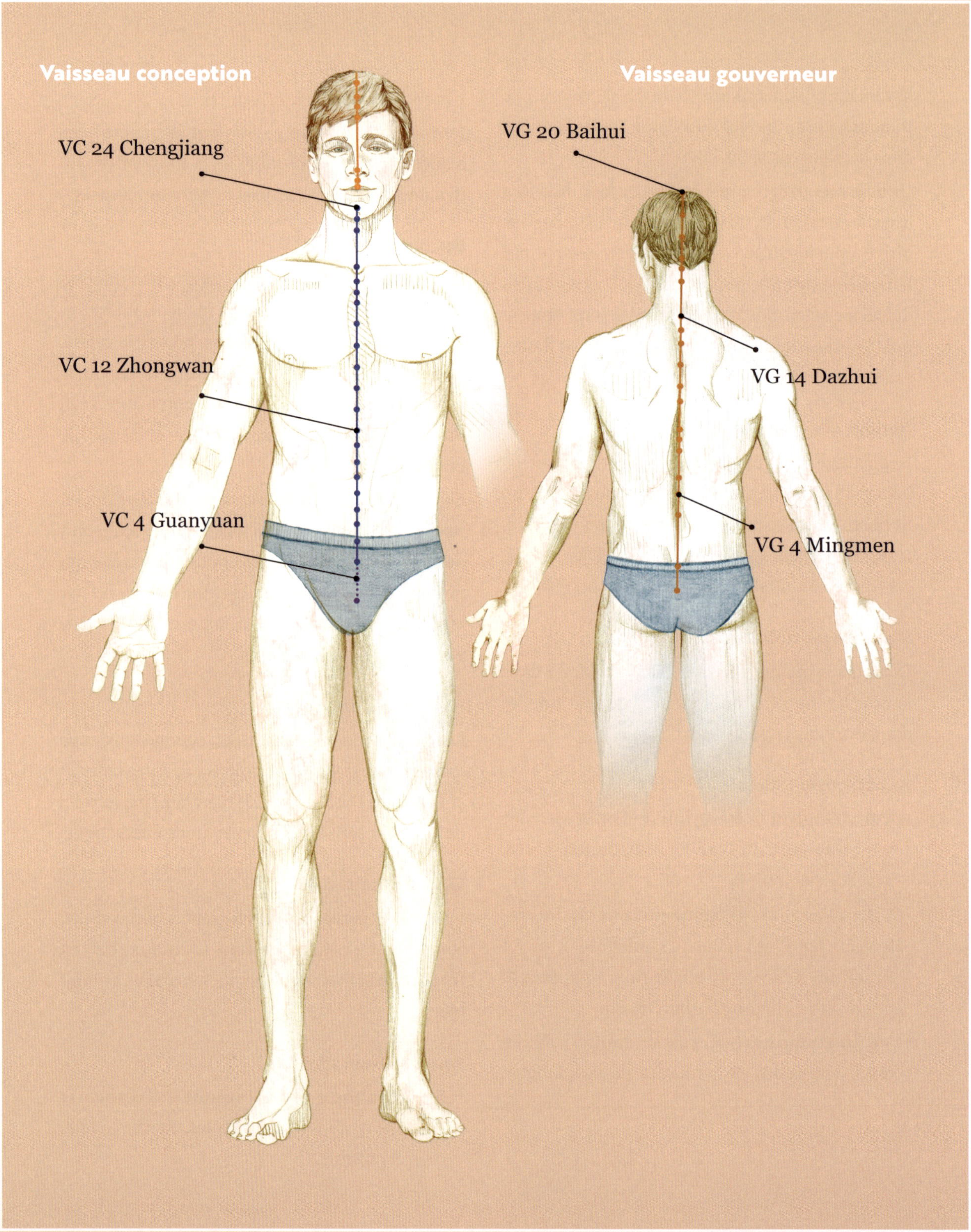
Vaisseau conception
Vaisseau gouverneur
VC 24 Chengjiang
VG 20 Baihui
VC 12 Zhongwan
VG 14 Dazhui
VC 4 Guanyuan
VG 4 Mingmen

- **F 13 Zhangmen (« Porte des fortifications ») :** agit sur le qi du foie et de la rate. Efficace en cas de problèmes de foie, de troubles digestifs et de douleurs dans la poitrine.
- **F 14 Qimen (« Porte du qi ») :** point essentiel pour les affections du foie. Sa stimulation apaise l'estomac.

Vaisseau gouverneur (du mai)

Le vaisseau gouverneur contrôle les cinq méridiens yang ainsi que le méridien de la rate/pancréas. Il agit sur l'énergie psychique dans la région supérieure, sur l'énergie physique dans la région inférieure.

Parcours

Le vaisseau gouverneur débute dans la cavité pelvienne. Une branche monte à l'intérieur du corps jusqu'aux reins, une seconde s'étend vers le bas, toujours à l'intérieur, et remonte à la surface entre l'anus et les organes génitaux externes.

De là, elle poursuit son chemin en se dirigeant vers la pointe du coccyx, puis longe la colonne vertébrale jusqu'à la tête et au cerveau. La branche principale descend du sommet du crâne jusqu'au front puis au nez, avant de s'achever dans la gencive du haut.

Signes de perturbation

Évanouissements, faible circulation sanguine, stérilité, incontinence urinaire chronique, hémorroïdes, maux de dos et nuque raide.

Points souvent stimulés

- **VG 4 Mingmen (« Porte de la vie ») :** utile en cas d'affections des reins, de maux de dos, de manque d'énergie sexuelle, de rhumes et d'infections grippales. Dénoue les contractures et chasse les crampes.
- **VG 14 Dazhui (« Grande vertèbre ») :** renforce le système rénal et accroît la quantité des liquides nutritifs.
- **VG 20 Baihui (« Réunions par centaines ») :** régule le système hépatique. Clarifie les sens et apaise l'esprit. Aide en cas de maux de tête, de vertiges, d'hypertension, d'insomnie.

Vaisseau conception (ren mai)

Le vaisseau conception, aussi appelé vaisseau directeur, contrôle les six méridiens yin et influe sur les organes génitaux.

Parcours

Ce vaisseau commence dans la cavité pelvienne comme le vaisseau gouverneur, et remonte à la surface au niveau du périnée.

Méridiens curieux

Outre les douze méridiens principaux, chacun correspondant à un système organique bien précis, on note des voies énergétiques qui ne sont pas associées à une région fonctionnelle déterminée. Ces méridiens dits « curieux » exercent une action de régulation sur les douze méridiens principaux.

Deux de ces huit « merveilleux vaisseaux » possèdent leurs propres points d'acupuncture, distincts de ceux des méridiens principaux : le vaisseau gouverneur et le vaisseau conception. Contrairement aux méridiens principaux, ils ne courent pas par paires, respectivement dans la partie droite et la partie gauche du corps, mais traversent en solitaire sa partie médiane.

De là, il franchit le pubis puis la partie médiane du ventre, traverse poitrine, gorge et mâchoire inférieure, fait le tour de la bouche à l'intérieur du corps, puis se divise en deux branches qui se dirigent vers les deux yeux.

Signes de perturbation

Douleurs dans le bassin et la cage thoracique.

Points souvent stimulés

- **VC 4 Guanyuan (« Barrière de l'origine ») :** utile entre autres en cas de troubles menstruels et d'affections des organes sexuels.
- **VC 12 Zhongwan (« Milieu de l'estomac ») :** régule le qi de l'estomac, salutaire en cas de problèmes d'estomac.
- **VC 24 Chengjiang (« Réceptacle des liquides » ou « Qui reçoit la bouillie ») :** en cas d'affections des yeux et de la face, et de maux de tête.

Le vaisseau gouverneur, qui parcourt l'arrière du corps, et le vaisseau conception, qui parcourt l'avant, nourrissent une relation étroite. Par conséquent, les maladies de l'arrière du corps et celles de l'avant sont intimement liées.

Ce qui nous rend malades

La MTC postule que les déséquilibres énergétiques, et donc les maladies, sont susceptibles d'être provoqués par les facteurs les plus divers. Ce peuvent être des facteurs extérieurs comme la chaleur, le vent, le froid, la sécheresse ou l'humidité, ou encore d'autres conditions climatiques qui influent non seulement sur la nature, mais aussi sur notre corps.

À chacun de ces facteurs extérieurs correspond une constitution déterminée :

- Le type « vent », très sensible aux courants d'air et aux changements de temps, souffre souvent de douleurs articulaires, d'arthrose, de coliques et d'hypertension. Il a facilement mal à la tête en cas de rhume, se plaint de migraines, de névralgies du trijumeau et autres névralgies diffuses, ainsi que de maux de gorge.
- Le type « humidité » réagit très facilement à l'humidité. On compte parmi ses fragilités et douleurs typiques les œdèmes, les rhumatismes, l'humeur dépressive, l'hypocondrie, une tension basse, un manque de concentration, différents troubles digestifs et des douleurs d'estomac, ainsi qu'une insuffisance cardiaque.
- Le type « froid » correspond à des personnes qui ont tendance à avoir les mains et les pieds froids, et ont vite froid. Inflammation des reins et pyélite, cystite, frigidité, maladies des poumons, crampes d'estomac, règles abondantes et douloureuses ainsi qu'hypotension forment elles aussi un tableau clinique caractéristique de cette constitution.
- Le type « chaleur », au contraire, a toujours chaud. Les personnes possédant cette constitution affichent en général un excès de poids et font de l'hypertension. Coups de soleil, fièvre, éruptions cutanées, affections inflammatoires, troubles du sommeil et maladies cardio-vasculaires leur posent souvent problème.

- Le type « sécheresse » souffre assez souvent de névrodermite, de psoriasis, de troubles circulatoires, de problèmes gastriques et intestinaux, ou d'asthme. En général, les personnes de ce groupe ont tendance au dessèchement, si bien que leur peau paraît régulièrement fatiguée et flétrie.

La santé est aussi grandement tributaire de facteurs comme l'alimentation, les habitudes de sommeil, l'activité sexuelle et la condition personnelle. En plus des éventuels surmenages, infections, intoxications et parasites, elle peut pâtir d'un style de vie inadapté à la constitution, ou de mauvaises habitudes. À l'inverse, savoir gérer ses ressources et adopter une hygiène de vie préventive peuvent améliorer le bien-être.

LES SENTIMENTS, FACTEUR PATHOGÈNE

Outre les facteurs pathogènes nous influençant de l'extérieur, il existe des forces qui agissent puissamment depuis l'intérieur : les sentiments. Ils sont susceptibles d'affecter l'équilibre du corps, de l'esprit et de l'âme. Le fait que certaines émotions dominent notre psyché et notre âme pendant une longue période peut donc entraîner des maladies.

La MTC part du principe qu'il existe cinq émotions fondamentales : colère, tristesse, joie, souci, peur. Chacune correspond à un système organique. Ainsi, la colère influe sur le système hépatique, la tristesse sur le système pulmonaire. Le souci se trouve en lien avec le circuit fonctionnel de la rate, la peur avec celui des reins. La joie se répercute avant tout sur le cœur, mais cet organe prévalant sur le reste de l'organisme, tous les autres ressentis sont aussi, dans une certaine mesure, l'expression du cœur.

Pour comprendre les sentiments qui vous animent, un médecin formé à la MTC ne se contentera pas d'analyser votre maintien ou votre mimique. Des facteurs tels que troubles végétatifs, contractures musculaires et douleurs dans des régions précises du corps, en lien avec l'organe qui leur est associé, reflètent aussi ce qui se passe au-dedans.

Pour retrouver la santé, il faut rééquilibrer les éléments, les uns par rapport aux autres. Différents moyens et mesures permettent d'accompagner et de soutenir ce processus. Vous en découvrirez certains à partir de la p. 103.

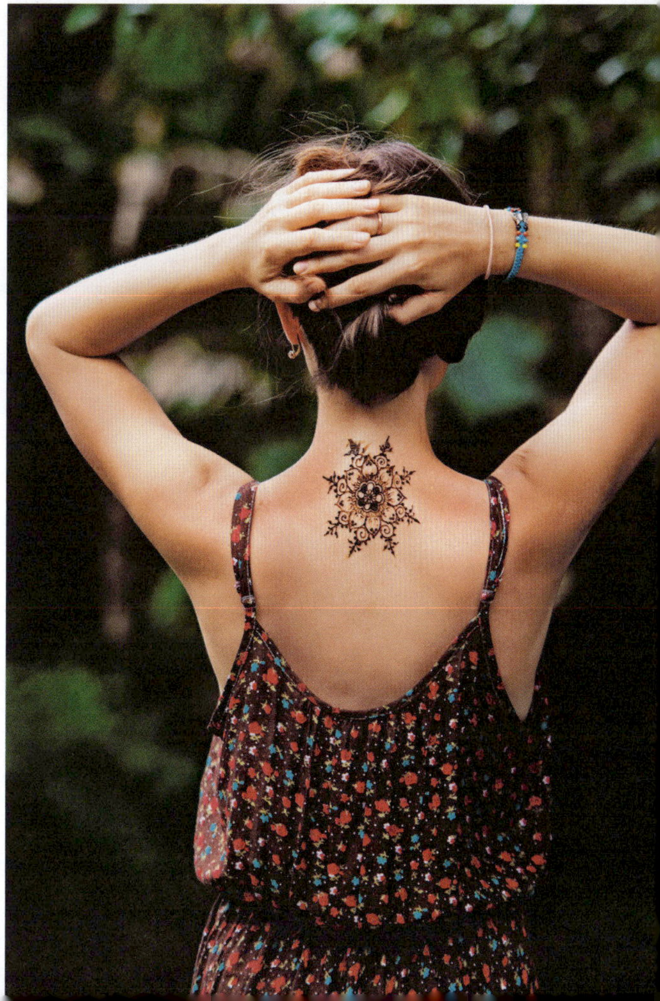

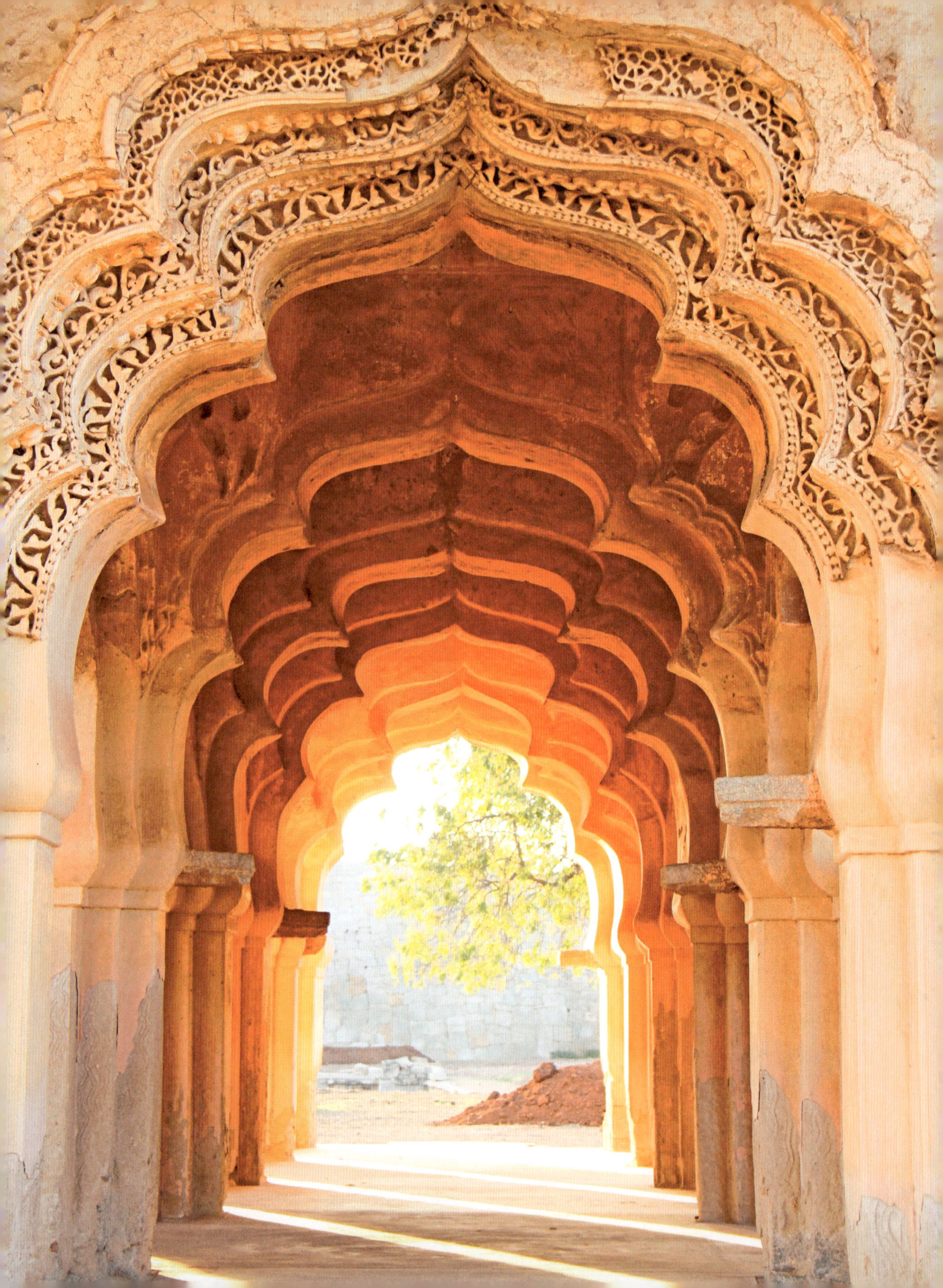

L'AYURVÉDA

L'Ayurvéda, ou « connaissance de la vie », est la plus ancienne doctrine médicale que nous connaissions. La philosophie indienne du *Samkhya Karika*, traité expliquant la création, en constitue le fondement. Rédigé par Kapila vers 400 av. J.-C., ce texte renfermait pour la première fois la trace écrite d'un savoir déjà séculaire à l'époque. Ibn Sina dit Avicenne (980-1037), grand philosophe et médecin persan, vantait déjà les mérites du système de santé indien dans son *Canon medicinae*, qui faisait alors autorité en Europe.

L'Ayurvéda, comme la MTC, offre une vision complexe de l'organisme humain et de ses fonctions. D'un point de vue médical, cette approche holistique demeure valable, aujourd'hui encore. Elle vise à prévenir les maladies et peut accompagner efficacement les soins médicaux classiques. Ses principales mesures sont :

- une alimentation complète et naturelle, adaptée au type individuel ;
- des processus de purification comme le Panchakarma, pour éliminer les impuretés du corps ;
- des préparations à base de plantes médicinales et de minéraux ;
- la méditation, les exercices de respiration et le yoga.

Le Prana, énergie vitale

Dans l'Ayurvéda, l'énergie fondamentale est le Prana ou « respiration », qui correspond au qi chinois et emplit tout le cosmos, y compris les êtres humains. Le Prana est nécessaire au maintien de nos fonctions vitales et à la stimulation de l'esprit et de l'âme.

Le Prana circule dans les nadis (canaux énergétiques) et alimente les chakras en énergie (voir à partir de la p.65). Le Prana est en outre à la base d'un processus essentiel dans la pratique du yoga : le Pranayama. Ces exercices ont pour but de réguler l'énergie vitale par le souffle (*prana* = force infinie, *ayama* = contrôler, accroître, allonger). Vous découvrirez un des principaux exercices de respiration p. 161.

Le Prana se divise en cinq courants d'énergie, correspondant à des mouvements et à des fonctions spécifiques : Prana Vayu, Udana Vayu, Vyana Vayu, Samana Vayu et Apana Vayu. Ces cinq vayus (*vayu* = vent, souffle) possèdent des localisations différentes dans le corps.

- **Prana Vayu** est la respiration vitale, produite par les mouvements de l'inspiration et de l'expiration. Responsable des battements du cœur et des organes centraux, Prana Vayu régit les quatre autres vayus. Il circule dans la tête, le cœur, les poumons et le cou ; gouverne l'inspiration, l'éternuement, l'expectoration, l'éructation et la déglutition. Comme il pilote aussi les processus énergétiques à l'œuvre dans le corps, il est associé aux cinq sens et à l'inspiration intellectuelle. Un déséquilibre de Prana Vayu se manifeste notamment par des craintes, des soucis, de la nervosité, des insomnies et des troubles neurologiques.

- **Udana Vayu** a pour siège la tête et le cou. Il administre l'expiration, la parole, la volonté, l'effort et la mémoire, mais influe aussi sur les nerfs, le cerveau et les hormones. Ce « souffle vital qui s'élève vers le haut » gère par ailleurs croissance et capacité de travail. Il assure la libération d'énergie positive et soutient la créativité. Joie et enthousiasme dépendent aussi de lui. Lorsque nous mourons, il entraîne l'âme hors du corps. Au plan physique, une perturbation de ce courant d'énergie provoque toux ou vomissements. Au plan psychique, on note arrogance et fierté exagérée.
- **Vyana Vayu** régit tous les mouvements du corps. Il est donc responsable, non seulement des muscles et des articulations, mais aussi des systèmes circulatoire, lymphatique et nerveux. Vyana Vayu se répand dans tout le corps au départ du cœur ; il est aussi chargé de la distribution d'énergie par les nadis. D'un point de vue physique, manque d'appétit et estomac nerveux indiquent un déséquilibre. Attaques de panique ou tics peuvent apparaître.
- **Samana Vayu**, ou « souffle qui équilibre », a son siège dans la région du nombril et de l'intestin grêle, et coordonne les processus de digestion. Son énergie, qui régit l'absorption d'oxygène, est responsable de la volonté et de l'assurance. Un déséquilibre de Samana Vayu peut, entre autres, se manifester par des problèmes de coordination et une gêne dans les mouvements.
- **Apana Vayu**, ou « souffle qui s'éloigne », est localisé dans le gros intestin. Il gouverne tous les mouvements dirigés vers le bas et l'extérieur ; il influence donc toutes les excrétions, ainsi que la reproduction. Il a également des répercussions sur la sexualité. Apana Vayu est important pour le mouvement de Kundalini-Shakti, et le canal à travers lequel celle-ci monte le long de la colonne vertébrale (voir p. 67). Diarrhée, constipation, incontinence, éjaculation précoce, troubles menstruels, syndrome de l'intestin irritable (SII) ou faiblesse musculaire peuvent témoigner d'un Apana Vayu perturbé.

Les cinq enveloppes

L'anatomie ayurvédique reconnaît l'existence de cinq corps, chacun enveloppant et protégeant le suivant.

Le premier corps, enveloppe solide et matérielle, se compose d'os, de tissus, de cellules, d'organes, de sang et d'eau. La nourriture garantit son existence.

Le deuxième corps compte aussi parmi les enveloppes matérielles, car on peut le voir ou le toucher. Il respire et réchauffe l'être humain, transforme les éléments nutritifs en énergie, stimule les organes internes, les battements du cœur et la digestion. Les systèmes nerveux et immunitaire, les organes

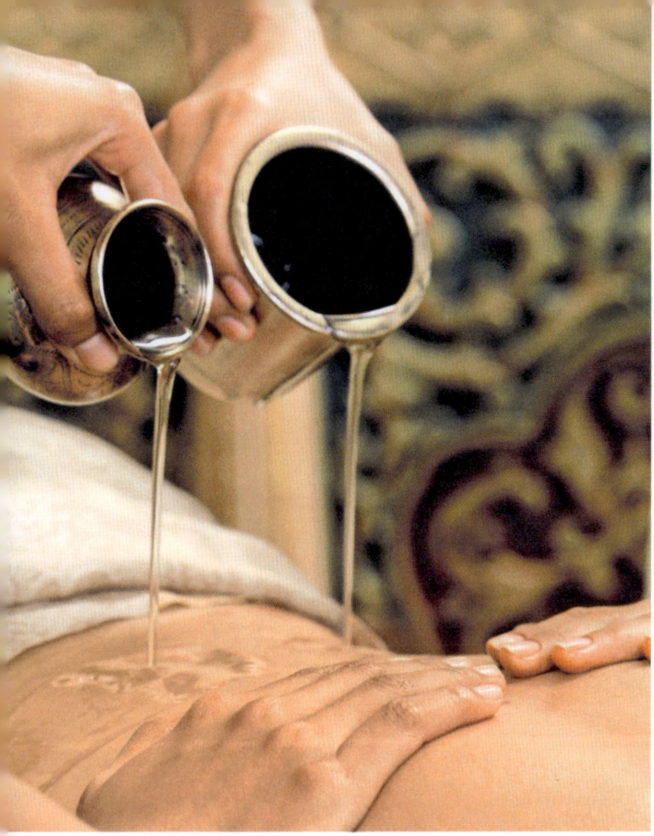

sensoriels ainsi que la capacité d'engendrer la vie dépendent aussi de lui.

Le troisième corps est de nature subtile. Émotionnel et sensoriel, il vit les sentiments et les penchants personnels ; c'est à ce niveau qu'on se situe, par exemple, quand on est amoureux. Ce corps reçoit toutes les informations nécessaires par les sens, si bien que nous sommes dépendants des perceptions extérieures de notre deuxième corps. Toutes les expériences que nous faisons au cours de notre vie sont évaluées, stockées, assimilées dans ce troisième corps.

Dans le quatrième corps, également subtil, nous formulons souhaits et objectifs, prenons des décisions et développons des stratégies de survie. Ce corps nous permet de poser des questions : grâce à son intelligence, il est possible d'acquérir des connaissances sur sa propre vie et de décider par soi-même. Comme il est intelligent, qu'il pense et apprend, ce corps mental est en mesure de protéger tous les autres.

Le noyau le plus profond de l'être humain a pour siège le cinquième corps. C'est l'énergie qui éclaire éternellement, on l'appelle aussi « âme ». Ce noyau est indestructible et immortel.

La joie de vivre ne peut naître que si les cinq corps sont reliés les uns aux autres et coopèrent, car ce n'est que dans le cinquième corps que sagesse, amour et bonheur voient le jour. Alors, l'énergie vitale part du noyau éternel pour circuler dans le corps matériel et agir dans le monde extérieur.

Les cinq éléments

À l'instar de la MTC, l'Ayurvéda associe toutes les parties du corps et les perceptions sensorielles à cinq éléments : l'éther (espace), l'air (vent), le feu, l'eau et la terre. De même, comme pour la doctrine chinoise des cinq phases de transformation, les éléments sont interdépendants, s'engendrent, se nourrissent et se complètent mutuellement. Ainsi, différents éléments peuvent être présents simultanément dans des régions données du corps, l'un d'eux étant toutefois dominant, et donc supérieur aux autres.

Prenons l'exemple du sang. Si son odeur est associée à la terre, sa consistance renvoie à l'eau. Sa légèreté, en revanche, évoque l'éther. Le mouvement pulsatile du sang correspond, lui, aux propriétés de l'air, tandis que sa couleur le relie au feu. Selon la doctrine ayurvédique, ce dernier élément est d'ailleurs prépondérant dans le sang.

LES CINQ ÉLÉMENTS ET LEURS ASSOCIATIONS

Élément	**Éther**	**Air**	**Feu**	**Eau**	**Terre**
Propriétés	Léger, subtil, « pénétrant »	Sec, léger, rugueux, clair, subtil, mobile	Aiguisé, chaud, subtil, léger, rugueux, sec	Huileuse, fluide, lente, froide, molle, humide	Lourde, solide, lente, dure
Sens	Ouïe	Toucher	Vue	Goût	Odorat
Manifestation dans le corps	Bouche, nez, tube gastro-intestinal, voies respiratoires, cage thoracique, capillaires, système lymphatique, tissus et cellules	Mouvements des muscles, battements du cœur, inspiration et expiration, mouvements de la paroi stomacale et de l'intestin, mouvements du système nerveux central	Métabolisme et système enzymatique, digestion, intelligence, température corporelle, processus intellectuels, vue	Sécrétion des sucs digestifs, glandes salivaires, muqueuses, plasma. L'eau est indispensable au fonctionnement des tissus, des organes et de divers systèmes corporels	Ongles, musculature, tendons, peau et cheveux
Tissu/Liquide organique	Os, cartilages	Os	Os, sang	Tissu adipeux, plasma, moelle osseuse	Os, cartilages, muscles, tissu adipeux
Saveur	Amer	Piquant, astringent, amer	Acide, salé, piquant	Doux, salé	Doux, acide

Les éléments sont à l'œuvre en chaque être humain. Ils se déplacent ou stagnent, selon la façon dont notre mode de vie et notre environnement les influencent :

- **L'éther** se situe dans les cavités du corps. Il se trouve en lien direct avec l'ouïe.
- **L'air** régit la mobilité, les battements du cœur, le fonctionnement des poumons ainsi que les contractions musculaires, sans oublier les activités du système nerveux central. Le toucher dépend de lui.
- **Le feu** régule le métabolisme et le système enzymatique, la température corporelle et la digestion, mais gouverne aussi la capacité de réflexion et la vision. Le sens de la vue lui est associé.
- **L'eau** se trouve en relation étroite avec les tissus, les organes, différents systèmes corporels ainsi que le sens du goût, mais influe aussi sur la corpulence.
- **La terre** représente la solidité de la matière. Elle régit les structures solides du corps comme les os, les ongles et les cheveux, mais également le sens de l'odorat.

La constitution individuelle

Les cinq éléments se retrouvent dans l'être humain sous la forme des trois doshas (tridoshas), Vata, Pitta et Kapha – des forces dynamiques qui constituent chaque individu d'un point de vue physique, mental et spirituel. Le type de dosha correspondant à chacun dépend alors de ses qualités dominantes.

Les trois doshas (tridoshas)

Vata
Éléments : air et éther.
Principe : mouvement.

Pitta
Éléments : feu et eau.
Principe : transformation.

Kapha
Éléments : terre et eau.
Principe : structure.

- **Vata** est, du point de vue physique, en charge de tout mouvement. Actif dans le tube gastro-intestinal, il régule la miction, la défécation et la respiration. Du point de vue psychique et mental, il est responsable de la vivacité d'esprit et de l'agilité intellectuelle. Les éléments éther et air, qui forment le principe du mouvement, lui sont associés. Vata gouverne les deux autres doshas et constitue la base de leur harmonie. S'il est équilibré, Pitta et Kapha le sont aussi, en règle générale. Des trois doshas, Vata est le plus enclin au déséquilibre ; on voit alors apparaître les prémices d'une maladie.
- **Pitta** est responsable des processus à l'œuvre dans l'appareil digestif et influence grandement l'intellect et l'aptitude à s'imposer. Il régit également la faim, la soif et la vigueur sexuelle. Le feu et l'eau représentant le principe de la transformation, ils sont liés à ce dosha.

- **Kapha** favorise la souplesse naturelle des muqueuses et des articulations, et influe sur la mémoire à long terme. Les éléments qui lui sont associés sont la terre et l'eau ; ils représentent le principe de la structure, qui donne forme à la matière.

Des caractéristiques précises sont attribuées aux trois doshas.

- **Vata** correspond aux qualités suivantes : sec, rugueux, froid, léger, mobile, pénétrant et sensible.
- **Pitta** est aiguisé, liquide, acide, dynamique, passionné et léger.
- **Kapha** est solide, humide, lourd, froid, mou, huileux, doux, nourrissant, stable, lent, muqueux, visqueux et immobile.

La Prakriti

La Prakriti, ou « constitution individuelle », influe sur toutes les réactions corporelles, positives et négatives. Comme le qi inné, cette constitution de base est déterminée dès la conception. Elle ne change jamais, tout au long de la vie, et correspond pour ainsi dire à un code génétique. De même que chacun dispose de divers talents, penchants ou caractéristiques physionomiques, l'équilibre des forces est propre à chaque individu. Il n'empêche que des influences extérieures peuvent s'exercer sur les éléments qui régissent de façon ininterrompue les processus corporels. Elles peuvent transformer ceux-ci et entraîner des répercussions sur la santé – en bien comme en mal.

LE TYPE VATA

Le type Vata est généralement mince, très actif, et n'a que peu d'appétit. Sa mémoire à court terme s'avère plus développée que sa mémoire à long terme et il manque régulièrement d'assurance. Ses pieds sont souvent froids, sa peau sèche et ses cheveux fins. Un individu Vata craint le temps froid et venteux.

En plus de parler vite, les types Vata possèdent un raisonnement vif et imprévisible. Ils perçoivent les choses « mineures » – comme les gestes subtils, les coups d'œil discrets et les bruits de fond – et traversent la vie en se montrant attentifs. Ils se distinguent en général par leur soif de savoir, leur capacité d'enthousiasme et leur esprit pionnier.

En cas de carence de Vata, on voit apparaître mécontentement, insatisfaction et désespoir. En revanche, si l'énergie Vata est en excès, il devient difficile de prendre des décisions et il n'est plus possible de se concentrer clairement sur un objectif. L'euphorie des débuts cède rapidement la place à l'ennui.

LE TYPE PITTA

Les personnes dominées par une énergie Pitta sont de taille moyenne. Intelligentes, elles dorment peu mais profondément, et aiment dépenser de l'argent pour acheter des produits de luxe. Ce sont des leaders nés ; très déterminés, ils peuvent se motiver et motiver les autres de façon fantastique. Ils font bouger les choses dans la vie, ne craignent pas les obstacles et viennent à bout de tâches désagréables sans sourciller.

Ambition et quête de la perfection sont aussi caractéristiques des types Pitta. Ils s'imposent toujours une certaine pression, si bien qu'ils sont rarement satisfaits. Cependant, ils y voient moins une raison de céder ou de nourrir des doutes, qu'un moteur et une motivation. Abandonner ne fait pas partie de leur vocabulaire.

Les individus Pitta jouissent d'une aura puissante : en pénétrant dans une pièce, ils attirent tous les regards. Comme ils peuvent se montrer très intolérants, tout le monde ne s'entend pas avec eux. L'énergie Pitta développe parfois une dynamique interne susceptible, dans les cas extrêmes, de provoquer accès de colère et agressions. Pour maintenir un Pitta équilibré, il convient donc de faire régulièrement appel aux défis intellectuels et à l'activité physique (de préférence sous la forme d'une compétition sportive, comme un tournoi).

Quel type suis-je ?

Les différentes constitutions se distinguent par leur physique, leurs caractéristiques psychiques et leurs qualités typiques. Pour autant, les descriptions que vous trouverez dans ces pages ne sont que des points de repère. Si vous avez des difficultés à vous reconnaître dans un type précis, un médecin ayurvédique ou un praticien en Ayurvéda pourra vous aider. Il établira votre constitution générale en prenant votre pouls et, grâce à ce diagnostic et à diverses informations comme votre anatomie, vos habitudes ou vos préférences, il pourra déterminer très précisément votre type.

LE TYPE KAPHA

Les types Kapha ont tendance au surpoids, au teint pâle et à la léthargie. Ils parlent souvent lentement, de façon monotone, et donnent parfois l'impression d'être lourdauds. Pourtant, ils font preuve d'une grande persévérance. Quand ils visent un objectif, ils l'atteignent généralement. En Inde, on associe donc Kapha à la force prometteuse présente en l'être humain. Les personnes gouvernées par Kapha cultivent des modes de vie et de travail routiniers. Tout doit être à sa place, rien n'est réalisé de manière irréfléchie. La constance, dans la vie professionnelle et la vie privée, les rend heureuses. Elles sont très casanières et centrées sur leur famille, les traditions comptent pour elles. Les individus Kapha ne savent pas gérer agitation et spontanéité. Il leur faut toujours une période de récupération, de préférence seuls, et ils attendent d'abord que les situations conflictuelles se résolvent d'elles-mêmes.

Une constitution Kapha trop marquée entraîne un manque de flexibilité. La personne concernée commence à se brider, se replie sur elle-même et s'isole par rapport à son environnement. Le tout débouche, dans la majorité des cas, sur une dépression Kapha typique : l'individu se sent dépassé par les événements, devient indifférent d'un point de vue émotionnel et se réfugie dans un monde imaginaire. Pour assurer l'équilibre de Kapha, il est recommandé d'adopter un mode de vie actif. Pas seulement d'un point de vue physique : l'esprit aussi doit toujours rester souple.

CARACTÉRISTIQUES DES CONSTITUTIONS

Caractéristiques	Vata	Pitta	Kapha
Corpulence	Menue, mince	Normale	Forte
Poids	Faible	Moyen	Élevé
Yeux	Petits, ternes, secs, iris brun ou noir	Perçants, iris vert, gris ou jaune	Grands, cils épais, iris bleu
Peau	Sèche, fraîche, teint brun	Douce, grasse, chaude, teint plus clair, rougeâtre ou jaunâtre	Épaisse, grasse, fraîche, teint pâle, blanc
Cheveux	Secs, frisés, très foncés	Souples, gras, blonds, roux	Vigoureux, gras, ondulés, foncés ou clairs
Dents	Proéminentes, de travers, grandes, tendance à la parodontite	De taille normale, jaunâtres, gencives souples	Solides, blanches
Selles	Sèches, dures, tendance à la constipation	Molles	Lourdes, grasses
Pouls	Faible, rapide (80-100 bat./minute)	Modéré (70-80 bat./minute)	Lent (60-70 bat./minute)
Activité physique	Très actif	Modérément actif	Léthargique
Mémoire	Très bonne à court terme, mauvaise à long terme	Bonne en général	Bonne à long terme, compréhension lente
Soif	Variable	Démesurée	Réduite
Saveurs préférées	Doux, salé, acide	Doux, amer, astringent	Piquant, amer, astringent
Esprit	Agité, actif	Agressif, intelligent	Calme, lent
Tempérament	Imprévisible, craintif, manquant d'assurance	Jaloux, irritable	Flegmatique, avide
Élocution	Rapide	Tranchante	Lente, monotone
Rêves	De mouvement	D'affrontements	D'étendues d'eau
Sommeil	Entrecoupé, petit dormeur	Profond, petit dormeur	Profond, gros dormeur

TYPES MIXTES

Plus souvent que les individus purement Vata, Pitta ou Kapha, il existe des types dits mixtes, composés de deux doshas dominants : Vata-Pitta, Vata-Kapha et Pitta-Kapha. Dans le cas des constitutions tridoshiques, Vata-Pitta-Kapha, plus rares, les trois doshas sont équilibrés.

Le déséquilibre des doshas

Chacun devrait veiller à l'équilibre de ses doshas, condition essentielle pour être en bonne santé. Si les cinq éléments sont trop stimulés ou affaiblis pendant une longue période, du point de vue physique ou psychique, l'énergie s'accumule dans les endroits correspondants ou vient à y manquer. Cela entraîne un déséquilibre énergétique, un dosha perturbé qui, sur la durée, constituera un terrain favorable pour différents troubles et favorisera plus tard des maladies.

Pour diagnostiquer une affection, déceler ses causes et proposer les soins appropriés, le médecin ayurvédique doit donc, déterminer la constitution avec précision. La thérapie qu'il met en place vise à rétablir l'équilibre et à supprimer les troubles, par une alimentation particulière ou des exercices de yoga précis, par exemple.

Attention

Face à une maladie aiguë ou chronique, vous pouvez recourir aux mesures recommandées plus loin, mais cela ne doit surtout pas vous dispenser de demander conseil et assistance à votre médecin.

DÉSÉQUILIBRE DE VATA

Le jeûne, le surmenage physique et le froid font croître Vata, ainsi que la consommation d'aliments secs ou précuits, et de substances favorisant la constipation. De même, les blessures ou une importante perte de sang, une activité sexuelle débridée ou le refoulement d'instincts naturels et de sentiments comme le regret, la culpabilité et la peur, contribuent à l'augmentation de ce dosha. Même l'âge, la saison et le moment de la journée ont leur importance. Ainsi, Vata a tendance à développer des troubles avec les années qui passent. Le même phénomène se produit en automne, le soir et tard dans la nuit.

Les symptômes les plus courants d'un excès de Vata sont des douleurs aux tempes, à l'estomac, aux yeux ou à la mâchoire. Les personnes touchées se plaignent également de fatigue, de tics des paupières, de vertiges, de hoquets, de bâillements répétés et de tremblements. Leur bouche est sèche et elles ont l'impression d'avoir un voile sombre devant les yeux. Elles se replient sur elles-mêmes et deviennent de plus en plus craintives.

Différentes mesures aident à diminuer un Vata en excès. Un environnement calme et un nombre d'heures de sommeil suffisant peuvent déjà avoir des effets positifs. Il faudrait par ailleurs veiller à consommer des aliments réduisant Vata (voir p. 60). En outre, il est profitable de manger chaud trois fois par jour et, surtout, à heures régulières. Très important : tout traitement devrait être précédé d'un nettoyage du côlon – en respectant les instructions d'un médecin ayurvédique expérimenté. En effet, impuretés et substances toxiques, qui se trouvent

Rétablir l'équilibre des doshas

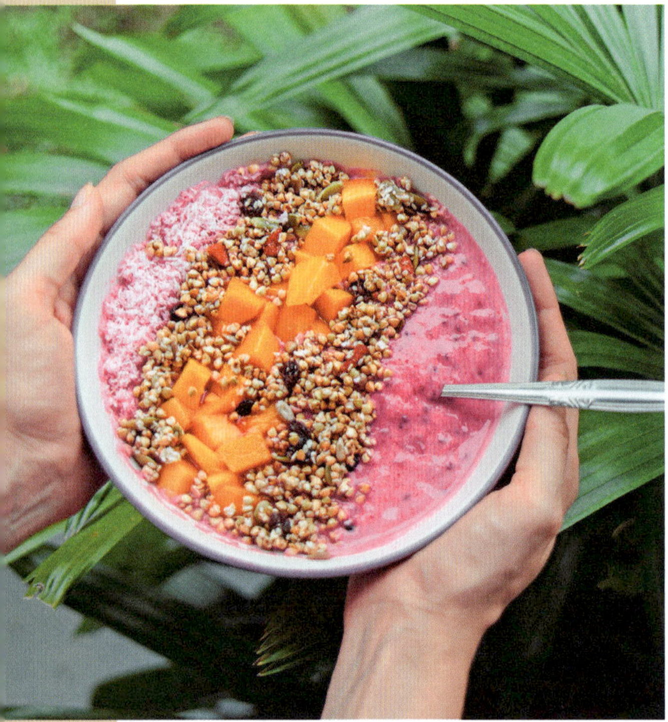

Le choix d'aliments appropriés contribue à rétablir l'équilibre des doshas.

Aliments réduisant Vata

- **Lait et produits laitiers**
- **Produits au soja :** tofu
- **Céréales :** épeautre, orge, avoine, millet, maïs, seigle, froment
- **Fruits :** ananas, abricot, banane, datte, fraise, figue (fraîche), pamplemousse, framboise, cerise, noix de coco, mangue, melon, orange, papaye, pêche, prune, raisin, citron
- **Légumes :** artichaut, aubergine, légume-feuille, haricot vert, petit pois, concombre, carotte, ail, potiron, poireau, gombo, persil, radis, raifort, betterave rouge, salsifis, céleri, patate douce, tomate (mûre), oignon (cuit).
- **Herbes et épices :** anis, basilic, aneth, fenouil, gingembre, cumin, marjolaine, clou de girofle, romarin, sauge, poivre noir, grains de moutarde, sel gemme, cannelle
- **Huiles :** huiles de chardon, de graines de courge, d'olive, de colza, de sésame et de tournesol
- **Noix et graines :** noix de cajou, graines de courge, amande, pignon, pistache, graines de sésame, graines de tournesol

Aliments réduisant Pitta

- **Lait et produits laitiers :** beurre, ghee, fromage blanc à gros caillots, fromage maigre, lait, crème
- **Produits au soja :** graines de soja, tofu
- **Céréales :** épeautre, orge, avoine, riz, froment
- **Fruits :** ananas, banane, poire, datte, fraise, figue (fraîche), framboise, cerise, noix de coco, mangue, melon, papaye, pêche, prune, raisin (sucré).
- **Légumes :** artichaut, aubergine, légume-feuille, chou-fleur, brocoli, endive, pois, concombre, pomme de terre, chou, potiron, gombo, champignon, chou de Bruxelles, salsifis, jeunes pousses, patate douce, tomate (mûre).
- **Herbes et épices :** mélisse, menthe, coriandre, cumin, carvi, curcuma, sel gemme
- **Noix et graines :** graines de tournesol

Aliments réduisant Kapha

- **Lait et produits laitiers :** babeurre, petit-lait
- **Produit au soja :** tofu
- **Céréales :** sarrasin, orge, millet, maïs, seigle
- **Fruits :** pomme (cuite), ananas, poire (cuite), grenade, pamplemousse, citron vert, orange, papaye, fruits secs, citron
- **Légumes :** artichaut, aubergine, légume-feuille, haricot, haricot vert, petit pois, concombre, carotte, ail, potiron, poireau, gombo, persil, radis, raifort, betterave rouge, salsifis, céleri, patate douce, tomate (mûre), oignon (cuit).
- **Herbes et épices :** anis, basilic, aneth, gingembre, coriandre, carvi, curcuma, marjolaine, menthe, clou de girofle, sauge, poivre noir, cannelle
- **Huile :** huile de moutarde

Les plats à base de céréales comme ce couscous aux légumes cuits à la vapeur exercent une action équilibrante sur les types Pitta.

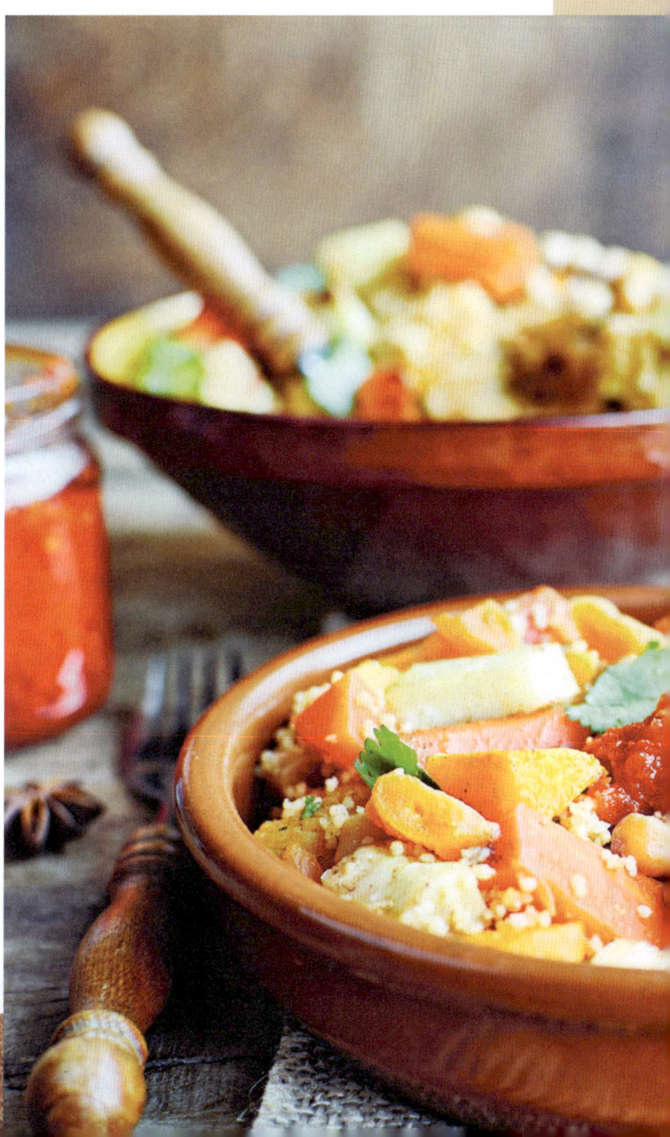

essentiellement dans l'intestin grêle, sont néfastes à la santé et entraînent souvent des affections chroniques, des troubles du sommeil, une faiblesse immunitaire et des troubles de l'humeur. Après un nettoyage du côlon, en général, le patient retrouve vite une énergie et une performance accrues.

DÉSÉQUILIBRE DE PITTA

Une alimentation essentiellement salée, épicée et acidifiante favorise une prédominance Pitta. Par ailleurs, ce dosha a tendance à présenter des troubles en été parce que son élément de base, le feu, est alors augmenté – la colère produit le même résultat. Pitta est également excité à l'heure du déjeuner et vers minuit. Ce dosha s'accroît en général au cours de la jeunesse.

Transpiration importante et fortes odeurs corporelles comptent parmi les principaux signes d'un Pitta augmenté. Faim marquée, soif, peau pâle et urines jaune foncé sont aussi typiques. Fissures et épaississements cutanés, acné, herpès et inflammations peuvent de même indiquer un déséquilibre, car ces affections constituent des manifestations de chaleur.

D'un point de vue psychique, un excès de Pitta se manifeste par de l'insatisfaction, de la colère et de la rage.

Vous pouvez combattre un déséquilibre de Pitta par des bains froids et des massages, ainsi qu'un « régime » réduisant Pitta (voir p. 61). Évitez les aliments lourds et gras. Comme pour un Vata en excès, un nettoyage du côlon se révèle profitable.

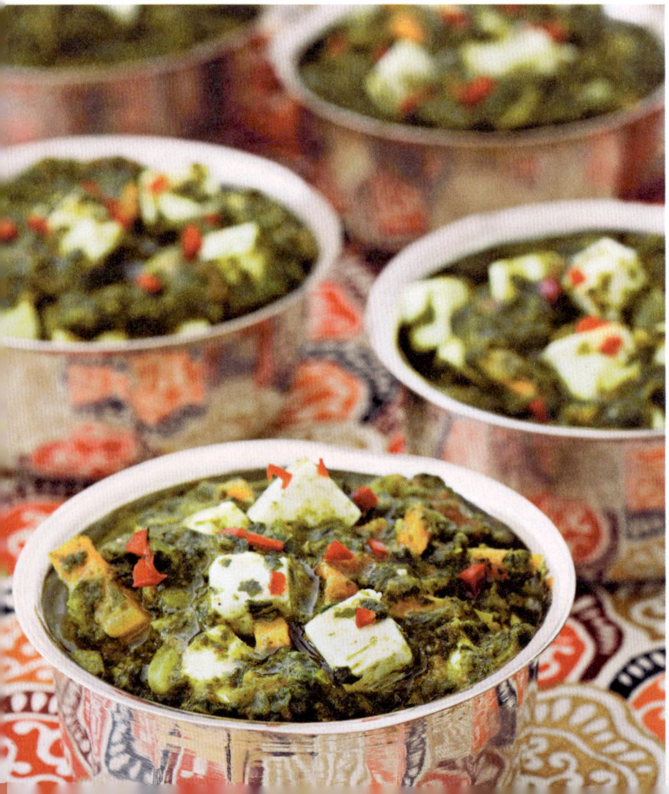

DÉSÉQUILIBRE DE KAPHA

Les aliments salés, acidifiants, mais aussi huileux, gras et difficiles à digérer, la position assise permanente et le manque de mouvement augmentent Kapha. En général, Kapha s'accroît dans l'enfance, au printemps, le matin et en début de nuit. Il n'est pas rare qu'un excès de Kapha s'accompagne de fatigue, d'un manque d'énergie et d'une sensation de lourdeur corporelle. Une production de salive excessive et un goût sucré dans la bouche indiquent également une perturbation, comme les nausées et les frissons. Pour rééquilibrer ce dosha, les aliments aux caractéristiques piquantes, chauffantes, amères, âpres, sèches et légères sont recommandés (voir p. 61). L'activité, le mouvement et un nombre réduit d'heures de sommeil favorisent aussi l'équilibre.

Plutôt que des crudités, les types Kapha devraient manger des légumes chauds, pour combattre leur nature "froide".

La doctrine tibétaine

Comme la MTC et l'Ayurvéda, la médecine traditionnelle tibétaine est un système de soin holistique qui considère l'être humain comme l'unité du corps, de l'esprit et de l'âme. Ses origines remontent au VIIe siècle et son savoir a longtemps été transmis par voie orale, surtout. En Occident, cette doctrine médicale, très complexe, a acquis un haut degré de notoriété grâce au dalaï-lama, notamment.

L'énergie vitale

Les Tibétains partent du principe que chaque être de ce monde est l'expression d'une puissance universelle, pénétrant tout. Ce que les Chinois appellent « qi », et les Indiens « Prana », porte chez eux le nom de « nyes.pa ».

Cette énergie vitale existe sous deux formes : l'une est héritée, donc karmique, l'autre est acquise par la pleine conscience et la discipline, et influencée par l'environnement. L'alimentation joue un rôle dans ce processus, tout comme le milieu social et les compétences relationnelles propres. La compréhension et le respect de la création, ainsi que le contact avec la nature, comptent aussi pour l'énergie vitale. Ainsi que l'a dit un jour le quatorzième dalaï-lama : « La vie de tous les êtres, humains, animaux ou autres, est précieuse. Tous ont le même droit au bonheur. Tous ceux qui peuplent notre planète, les oiseaux et les animaux sauvages, sont nos compagnons. Ils font partie de notre monde, nous le partageons avec eux ».

Les trois humeurs

On retrouve aussi la théorie des éléments dans la médecine tibétaine. Leur alternance favorise la libre circulation des nyes.pa, qui puisent essentiellement leur source dans un esprit sain. Les cinq éléments se concentrent dans les trois humeurs, qui se trouvent en chaque être humain et présentent des propriétés déterminées : « rLung » incarne les éléments air et éther, et correspond au Vata ayurvédique. Les éléments feu et eau se manifestent dans « mKrispa », qu'on peut assimiler à Pitta. « Badkan », pendant de Kapha, est composé de la terre et de l'eau. S'il existe un vide ou un excès d'une des trois humeurs, le corps connaît un déséquilibre, et douleurs et maladies apparaissent.

La chaleur digestive

La médecine tibétaine attribue un rôle particulier à la digestion, à laquelle participent de manière décisive rLung, mKrispa et Badkan. En effet, la nourriture ne peut être correctement décomposée, et ses éléments assimilés par le corps, que si ces trois humeurs sont équilibrées et qu'une bonne chaleur digestive (Mé drö) règne. Cette dernière constitue la base de la santé et de la longévité. Un temps froid, des aliments non tempérés et trop de crudités affaiblissent Mé drö, tandis que des plats chauds et l'alternance harmonieuse d'activité et de calme le renforcent, favorisant et préservant ainsi une bonne santé.

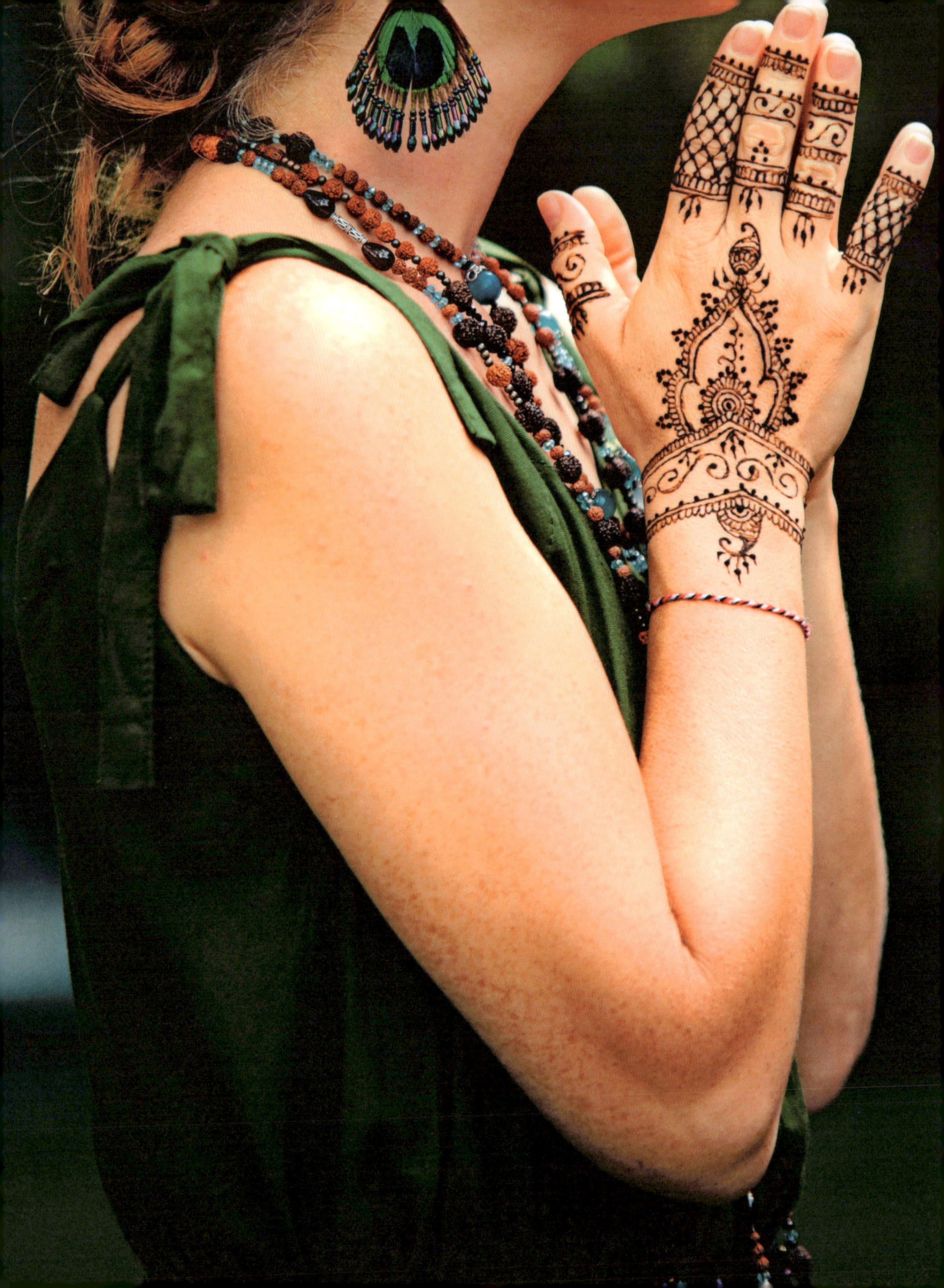

LA THÉRAPIE DES CHAKRAS

Le terme *chakra* vient du sanskrit et signifie « roue » ou « cercle ». Les chakras sont les centres d'un réseau parcouru par la subtile énergie vitale. Ils se trouvent tant à l'intérieur qu'à l'extérieur du corps et sont également qualifiés, de temps en temps, de tourbillons ou de cercles énergétiques.

La plupart des chercheurs présument que la doctrine des chakras a vu le jour en Inde, il y a 4 000 ans ; les premiers documents écrits, eux, remontent à 800 av. J.-C. Toutefois, ces centres d'énergie étaient et ne sont pas connus qu'en Inde, mais aussi dans quantité d'autres cultures comme l'Égypte prédynastique, le soufisme ou le judaïsme antique. Les différents systèmes varient cependant quant à l'emplacement, aux fonctions physiques ou au nombre des tourbillons énergétiques.

Dans le corps physique, les chakras se situent dans la moelle et le système nerveux. Selon la doctrine indienne, ils sont reliés les uns aux autres par des canaux, les nadis. Ces voies de transport, ou lignes de force, dirigent « le Prana », l'énergie vitale universelle, dans le corps.

Bien que le trajet des nadis diffère de celui des méridiens chinois, leur fonction est analogue. Les uns et les autres font office de voies conductrices de l'énergie vitale. Les nadis revêtent ainsi, avec les chakras, une importance essentielle pour le système énergétique humain.

On compte dans notre corps plusieurs dizaines de milliers de nadis ; sur chacun de ces canaux se trouvent d'innombrables points énergétiques (de petits chakras). Les nadis principaux, eux, courent le long de la colonne vertébrale et relient les sept chakras principaux, qui constituent à leur tour des carrefours importants de ce réseau.

Le modèle chinois des chakras présente quelques parallèles avec la doctrine indienne. Il postule que l'énergie vitale du qi circule dans les méridiens qui réunissent les sept chakras principaux. Les chakras se trouvent, là encore, dans la région de la colonne vertébrale. En Inde comme en Chine, on leur associe des zones du corps, des organes et des glandes précis, ainsi que les différentes qualités de la vie humaine.

Les sept chakras principaux

De nos jours, le travail des chakras se concentre en particulier sur les sept chakras traditionnels qui se situent le long de la colonne vertébrale, entre coccyx et sommet du crâne. C'est là que sont stockées et transformées les énergies physiques et métaphysiques :

- Chakra de base *ou* chakra racine.
- Chakra sacré, chakra sexuel *ou* chakra de la rate.
- Chakra du nombril, du plexus solaire, du foie, de l'estomac *ou* chakra de la personnalité.
- Chakra du cœur *ou* de la poitrine.
- Chakra du cou, de la gorge *ou* chakra de l'expression.
- Chakra frontal *ou* chakra de la connaissance, troisième œil.
- Chakra du sommet *ou* de la couronne.

Chacun des sept chakras principaux se voit attribuer un domaine de compétence, si bien que chaque chakra régit des fonctions physiques, intellectuelles et psychiques différentes. Ainsi, le chakra du cœur (quatrième chakra) protège l'organe qui lui est associé. De même, tous les processus liés à cet organe sont soumis à son influence, à l'instar de la circulation sanguine. D'un point de vue métaphysique, le chakra du cœur favorise des qualités émotionnelles comme la sincérité et l'empathie.

Lorsque le flux énergétique des chakras est perturbé, voire bloqué, des troubles apparaissent. Autrement dit, en œuvrant à garantir la fluidité de ce flux, vous éviterez la maladie et soutiendrez votre santé psychique, intellectuelle et physique :

- Votre conception de la vie deviendra plus positive dans l'ensemble.
- Vous dormirez plus profondément et vous reposerez mieux.
- Les processus de vieillissement seront freinés, vous ressentirez plus de vitalité.
- Votre posture s'améliorera, permettant d'éviter ou de combattre efficacement les maux de dos.
- Votre système immunitaire sera renforcé et votre métabolisme stimulé.
- Vous serez plus détendu et, de façon générale, plus résistant au stress.
- Votre efficacité sera accrue et vous vous remettrez mieux d'une maladie (convalescence plus courte).
- Votre circulation s'améliorera, les fonctions cardiaque et circulatoire seront améliorées.
- Les processus de détoxication et d'élimination du corps seront soutenus.

Des mesures simples, comme le fait de profiter pleinement de la nature, peuvent déjà contribuer à harmoniser le flux énergétique. Les conseils suivants – méditation des couleurs, exercices thérapeutiques et massages – aident de façon encore plus ciblée au quotidien.

Le siège des chakras

Pour travailler un chakra avec efficacité, vous devez connaître son emplacement précis. Pour le trouver, attachez un fil fin à un anneau en métal. Placez ce dernier près de la région du corps que vous

Kundalini-Shakti, le serpent qui dort

Selon la mythologie indienne, il fut un temps où tout était un. De cette conscience unitaire naquirent deux forces : le dieu Shiva et son épouse, la déesse Shakti. Shiva symbolise la conscience de l'absolu, Shakti l'énergie active de la création. La séparation en deux puissances originelles, masculine et féminine, ou encore en conscience et matière, engendra la création.

Kundalini-Shakti, énergie féminine primitive, est symbolisée par un serpent. La Shakti cosmique imprégnant chaque être humain se manifeste en elle. Sa puissance crée le fondement statique du corps et ses composantes mobiles.

Enroulée trois fois sur elle-même, Kundalini-Shakti dort dans le chakra racine, visage vers le bas. Elle attend de se remarier avec Shiva, restaurant ainsi l'unité de toutes choses.

Des exercices (comme ceux du Kundalini Yoga, une forme spéciale de yoga), des méditations et des mantras précis réveillent le serpent, favorisent et accompagnent sa montée. Le serpent grimpe alors à travers nadis et chakras, jusqu'au chakra de la couronne où les deux flux énergétiques s'unissent de nouveau. D'autres exercices aident à purifier et à « ouvrir » les chakras, afin que Kundalini-Shakti puisse rejoindre Shiva au sommet du crâne.

désirez « sonder ». Vous pouvez rester debout ou vous asseoir, mais veillez à ce que l'anneau pende librement. S'il se trouve à proximité immédiate d'un chakra (voir l'aperçu général sur le dernier rabat de jaquette), l'énergie que celui-ci émet lui fera décrire de petits cercles. Plus vous vous approcherez du centre des différents chakras, plus les cercles s'agrandiront.

PREMIER CHAKRA

Autres dénominations : chakra de base ou chakra racine

Le premier chakra siège au niveau du plancher pelvien, entre périnée et anus, et il est relié au coccyx. Son énergie alimente toute la région du bassin, veille à l'élimination des déchets, influe sur la qualité du sang et la formation des cellules. Compte tenu de son emplacement, il est responsable de l'anus et du gros intestin, du nerf sciatique et de la prostate.

Mais tous les éléments solides du corps dépendent aussi de lui : colonne vertébrale, os, articulations, ongles et dents. Les extrémités inférieures sont également sous son influence. Par ailleurs, il sert de base à tous les chakras suivants.

Le premier chakra s'ouvre vers le bas, vers la terre. Il représente la source de notre force vitale et nourrit notre confiance originelle ainsi que notre instinct de conservation. S'il est équilibré, il nous soutient pour venir à bout des tâches que la vie nous donne. Nous nous sentons ancrés et sommes satisfaits. Ce chakra nous aide à choisir un chemin de vie épanouissant, à trouver le métier qui nous convient, à entretenir de bons rapports avec nos partenaires, à atteindre prospérité et satisfaction matérielle. Comme il favorise l'assurance et la confiance originelle, les personnes possédant un premier chakra fort sont calmes et se laissent rarement déconcerter. Elles sentent quels sont leurs besoins et se révèlent très équilibrées.

S'il existe une dysharmonie et que le premier chakra est suractif, l'individu concerné perd rapidement pied. Du point de vue de la personnalité, cela signifie qu'il peut devenir cupide, égoïste et agressif. Les possessions matérielles et le désir permanent d'assouvir ses propres besoins se retrouvent au centre de ses préoccupations. Il n'est pas rare que ce phénomène se manifeste par une consommation excessive d'alcool ou des pulsions effrénées. D'un point de vue physique, des troubles tels que constipation et autres problèmes intestinaux, hémorroïdes, varices et tension trop basse ou trop élevée indiquent un premier chakra suractif.

À l'inverse, si le premier chakra est sous-actif, on voit survenir fréquemment peurs et dépressions. La confiance, en soi et dans les autres, se voit diminuée. La personne concernée manque de joie de vivre et d'énergie, se sent épuisée. D'un point de vue physique, une faiblesse de ce chakra peut se traduire par un système immunitaire débordé. Douleurs sciatiques, problèmes de lombaires, de la vessie ou des reins, troubles de la prostate ou anémie peuvent également être la conséquence d'un dysfonctionnement à ce niveau.

Le premier chakra en résumé

- **Emplacement :** base de la colonne vertébrale.
- **Élément :** terre.
- **Couleur :** rouge vif.
- **Symbole :** lotus à quatre pétales, carré.
- **Mantra :** LAM.
- **Sens :** odorat.
- **Thèmes centraux :** confiance originelle, stabilité, sécurité, ancrage, vie et survie.
- **Domaine de l'être :** terre.
- **Qualités psycho-spirituelles (positives) :** sécurité, stabilité, volonté de vivre et dynamisme, vie selon des rythmes naturels, liens avec la terre et la nature, assurance.
- **Régions du corps :** plancher pelvien, gros intestin, os, dents, sang, jambes, pieds.

Test : quelle est la puissance de votre premier chakra ?

- Souffrez-vous souvent de maux de reins ou avez-vous des problèmes de sciatique ?
- Avez-vous fréquemment des lumbagos ?
- Appréciez-vous peu de vous retrouver à l'air frais et en pleine nature ?
- Avez-vous facilement froid, les pieds et les mains souvent froids ?
- Éprouvez-vous la sensation de ne pas habiter votre corps ?
- Avez-vous peur de l'avenir ?
- Vous faites-vous beaucoup de souci à propos de vos finances, sans raison ?
- Avez-vous souvent le sentiment que le sol se dérobe sous vos pieds ?
- Êtes-vous vite épuisé ?

Soutenir le premier chakra

Méditation des couleurs

- Asseyez-vous sur une chaise ou en tailleur sur un coussin et redressez votre colonne vertébrale. Fermez les yeux, inspirez et expirez profondément. Posez les mains sur vos cuisses et ouvrez-les, paumes vers le haut.
- Plongez profondément en vous-même et concentrez-vous sur l'extrémité inférieure de votre colonne vertébrale. Là, faites naître devant votre œil intérieur un tourbillon de lumière rouge et chaude.
- La lumière se dilate à l'inspiration, se contracte à l'expiration. Observez comme elle palpite au rythme de votre respiration. Continuez à respirer paisiblement, jusqu'à ce que le chakra soit uniformément empli de cette lumière rouge intense.
- Lorsque vous sentirez l'énergie dans tout votre bassin, dans vos jambes et vos pieds, laissez votre chakra retrouver le calme.
- Réintégrez lentement le quotidien avec quelques inspirations paisibles et ouvrez les yeux.

Exercice thérapeutique

- Allongez-vous confortablement sur le dos et fermez les yeux. Frottez vos paumes l'une contre l'autre, jusqu'à les sentir chaudes et chargées d'énergie. Posez alors les mains sur la peau, dans la région de l'aine.
- Abandonnez derrière vous le quotidien et tous ses soucis, et concentrez-vous sur votre respiration. Inspirez puis expirez profondément, 7 fois de suite. Sentez comme, à chaque inspiration, une énergie rouge et chaude afflue, depuis vos mains, dans le premier chakra.
- Savourez la chaleur qui circule dans le chakra, et ouvrez lentement les yeux.

Massage thérapeutique

- Pressez le bout de chaque orteil avec le pouce et l'index – du petit jusqu'au gros orteil. Frottez ensuite les articulations des orteils. Travaillez de la même façon l'intérieur et l'extérieur de la cheville, puis la zone entre cheville et tendon d'Achille.
- Consacrez-vous à la plante du pied et massez 20 fois la région entre coussinets et orteils.
- Enveloppez d'une main le pied au-dessus de l'articulation de la cheville, et faites-le bouger de l'autre main. Décrivez des cercles, étirez-le et pliez-le, chaque fois à 5 reprises.
- Passez 20 fois la main sur la jambe de bas en haut, le bout des doigts tourné vers le mollet.
- Frottez et pressez 20 fois avec pouce, index et majeur, la zone située sous le genou, de part et d'autre de la rotule, puis la zone au-dessus. Pour finir, lissez 20 fois la région du genou avec les paumes. Répétez ces manœuvres sur l'autre pied et l'autre jambe.

- Est-ce que la vie vous fait peur ?
- Êtes-vous peu enclin à bouger ?

Si vous avez répondu « oui » à plus de six questions, il faudrait absolument soutenir votre premier chakra. Favoriser le flux d'énergie dans cette région peut vous aider à venir à bout de vos troubles.

Si vous avez répondu « oui » à quatre à six questions, la perturbation n'est pas encore aussi marquée. Vous devriez néanmoins prendre soin de votre chakra et le soigner. Vous pouvez notamment l'harmoniser grâce aux exercices du qi gong des parfums présentés à partir de la p. 131.

Si moins de quatre questions vous concernent, votre premier chakra est relativement équilibré. Pour qu'il en soit toujours ainsi, il est toutefois recommandé de le travailler. Vous pourrez ainsi prévenir certains troubles et agir en faveur de votre santé.

Conseils au quotidien

Grâce à de petites astuces, demandant peu de temps et faciles à intégrer dans le quotidien, vous pouvez déjà faire beaucoup pour votre premier chakra.

- Passez votre temps libre dans la nature : jardinez, allez à la montagne ou randonnez, par exemple.
- Une promenade quotidienne à l'air frais est un bienfait pour le corps, l'esprit et l'âme. La pause de midi constitue le moment le plus approprié.
- Cultivez un mode de vie sain.
- Doucher mollets et cuisses à l'eau froide active le chakra.
- Les bains relaxants ou l'aromathérapie à base d'huiles essentielles de romarin, de cyprès et de cumin, soignent le premier chakra. Versez quatre gouttes avec un peu d'eau distillée dans la coupelle d'un diffuseur, ou dans l'eau du bain, mélangées à un peu de crème fraîche.
- Prenez trois fois par jour cinq gouttes d'une de ces fleurs de Bach : Clematis, Sweet Chestnut ou Rock Rose.
- Utilisez le rouge. Par exemple, mettez des touches de couleur chez vous en y disposant des fleurs rouges. Manger rouge stimule aussi le premier chakra.

Pierres précieuses

Agathe de feu, hématite et quartz fumé renforcent le premier chakra. Entourez la pierre avec vos mains et ne la mettez de côté que lorsque vous sentez que vous avez accueilli son énergie. Posez alors une main sur le premier chakra.

Montée en bague ou portée au bout d'une chaîne, une de ces pierres vous dispensera continuellement son énergie.

Affirmations

Répétez après le lever et avant le coucher les affirmations suivantes :

- « Je suis enraciné dans la terre-mère, je me sens protégé et aimé. »
- « Je suis en sécurité et stable. »
- « J'ai confiance en la vie, elle me soutient pour que je me réalise. »

Mantra

Chanter des mantras est une méthode ancestrale et éprouvée pour renforcer l'énergie des chakras. Le mantra traditionnel pour le premier chakra, grâce auquel vous pouvez stimuler le centre énergétique, est « LAM ».

- Cherchez un endroit tranquille, où vous ne serez pas distrait. Tenez-vous debout ou asseyez-vous confortablement. Il est important que votre cage thoracique puisse se dilater.
- Fermez les yeux et écoutez votre for intérieur. Dirigez toute votre attention vers le chakra concerné. Une fois qu'il est devenu le centre de votre conscience, commencez à chanter le mantra qui lui est associé.
- Plongez en vous-même et tentez de sentir le mantra. Prêtez attention à la résonance qu'il produit dans votre chakra.
- Essayez de trouver un rythme qui vous soit propre. En général, il correspond à celui de la respiration. Celle-ci devrait être calme et régulière.
- Au début, ne dépassez pas 15 minutes. Durant ce temps, répétez le mantra aussi souvent que voulu.

DEUXIÈME CHAKRA

Autres dénominations : chakra sacré, chakra sexuel ou chakra de la rate

Le deuxième chakra siège entre nombril et organes sexuels, dans la région du sacrum, et s'ouvre vers l'avant. Il incarne l'énergie yin, féminine (et soutient le côté féminin des hommes). Son énergie pénètre l'ensemble du bassin et tous les organes du bas-ventre. Il exerce une action particulière sur les reins, la vessie, l'uretère, l'urètre et les organes sexuels. Le flux vital qui circule en lui nourrit et protège ovaires et utérus chez la femme ; canaux déférents, testicules et prostate chez l'homme.

Le deuxième chakra constitue la source de la reproduction, mais sexualité et joie de vivre, créativité et sentiments profonds y naissent aussi. Tout ce que l'homme crée, ce à quoi il donne vie (pas seulement en termes de conservation de l'espèce), puise là ses racines. Le deuxième chakra est donc associé à l'élément eau, qui possède également une dimension créatrice. Les qualités nettoyantes et purifiantes de l'eau se retrouvent ainsi dans ce chakra : il est responsable de l'élimination de toutes les composantes liquides du corps, détoxifie et préserve de la stagnation. Du point de vue psychique et spirituel, cette caractéristique se reflète dans la capacité de lâcher prise et de vivre ses sentiments.

Un deuxième chakra fort favorise l'imagination. Il ouvre l'être humain à autrui, l'aide à exprimer ses sentiments et à transmettre son enthousiasme. Il a des conséquences positives sur la relation amoureuse, notamment parce qu'il favorise passion et érotisme. Le rapport à sa propre sexualité est alors naturel et décontracté.

Une dysharmonie dans cette région peut entraîner tensions et incertitudes dans notre contact avec les autres. Souvent, seul le besoin d'assouvir ses propres intérêts se retrouve alors au premier plan, à moins que le désir d'une sexualité accomplie reste inexprimé et ne puisse être satisfait. Un deuxième chakra suractif peut entraîner une sexualité débordante. Toutefois, la région est nettement plus souvent sous-active, ce qui provient généralement de l'éducation. Si un enfant grandit dans un foyer hostile au plaisir ou sans amour, des carences peuvent en effet s'y développer. Troubles de l'estime de soi, froideur sexuelle et rigidité intérieure en sont les conséquences.

D'un point de vue physique, un deuxième chakra faible porte atteinte à la fonction d'élimination des reins et de la vessie, ce qui affaiblit la capacité de détoxication du corps. Les substances nocives accumulées étant ensuite excrétées par la peau, on peut voir apparaître eczéma et irritations cutanées. Thromboses et stases lymphatiques indiquent également un déséquilibre dans cette région. Les femmes peuvent alors présenter maladies de l'utérus ou des ovaires, troubles du cycle et douleurs menstruelles ; les hommes, troubles de l'érection ou même impuissance.

Le deuxième chakra en résumé

- **Emplacement :** environ trois doigts sous le nombril.
- **Élément :** eau.
- **Couleur :** orange.
- **Symbole :** lotus à six pétales, croissant de lune.
- **Sens :** goût.
- **Mantra :** VAM.
- **Thèmes centraux :** créativité, confiance en soi, sexualité, reproduction.
- **Domaine de l'être :** terre.
- **Qualités psycho-spirituelles (positives) :** créativité, dévouement, joie de vivre, capacité de s'enthousiasmer, énergie féminine, vitalité, bonne conscience corporelle, passion.
- **Régions du corps :** liquides corporels, organes sexuels et du bas-ventre, reins et voies urinaires, gonades, utérus, bassin et sacrum.

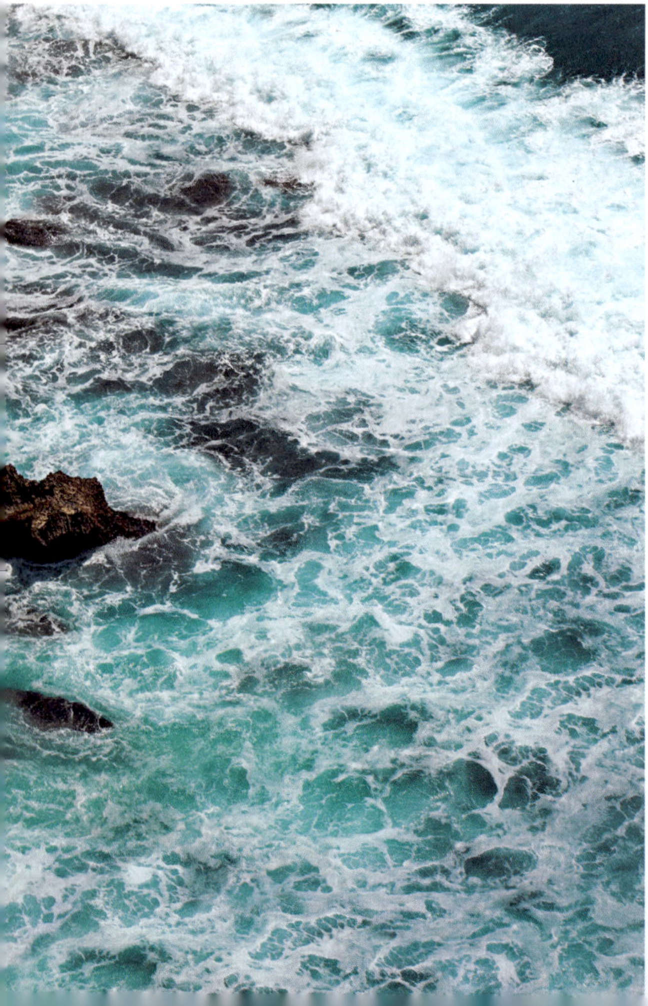

L'eau est l'élément associé au deuxième chakra. S'asseoir auprès d'une eau claire pourra aider à le rééquilibrer.

Test : quelle est la puissance de votre deuxième chakra ?

- Vous sentez-vous sexuellement insatisfait et avez-vous du mal à vivre librement et savourer sensualité, sexualité et érotisme ?
- Êtes-vous prisonnier d'une relation compliquée ou souffrez-vous depuis longtemps d'une séparation ?
- Souffrez-vous d'une perte d'appétit sexuel ? Avez-vous parfois des troubles de l'érection ?
- Vous plaignez-vous souvent de douleurs menstruelles ou à la prostate ?
- Souffrez-vous souvent de douleurs au bas-ventre ?
- Vous étourdissez-vous souvent avec de l'alcool ou d'autres substances, pour fuir le vide de votre vie ?
- Avez-vous souvent de contractures ou de douleurs dans le bas du dos ?
- Ressentez-vous l'absence de joie de vivre et de vitalité ?
- Êtes-vous ordonné à l'extrême ?
- Vous fixez-vous des exigences très élevées, voire en partie irréalistes ?
- Êtes-vous jaloux facilement et sans raison ?
- Avez-vous des problèmes de reins ou de vessie ?

Si vous avez répondu « oui » à plus de six questions, il faudrait absolument soutenir votre deuxième chakra. Relancer le flux énergétique dans cette région pourra se révéler d'une grande aide pour venir à bout des troubles cités.

Si vous avez répondu « oui » à quatre à six questions, la perturbation du deuxième chakra n'est pas encore particulièrement prononcée. Vous devriez toutefois prendre soin de ce centre énergétique et le soigner. Vous pouvez par exemple tester les exercices de qi gong à partir de la p. 131, pour l'harmoniser.

Si moins de quatre questions vous concernent, votre deuxième chakra est relativement équilibré. Travaillez-le néanmoins, pour prévenir certains troubles et agir en faveur de votre santé.

Conseils au quotidien

Il existe toutes sortes de moyens de favoriser le deuxième chakra sans effort. Intégrez-en quelques-uns dans votre quotidien pour soigner chaque jour ce centre énergétique.

- Asseyez-vous au bord d'une eau claire et prenez-en pleinement conscience.
- Allez régulièrement nager.
- Buvez de l'eau que vous aurez harmonisée avec quartz rose, cristal de roche et améthyste (mettre les pierres dans une carafe en verre et la remplir d'eau).
- Dansez autant que vous pourrez.
- Consacrez-vous à un loisir créatif.
- Les bains relaxants ou l'aromathérapie à base d'huiles essentielles de vanille, santal, myrrhe, poivre et orange amère soignent le deuxième chakra. Versez quatre gouttes avec un peu d'eau distillée dans la coupelle d'un diffuseur, ou dans l'eau du bain, mélangées à un peu de crème fraîche.
- Prenez trois fois par jour cinq gouttes d'une de ces fleurs de Bach : Pine, Olive ou Oak.
- Utilisez le orange. Par exemple, mettez des touches de couleur chez vous en y disposant des

Soutenir le deuxième chakra

Méditation des couleurs

- Asseyez-vous sur une chaise ou en tailleur sur un coussin et redressez votre colonne vertébrale. Fermez les yeux, inspirez et expirez profondément. Posez les mains sur vos cuisses et ouvrez-les, paumes vers le haut.
- Concentrez-vous sur la région autour du sacrum, à une largeur de main plus ou moins sous le nombril. Là, faites naître devant votre œil intérieur un tourbillon de lumière rouge orangé et chaude.
- La lumière se dilate à l'inspiration, se contracte à l'expiration. Observez comme elle palpite au rythme de votre respiration. Continuez à respirer paisiblement, jusqu'à ce que le chakra soit uniformément empli de cette lumière rouge orangé intense.
- Lorsque vous sentirez l'énergie emplir tout votre bassin, puis affluer le long de la colonne vertébrale jusqu'au ventre, à la cage thoracique et finalement à la tête, laissez votre chakra retrouver le calme.
- Réintégrez lentement le quotidien avec quelques inspirations paisibles et ouvrez les yeux.

Exercice thérapeutique

- Allongez-vous sur le dos et fermez les yeux. Frottez vos paumes l'une contre l'autre, jusqu'à les sentir chaudes et chargées d'énergie. Posez alors la main gauche sur le ventre, sous le nombril, et placez la main droite par-dessus.
- Abandonnez derrière vous le quotidien et tous ses soucis, et concentrez-vous sur votre respiration. Inspirez puis expirez profondément, 7 fois de suite. Sentez comme, à chaque inspiration, une énergie rouge orangé et chaude afflue, depuis vos mains, dans le deuxième chakra.
- Savourez la chaleur qui circule dans le chakra, et ouvrez lentement les yeux.

Massage thérapeutique

- Massez les deux faces externes des cuisses : frottez simultanément les deux jambes en montant puis en descendant. D'abord 10 fois avec les doigts, puis 10 fois avec les paumes.
- Ensuite, faites glisser avec les doigts la peau dans la région du sacrum, en montant puis en descendant de part et d'autre de la colonne vertébrale. Lissez alors cette zone 20 fois de bas en haut.
- Pour finir, répétez ces manœuvres sur la région autour du coccyx.

fleurs orange. Manger orange stimule aussi le deuxième chakra.

Pierres précieuses

Topaze dorée, hyacinthe, cornaline, opale de feu et aventurine renforcent le deuxième chakra. Entourez une de ces pierres avec vos mains et ne la mettez de côté que lorsque vous sentez que vous avez accueilli son énergie. Posez alors une main sur le deuxième chakra.

Montée en bague ou portée au bout d'une chaîne, une de ces pierres vous dispensera continuellement son énergie.

Affirmations

Répétez après le lever et avant le coucher les affirmations suivantes :

- « Les expériences nouvelles me donnent la liberté de vivre pleinement les changements. »
- « L'équilibre émotionnel me rend créatif. »
- « À partir d'aujourd'hui, je trouverai toujours un nouveau chemin, et joie et paix m'accompagneront. »

Mantra

Le mantra pour le deuxième chakra est « VAM ». Si vous n'avez jamais chanté de mantra, vous trouverez de brèves instructions sous « Mantra pour le premier chakra » (voir p. 70).

TROISIÈME CHAKRA

Autres dénominations : chakra du nombril, du plexus solaire, du foie, de l'estomac, ou chakra de la personnalité

Le troisième chakra se trouve à hauteur de l'estomac, à peu près à mi-chemin entre nombril et sternum. Il exerce des conséquences sur son environnement direct et alimente en énergie estomac, intestin grêle, rate, pancréas, vésicule biliaire et foie. Sa tâche principale consiste à réguler les processus digestifs. Il influence par ailleurs le système nerveux végétatif.

Le troisième chakra est étroitement lié à l'épanouissement de notre personnalité, car c'est là que siège la conscience de l'individualité et de l'identité. Il est aussi à l'origine de toutes nos émotions. Ce chakra offre puissance et vivacité. C'est notre centre physique, mais également psychique. Les personnes ayant un troisième chakra bien développé savent parfaitement ce qu'elles veulent et se distinguent par une personnalité marquée. Elles se fient à leur intuition, sont persévérantes, stables et dynamiques. Comme elles possèdent une bonne résistance nerveuse, presque rien ne peut troubler leur calme. Un troisième chakra équilibré favorise en outre compassion et sensibilité. Du point de vue physique, un troisième chakra fort se manifeste par un parfait métabolisme ainsi qu'un sommeil profond et réparateur.

Un troisième chakra faible provoque souvent auto-apitoiement et désorientation ; la vie paraît dépourvue de sens et remplie d'obstacles. Les signes physiques d'un affaiblissement sont troubles alimentaires, maux d'estomac, douleurs au foie et à la vésicule biliaire, dysfonctionnements du pancréas ainsi qu'inflammations du duodénum.

Fierté extrême, jalousie ou soif de pouvoir indiquent au contraire un excès d'énergie dans le troisième chakra. Les personnes concernées accumulent de préférence les biens matériels et cherchent surtout à être confortées par les apparences. Accès de colère contenus et irritation sont les conséquences d'un sentiment d'infériorité réprimé et d'autres carences. Si le troisième chakra est suractif, l'individu a par ailleurs du mal à lâcher prise et à se détendre.

Le troisième chakra en résumé

- **Emplacement :** au-dessus du nombril.
- **Élément :** feu.
- **Couleur :** jaune, doré.
- **Symbole :** lotus à dix pétales, triangle.
- **Sens :** vue.
- **Mantra :** RAM.
- **Thèmes centraux :** volonté, équilibre, épanouissement de la personnalité.
- **Domaine de l'être :** être humain.

Méditer

Méditez pour le troisième chakra dans un environnement le plus baigné de lumière possible, car le soleil et sa puissance infinie contribuent fortement à activer ce centre énergétique. Évitez cependant le plein soleil de midi et, en été, préférez le soleil du matin ou du soir.

- **Qualités psycho-spirituelles (positives) :** sensibilité, compassion, spontanéité, aptitude à s'imposer, affirmation du moi, stabilité, force intérieure.
- **Régions du corps :** système nerveux végétatif, estomac, rate, intestin grêle, foie, vésicule biliaire, pancréas, cavité abdominale.

Test : quelle est la puissance de votre troisième chakra ?

- Devez-vous lutter contre votre poids ?
- Avez-vous souvent le sentiment de ne pas être considéré ou remarqué par les autres ?
- Avez-vous tendance à avoir peur ?
- Souffrez-vous régulièrement de maux d'estomac ou de problèmes digestifs ?
- Faites-vous souvent des cauchemars et/ou souffrez-vous de troubles du sommeil ?
- La critique vous blesse-t-elle ? Abandonnez-vous alors facilement la discussion ?
- Avez-vous du mal à montrer vos sentiments ?
- Avez-vous du mal à contrôler vos émotions et perdez-vous vite votre sang-froid ?
- Votre ventre est-il souvent dur et tendu ?
- Souffrez-vous de troubles de l'alimentation ou d'un manque d'appétit ?
- Vous laissez-vous facilement détourner de vos objectifs ?

Si vous avez répondu « oui » à plus de six questions, il faudrait absolument soutenir votre troisième chakra. Relancer le flux d'énergie dans cette région peut vous aider à venir à bout des troubles cités.

Soutenir le troisième chakra

Méditation des couleurs

- Asseyez-vous sur une chaise ou en tailleur sur un coussin et redressez votre colonne vertébrale. Fermez les yeux, inspirez et expirez profondément. Posez les mains sur vos cuisses et ouvrez-les, paumes vers le haut.
- Plongez profondément en vous-même et concentrez-vous sur la région de l'estomac, au-dessus du nombril. Là, faites naître devant votre œil intérieur un tourbillon de lumière jaune doré et chaude.
- La lumière se dilate à l'inspiration, se contracte à l'expiration. Observez comme elle palpite au rythme de votre respiration. Continuez à respirer paisiblement et régulièrement, jusqu'à ce que le troisième chakra soit entièrement empli de cette lumière jaune doré intense.
- Lorsque vous sentirez l'énergie dans tout votre abdomen, laissez votre chakra retrouver le calme. Réintégrez lentement le quotidien avec quelques inspirations et ouvrez les yeux.

Exercice thérapeutique

- Allongez-vous sur le dos et fermez les yeux. Frottez vos paumes l'une contre l'autre, jusqu'à les sentir chaudes et chargées d'énergie. Posez alors la main gauche sur le ventre, au-dessus du nombril, et placez la main droite par-dessus.
- Abandonnez derrière vous le quotidien et tous ses soucis, et concentrez-vous sur votre respiration. Inspirez puis expirez profondément, 7 fois de suite. Sentez comme, à chaque inspiration, une énergie jaune doré et chaude afflue, depuis vos mains, dans le troisième chakra.
- Savourez la chaleur qui circule dans le chakra, et ouvrez lentement les yeux.

Massage thérapeutique

- Asseyez-vous confortablement, dos droit, et lissez 20 fois du bout des doigts les muscles du dos dans la région de la quatrième vertèbre lombaire, de bas en haut.
- Posez maintenant la main gauche sur le nombril et la droite dans le dos, à même hauteur. Massez 20 fois circulairement ces deux zones, à tour de rôle.
- Répétez cette dernière manœuvre, en changeant de main.

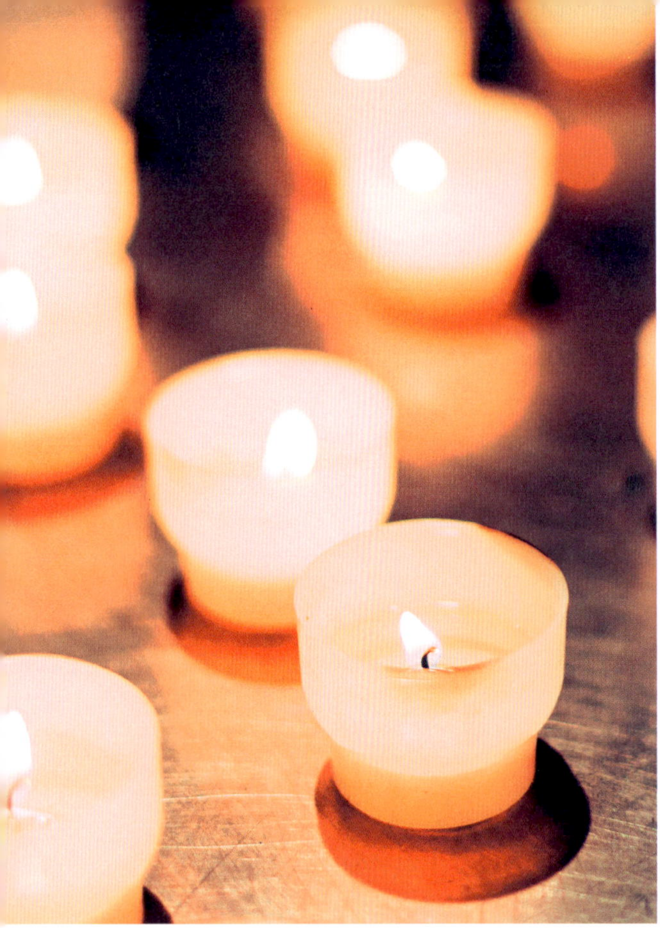

La flamme et la chaleur des bougies agissent, par temps froid, sur le troisième chakra.

Si vous avez répondu « oui » à quatre à six questions, la perturbation du troisième chakra n'est pas encore très prononcée. Vous devriez néanmoins prendre soin de ce centre énergétique et le soigner. Vous pouvez notamment tester les mouvements doux du qi gong des parfums présentés à partir de la p. 131 pour l'harmoniser.

Si moins de quatre questions vous concernent, votre troisième chakra est relativement équilibré. Pour qu'il en soit toujours ainsi, si vous voulez prévenir activement certains troubles, cela vaut toutefois la peine de le travailler grâce aux recommandations suivantes.

Conseils au quotidien

Pour renforcer votre troisième chakra, les mesures suivantes peuvent être intégrées sans problème dans le déroulement d'une journée. Elles vous aideront à stimuler le flux d'énergie dans ce centre énergétique.

- Emmagasinez le plus possible de lumière du soleil pour activer le troisième chakra.
- Le soir ou par temps froid, allumez un feu de cheminée ou une bougie et laissez flamme et chaleur agir sur vous.
- Veillez à ne pas avoir froid inutilement.
- Les bains relaxants ou l'aromathérapie à base d'huiles essentielles de camomille romaine, genévrier ou anis soignent le troisième chakra. Versez quatre gouttes avec un peu d'eau distillée dans la coupelle d'un diffuseur, ou dans l'eau du bain, mélangées à un peu de crème fraîche.
- Prenez trois fois par jour cinq gouttes d'une de ces fleurs de Bach : Impatiens, Scleranthus ou Hornbeam.

- Utilisez les couleurs jaune et or. Par exemple, mettez des touches de couleur chez vous en y disposant des fleurs jaunes ou des éléments de décoration dorés. Manger jaune stimule aussi le troisième chakra.

Pierres précieuses

Citrine jaune, pierre de soleil, jaspe jaune ou calcite renforcent le troisième chakra. Entourez une de ces pierres avec vos mains et ne la mettez de côté que lorsque vous sentez que vous avez accueilli son énergie. Posez alors une main sur le troisième chakra. Montée en bague ou portée au bout d'une chaîne, une de ces pierres vous dispensera continuellement son énergie.

Affirmations

Répétez après le lever et avant le coucher les affirmations suivantes :

- « J'arrête de juger en permanence, et je laisse ma vie s'écouler librement. »
- « J'ai la force intérieure de distinguer et réaliser mes objectifs. »
- « Je fais confiance à mes sentiments et je dis oui à la richesse de la vie. »

Mantra

Le mantra pour ce chakra est « RAM ». Sentez comme ses ondes sonores purifiantes traversent l'organisme et harmonisent les forces du troisième chakra. Si vous n'avez jamais chanté de mantra, vous trouverez de brèves instructions sous « Mantra pour le premier chakra » (voir p. 70).

QUATRIÈME CHAKRA

Autres dénominations : chakra du cœur ou de la poitrine

Le quatrième chakra se trouve au milieu de la poitrine, à hauteur du cœur, et il s'ouvre vers l'avant. Il renforce et stimule toute la cage thoracique ainsi que les organes qui y sont situés, et alimente en énergie la circulation, le sang, le haut du dos, les épaules, les bras et les mains, qui constituent aussi un lien direct avec le monde extérieur. Par conséquent, un puissant flux énergétique se traduit par une posture bien droite. Le chakra se trouve par ailleurs en relation avec les bronches et le bas des poumons, où il gouverne la respiration. Le thymus, important pour les défenses du corps, est aussi soumis au contrôle du quatrième chakra, qui régit donc également le système immunitaire. C'est cependant sur le cœur que son influence est la plus forte.

Le quatrième chakra est le centre de la guérison, de l'affection, de l'amour et du dévouement. Ce n'est que grâce à lui que nous sommes en mesure de nouer des relations avec autrui. De plus, il assure la transition entre les trois chakras inférieurs, qui constituent le fondement physique et émotionnel de notre vie, et les trois chakras supérieurs, où siège la conscience supérieure de l'être humain. Il fait donc fonction de point de connexion et de centre de ces deux niveaux. Par ailleurs, l'énergie qui circule dans cette région nous ouvre à des trésors culturels comme la poésie, la peinture et la musique.

Un quatrième chakra fort se manifeste par de la sociabilité, de la cordialité et la faculté d'assumer des responsabilités. Il s'accompagne d'une bienveillance constituant la base nécessaire pour s'accepter et accepter les autres, sans le moindre intérêt égoïste. Cet amour de soi sain recèle un énorme potentiel de guérison.

Un quatrième chakra suractif peut entraîner un amour excessif de son prochain, jusqu'à la totale abnégation (syndrome du sauveur). À l'inverse, des blocages se traduiront par froideur et intolérance. Les personnes concernées ont du mal à témoigner de l'empathie et font preuve de peu de compassion.

D'un point de vue physique, une dysharmonie peut se signaler par des troubles cardiaques et des affections respiratoires. Troubles du rythme cardiaque, angine de poitrine, artériosclérose, voire infarctus, sont généralement les conséquences d'un quatrième chakra faible, de même que toux, rhume, bronchite, asthme et pneumonie. Contractures et douleurs à l'épaule, ou douleurs rhumatismales dans les bras et les articulations des doigts, peuvent indiquer une déficience. Enfin, une faiblesse immunitaire générale ou des allergies peuvent témoigner d'un flux d'énergie perturbé.

Si les affections cutanées peuvent avoir différentes causes et découler aussi de dysharmonies d'autres chakras, il est cependant recommandé, quel que soit le problème de peau, d'activer le quatrième chakra en guise de mesure complémentaire.

Le quatrième chakra en résumé

- **Emplacement :** milieu de la poitrine, à hauteur du cœur.
- **Élément :** air.
- **Couleur :** vert.
- **Symbole :** lotus à douze pétales, hexagramme.
- **Sens :** toucher.
- **Mantra :** YAM.
- **Thèmes centraux :** compréhension, amour, sincérité, compassion, sécurité, tolérance, bonté, guérison.
- **Domaine de l'être :** être humain.
- **Qualités psycho-spirituelles (positives) :** amour universel, dévouement, tolérance, conscience de groupe, estime de soi.
- **Régions du corps :** cœur, peau, sang et circulation sanguine, poitrine, haut du dos, bras, épaules, mains, bronches et bas des poumons.

Test : quelle est la puissance de votre quatrième chakra ?

- Souffrez-vous de problèmes cardiaques ou de troubles circulatoires ?
- Rencontrer des amis vous semble-t-il difficile et fatigant ?
- Aimeriez-vous dispenser plus d'amour, à vous-même et aux autres ?
- Êtes-vous amoureux sans être payé de retour ou souffrez-vous d'une séparation douloureuse ?
- Préférez-vous vous adapter plutôt que de défendre votre opinion, pour ne pas être rejeté ?
- Vous sentez-vous isolé et avez-vous du mal à entrer en contact avec les autres ?
- Y a-t-il peu de personnes à qui vous vous sentez lié de tout votre cœur ?
- Souffrez-vous d'affections cutanées chroniques (névrodermites) et d'eczéma ouvert ?

Soutenir le quatrième chakra

Méditation des couleurs

- Asseyez-vous sur une chaise ou en tailleur sur un coussin et redressez votre colonne vertébrale. Fermez les yeux, inspirez et expirez profondément. Placez les mains sur votre cœur.
- Concentrez-vous sur le milieu de votre poitrine. Là, faites naître devant votre œil intérieur un tourbillon de lumière vert vif. La lumière se dilate à l'inspiration, se contracte à l'expiration. Observez comme elle palpite et continuez à respirer paisiblement, jusqu'à ce que le chakra soit empli de cette énergie vert vif. Une fois que vous la percevez nettement, ouvrez les mains et laissez cette énergie affluer dans l'univers.
- Refermez les mains au-dessus de votre cœur et sentez encore une fois l'énergie qui s'accumule dans toute la cage thoracique. Le flux d'énergie s'adapte lentement à votre respiration et la boule de lumière se contracte pour retrouver sa taille d'origine.
- Pensez au lien que vous avez établi avec l'univers. Ensuite, retrouvez lentement le quotidien et ouvrez les yeux.

Exercice thérapeutique

- Allongez-vous sur le dos et fermez les yeux. Frottez vos paumes l'une contre l'autre, jusqu'à les sentir chaudes et chargées d'énergie.
- Posez la main gauche sur la poitrine, à hauteur du cœur, et placez la main droite par-dessus.
- Abandonnez derrière vous le quotidien et concentrez-vous sur votre respiration. Inspirez puis expirez profondément, 7 fois de suite. À chaque inspiration, une énergie vert vif afflue, depuis vos mains, dans le quatrième chakra.
- Savourez la chaleur qui circule dans votre chakra, et ouvrez lentement les yeux.

Massage thérapeutique

- Pressez, l'un après l'autre, le bout de chaque doigt d'une main avec le pouce et l'index de l'autre main. Toujours avec pouce et index, frottez ensuite chaque doigt 10 fois de bas en haut, avant de le lisser 10 fois.
- Massez maintenant 20 fois la paume de la main avec le pouce, puis la zone située au milieu du pli du poignet, 20 fois aussi.
- Entourez la main sous le poignet, étirez-la et faites-lui décrire doucement des cercles – dans le sens inverse des aiguilles d'une montre, puis dans le sens des aiguilles d'une montre.
- Tendez le bras et frottez 20 fois avec les doigts la zone située entre coude et pli du coude. Ensuite, lissez 20 fois cette zone vers le bas. Pour finir, pliez et tendez le bras 10 fois.
- Répétez ces manœuvres avec l'autre main.

- Éprouvez-vous souvent une sensation de pression et d'étau dans la cage thoracique ?
- Souffrez-vous d'asthme ou de problèmes respiratoires ?
- Êtes-vous souvent enrhumé ?

Si vous avez répondu « oui » à plus de six questions, il faudrait absolument soutenir davantage votre quatrième chakra et relancer le flux d'énergie dans cette région pour venir à bout des troubles cités.

Si vous avez répondu « oui » à quatre à six questions, la perturbation n'est pas encore marquée. Vous devriez néanmoins prendre soin de votre chakra et le soigner. Vous pouvez notamment tester les exercices du qi gong des parfums présentés à partir de la p. 131 pour l'harmoniser.

Si vous avez répondu « oui » à moins de quatre questions, votre quatrième chakra est relativement équilibré. En le travaillant, vous pourrez prévenir certains troubles et agir en faveur de votre santé.

Conseils au quotidien

Grâce à quelques astuces quotidiennes, vous pouvez déjà stimuler le flux énergétique dans le quatrième chakra. Observez les conseils suivants, ils sont un bienfait pour l'âme et vous aideront à savourer davantage votre vie.

- Traitez-vous de façon aimante, choyez-vous dès que possible.
- Réservez-vous au moins une fois par semaine du temps rien que pour vous. Faites quelque chose qui vous procure du plaisir.
- Promenez-vous dans de vertes prairies ou dans la forêt et accueillez au maximum la force qu'elles abritent.
- Les bains relaxants ou l'aromathérapie à base d'huiles essentielles de lavande, de rose ou de jasmin soignent le quatrième chakra. Versez quatre gouttes avec un peu d'eau distillée dans la coupelle d'un diffuseur, ou dans l'eau du bain, mélangées à un peu de crème fraîche.
- Prenez trois fois par jour cinq gouttes d'une de ces fleurs de Bach : Red Chestnut, Willow ou Chicory.
- Utilisez le vert. Par exemple, mettez des touches de couleur chez vous en y disposant des plantes vertes. Manger vert stimule aussi le quatrième chakra.

Pierres précieuses

Jade, tourmaline pastèque et quartz rose renforcent le quatrième chakra. Entourez une de ces pierres avec vos mains et ne la mettez de côté que lorsque vous sentez que vous avez accueilli son énergie. Posez alors une main sur le quatrième chakra.

Montée en bague ou portée au bout d'une chaîne, une de ces pierres vous dispensera continuellement son énergie.

Affirmations

Répétez après le lever et avant le coucher les affirmations suivantes :

- « J'aime les êtres humains et je m'aime. »
- « Quand je m'ouvre, je reste protégé. »
- « Je guéris avec mon cœur. »

Mantra

Utilisez le mantra « YAM » pour méditer sur le quatrième chakra. Sentez comme votre cœur s'ouvre d'un point de vue énergétique. Si vous ne pouvez pas méditer dans la nature, vous devriez aérer la pièce au maximum. Si vous n'avez jamais chanté de mantra, vous trouverez de brèves instructions sous « Mantra pour le premier chakra » (voir p. 70).

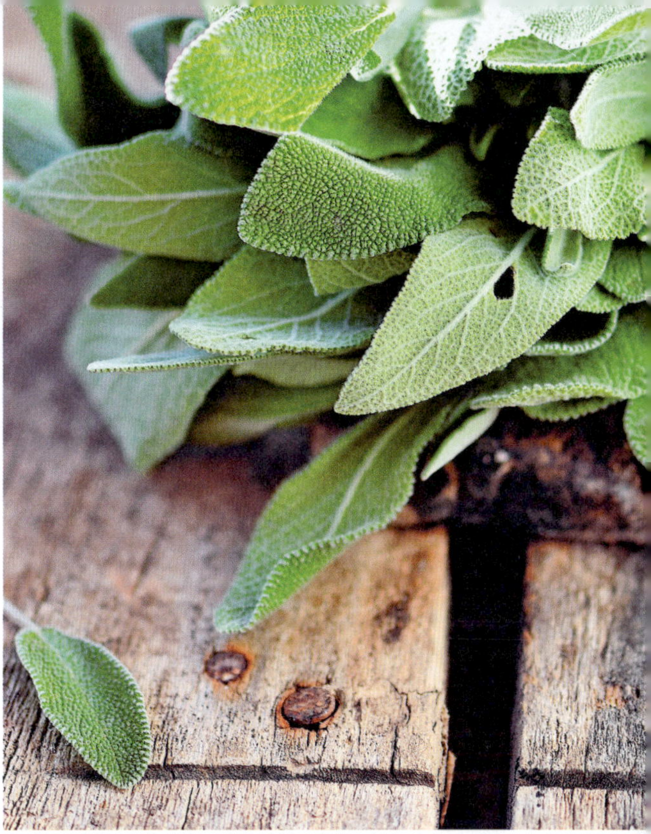

Les bains relaxants ou l'aromathérapie à base d'huiles essentielles de sauge soignent le cinquième chakra.

CINQUIÈME CHAKRA

Autres dénominations : chakra du cou, de la gorge, ou chakra de l'expression

Le cinquième chakra se trouve dans la région de la colonne cervicale, à hauteur du larynx. Il régit tous les processus physiques dans la zone de la gorge, du cou et de la bouche, et alimente en énergie œsophage et trachée, colonne cervicale, nuque et épaules. Les oreilles et l'audition lui sont aussi associées, de même que la respiration et le son de la voix. Comme les glandes thyroïde et parathyroïdes se situent juste sous le larynx, ce centre énergétique est par ailleurs important pour la circulation hormonale et le métabolisme.

Le cinquième chakra relie le chakra du cœur, qui constitue son fondement énergétique, au chakra du front (voir p. 86 et suivantes). Il établit donc le contact entre l'amour et la puissance de la conscience. Ses principaux aspects sont la communication et le langage. Il constitue ainsi la base du développement de notre intellect et nous aide à trouver le mot juste, à écouter. Ce chakra renferme la recherche de vérité et de sagesse, ainsi que l'inspiration, nécessaire pour développer de nouveaux raisonnements.

Les personnes possédant un cinquième chakra actif sont ouvertes et créatives, savent écouter et se laissent volontiers inspirer. Elles considèrent l'échange intellectuel comme un enrichissement, dévoilent leurs forces et acceptent leurs faiblesses. Un blocage de ce chakra peut empêcher de se forger sa propre opinion. Une piètre aptitude à communiquer, un manque d'expressivité ainsi qu'une timidité manifeste indiquent également une déficience énergétique. La personne se renferme et a tendance à fuir la réalité.

En cas de dysharmonie, si un cinquième chakra fort est associé à un quatrième chakra plus faible, le domaine des sentiments est négligé tandis que l'accent est trop mis sur l'intellect. Ceci a pour conséquence un comportement borné et arrogant, de l'intolérance, un désir de gloire et une soif de pouvoir. D'un point de vue physique, ce déséquilibre est peu perceptible. À la rigueur, rhumes ou problèmes de la nuque, de la cavité buccale et des dents, enrouement fréquent ainsi que contractures ou douleurs dans la nuque pourront indiquer un cinquième chakra affaibli. Des dysfonctionnements des glandes thyroïde et parathyroïdes témoignent également d'un blocage énergétique dans cette région.

Le cinquième chakra en résumé

- **Emplacement :** à hauteur du larynx.
- **Élément :** éther.
- **Couleur :** bleu clair, bleu-vert, argenté.
- **Symbole :** cercle, lotus à seize pétales.
- **Mantra :** HAM.
- **Sens :** ouïe.
- **Thèmes centraux :** communication, langage, vérité, clarté, inspiration, énergie intellectuelle, expression de soi.
- **Domaine de l'être :** ciel.
- **Qualités psycho-spirituelles (positives) :** développement de la personnalité, raison, expressivité, facultés d'apprentissage et de concentration, intellect fort.
- **Régions du corps :** cou, nuque, larynx, bouche, mâchoire, thyroïde, œsophage et trachée, voies respiratoires, voix, région des épaules, oreilles.

Test : quelle est la puissance de votre cinquième chakra ?

- Souffrez-vous de troubles du langage (bégaiement ou zézaiement, par exemple) ?
- Avez-vous assez souvent recours à un pieux mensonge ?
- Êtes-vous souvent peu sûr de vous et timide en présence d'autres personnes ?
- Avez-vous du mal à donner votre avis ?
- Les mots se refusent-ils souvent, si bien que vous vous interrompez en pleine phrase ?
- Manquez-vous actuellement d'idées/d'inspiration pour votre travail ?
- Assommez-vous souvent les autres de paroles ?
- Avez-vous souvent mal à la gorge ?
- Êtes-vous souvent enroué ?
- Souffrez-vous souvent de contractures au niveau des épaules et de la nuque ?
- Avez-vous des problèmes de thyroïde ?

Si vous avez répondu « oui » à plus de six questions, il faudrait absolument soutenir activement votre cinquième chakra. Relancer le flux d'énergie peut grandement aider à venir à bout de vos problèmes personnels et de vos douleurs.

Si vous avez répondu « oui » à quatre à six questions, la perturbation n'est pas encore aussi marquée. Vous devriez néanmoins prendre soin de ce centre énergétique et le soigner. Vous pouvez notamment tester les exercices du qi gong des parfums présentés à partir de la p. 131 pour l'harmoniser.

Si vous avez répondu « oui » à moins de quatre questions, votre cinquième chakra est relativement équilibré. Pour prévenir certains troubles et œuvrer en faveur de votre santé, le travailler en vaut toutefois la peine.

Soutenir le cinquième chakra

Méditation des couleurs

- Asseyez-vous sur une chaise ou en tailleur sur un coussin et redressez votre colonne vertébrale. Posez les mains sur vos cuisses et ouvrez-les, paumes vers le haut.
- Plongez profondément en vous-même et concentrez-vous sur la région du larynx. Là, faites naître devant votre œil intérieur un tourbillon de lumière bleu clair.
- La lumière se dilate à l'inspiration, se contracte à l'expiration. Observez comme elle palpite au rythme de votre respiration. Continuez à respirer paisiblement, jusqu'à ce que le chakra soit uniformément empli de cette lumière bleu clair éclatante.
- Sentez comme l'énergie se répand dans votre cou, puis gagne toute la région située entre palais et clavicules.
- Laissez maintenant votre chakra retrouver le calme et réintégrez lentement le quotidien avec quelques inspirations. Ouvrez les yeux.

Exercice thérapeutique

- Allongez-vous sur le dos et fermez les yeux. Frottez vos paumes l'une contre l'autre, jusqu'à les sentir chaudes et chargées d'énergie. Placez doucement les deux mains sur votre cou. Les doigts pointent vers le sol.
- Abandonnez derrière vous le quotidien et tous ses soucis, et concentrez-vous sur votre respiration. Inspirez puis expirez profondément, 7 fois de suite. Sentez comme, à chaque inspiration, une énergie bleu clair afflue, depuis vos mains, dans le cinquième chakra, au niveau du cou.
- Savourez la chaleur qui circule dans le chakra, ôtez ensuite les mains de votre cou et ouvrez lentement les yeux.

Massage thérapeutique

- Frottez vos paumes l'une contre l'autre avec des mouvements rapides, jusqu'à les sentir chaudes. Lissez ensuite lentement 20 fois du plat de la main l'articulation de l'épaule gauche, puis celle de la droite.
- Stabilisez l'articulation de l'épaule gauche avec la main droite et faites-lui décrire des cercles. Ou faites-la monter et descendre, jusqu'à ce qu'elle soit complètement décontractée. Répétez ensuite ces manœuvres de l'autre côté.
- Relevez légèrement la tête, placez une main au niveau du larynx et lissez 20 fois cette zone de bas en haut, avec des mouvements lents et doux.
- Pour finir, lissez 20 fois la peau de l'oreille droite jusqu'au larynx avec la main gauche, puis de l'oreille gauche jusqu'au larynx avec la main droite.

Conseils au quotidien

Comme pour tous les chakras, différents exercices aident à harmoniser ce centre énergétique. Il est, cependant, tout aussi important de lui consacrer régulièrement un peu de temps, au quotidien. Ces astuces vous y aideront :

- Apprenez une nouvelle langue ou réactivez d'anciennes connaissances.
- Exercez votre voix.
- Détendez-vous dans la nature et contemplez le ciel. Vous vous ouvrez ainsi au vaste cosmos.
- Écoutez de la musique, classique ou moderne. Encore mieux, chantez ou jouez d'un instrument. N'ayez pas de complexes, il ne s'agit pas d'atteindre la perfection.
- Les bains relaxants ou l'aromathérapie à base d'huiles essentielles de sauge, d'eucalyptus, de gingembre ou de menthe soignent le cinquième chakra. Versez quatre gouttes avec un peu d'eau distillée dans la coupelle d'un diffuseur, ou dans l'eau du bain, mélangées à un peu de crème fraîche.
- Prenez trois fois par jour cinq gouttes d'une de ces fleurs de Bach : Mimulus, Cerato ou Agrimony.
- Utilisez le bleu clair. Par exemple, mettez des touches de couleur chez vous en y disposant coussins ou fleurs bleu clair.

Pierres précieuses

Turquoise, aigue-marine ou lapis-lazuli renforcent le cinquième chakra. Entourez une de ces pierres avec vos mains et ne la mettez de côté que lorsque vous sentez que vous avez accueilli son énergie. Posez alors une main sur le cinquième chakra.

Montée en bague ou portée au bout d'une chaîne, une de ces pierres vous dispensera continuellement son énergie.

Affirmations

Répétez après le lever et avant le coucher les affirmations suivantes :

- « Je peux exprimer mes sentiments et mes besoins les plus profonds. »
- « À partir d'aujourd'hui, je prends des décisions facilement, simplement et avec joie. »
- « Je vis ma vérité. »

Mantra

Le mantra « HAM » aide à harmoniser le flux d'énergie dans le cinquième chakra. Ce mantra rendant sensible aux sons, il faudrait à tout prix éviter les bruits parasites pendant la méditation. Choisissez une pièce tranquille ou un lieu approprié en plein air. Si vous n'avez jamais chanté de mantra, vous trouverez de brèves instructions sous « Mantra pour le premier chakra » (voir p. 70).

SIXIÈME CHAKRA

Autres dénominations : chakra frontal ou chakra de la connaissance, troisième œil

Le sixième chakra se trouve au milieu du front, derrière le point situé à mi-chemin entre les sourcils. Il alimente en énergie toute la région du visage, ainsi que les organes sensoriels qui y logent (yeux, oreilles et nez), et garantit donc leur fonction.

Il exerce des effets sur le cervelet, qui joue un rôle important dans le contrôle des capacités motrices.

Via le diencéphale, ou plus précisément l'hypothalamus et l'hypophyse, qui assument un rôle clé dans la régulation de la production hormonale, ce centre énergétique influence par ailleurs tout le corps.

Le sixième chakra est le siège de l'âme pure ; c'est là que sont situées la conscience de l'esprit supérieur et la vision intérieure. Comme il est à l'origine de l'intuition, on l'appelle aussi le troisième œil. Conscience de soi et reconnaissance de l'existence d'un soi supérieur sont des qualités importantes de ce centre énergétique. En outre, le sixième chakra régit tous les processus de perception et il est responsable du traitement de toutes les informations et impressions sensorielles.

Un sixième chakra harmonieux assure une perception directe et authentique, et confère la faculté de parvenir à une connaissance profonde. Les signes d'un flux d'énergie actif sont la lucidité, de remarquables capacités intellectuelles et une imagination bien développée. Cette dernière a des conséquences positives sur la réalisation d'objectifs et de désirs, ainsi que sur les processus de guérison. Les personnes dotées d'un sixième chakra fort ont grandement confiance en la vie.

À l'inverse, un sixième chakra affaibli entraîne de la distraction, une confusion qui, en cas d'affaiblissement accru, peut même déboucher sur des hallucinations et une perte du sens de la réalité. Manque de repères et sentiment d'absurdité de l'existence sont d'autres indices d'un blocage de cette région. La personne est dépassée par sa vie et les devoirs qu'elle se donne, se sent désemparée et n'est pas en mesure de prendre des décisions.

D'un point de vue psychique, un excès se traduit par une auto-glorification, une soif de pouvoir et de l'égoïsme. Lorsqu'il existe une déficience, aspirations matérielles et besoins physiques passent au premier plan.

D'un point de vue physique, un sixième chakra suractif se manifeste par des maux de tête ou des migraines, et des troubles de l'équilibre peuvent apparaître. Affections des muscles du visage et otites sont dues à l'inverse à un chakra faible.

De même, troubles visuels de toutes sortes et maux oculaires tels que conjonctivites ou orgelets sont provoqués par des blocages. Les affections du système nerveux ou du cerveau indiquent une dysharmonie du sixième chakra, si bien que son activation peut s'avérer bénéfique. Cependant, cela ne doit pas vous dispenser d'un traitement médical spécifique. Ceci vaut également pour les déséquilibres hormonaux.

Le sixième chakra en résumé

- **Emplacement :** au milieu du front, au-dessus de la racine du nez.
- **Élément :** esprit.
- **Couleur :** bleu foncé, indigo.
- **Symbole :** lotus à deux pétales.
- **Mantra :** KSHAM.
- **Sens :** perception extrasensorielle.
- **Thèmes centraux :** intuition, connaissance, sagesse.
- **Domaine de l'être :** connaissance de l'être.
- **Qualités psycho-spirituelles (positives) :** perception, imagination, intuition, connaissance de soi, communion d'âme, éveil spirituel.
- **Régions du corps :** système nerveux central, cervelet, sinus, nez, oreilles, yeux, visage.

Test : quelle est la puissance de votre sixième chakra ?

- Rencontrez-vous des problèmes pour développer des projets de vie, souffrez-vous d'indécision ?
- États dépressifs et peurs se manifestent-ils ?
- Avez-vous des troubles de l'équilibre et, de temps à autre, des problèmes de coordination ?
- Souffrez-vous de problèmes de concentration ?
- Avez-vous souvent des sinusites ?
- Rencontrez-vous des problèmes oculaires (détérioration de la vue, inflammations) ou auditifs (détérioration de l'audition, inflammations) ?
- Avez-vous le sentiment de ne pas réussir à trouver votre vocation ?
- Le sentiment d'inutilité absolue de vos actes s'empare-t-il souvent de vous ?
- Réfléchissez-vous rarement au monde et à la vie ?
- Souffrez-vous souvent de maux de tête ou de migraines ?
- Vous souvenez-vous rarement de vos rêves ?
- Ne pensez-vous que peu de bien de la religion, la foi ou la spiritualité ?

Si vous avez répondu « oui » à plus de six questions, il faudrait absolument soutenir activement votre sixième chakra. Relancer le flux d'énergie dans cette région contribue à venir à bout des troubles cités.

Si vous avez répondu « oui » à quatre à six questions, la perturbation n'est pas encore marquée. Vous devriez néanmoins prendre soin de ce centre énergétique et le soigner. Vous pouvez notamment tester les exercices du qi gong des parfums présentés à partir de la p. 131 pour l'harmoniser.

Si vous avez répondu « oui » à moins de quatre questions, votre sixième chakra est relativement équilibré. En le travaillant, vous pourrez toutefois prévenir certains troubles.

Conseils au quotidien

Il est recommandé de soutenir par différents exercices un sixième chakra faible ou bloqué. N'oubliez pas non plus de le favoriser au quotidien, aussi souvent que possible :

- Nourrissez votre imagination en lisant.
- Notez vos rêves. Vous êtes le lieu où votre imagination s'épanouit paisiblement.
- Promenez-vous la nuit. L'obscurité et la quiétude, de même qu'un ciel étincelant d'étoiles, stimulent le sixième chakra.
- Les bains relaxants ou l'aromathérapie à base d'huiles essentielles de lemongrass, de marjolaine ou de cajeput soignent le sixième chakra. Versez quatre gouttes avec un peu d'eau distillée dans la coupelle d'un diffuseur, ou dans l'eau du bain, mélangées à un peu de crème fraîche.
- Prenez trois fois par jour cinq gouttes d'une de ces fleurs de Bach : Vine, Walnut ou Crab Apple.
- Utilisez le bleu foncé ou l'indigo. Par exemple, mettez des touches de couleur chez vous en y disposant des coussins bleus.

Pierres précieuses

Azurite, fluorite violette ou calcite renforcent le sixième chakra. Entourez une de ces pierres avec vos mains et ne la mettez de côté que lorsque vous sentez que vous avez accueilli son énergie. Posez alors une main sur le sixième chakra.

Montée en bague ou portée au bout d'une chaîne, une de ces pierres vous dispensera continuellement son énergie.

Soutenir le sixième chakra

Méditation des couleurs

- Asseyez-vous sur une chaise ou en tailleur sur un coussin et redressez votre colonne vertébrale. Posez les mains sur vos cuisses et ouvrez-les, paumes vers le haut.
- Plongez profondément en vous-même et concentrez-vous sur la région située entre les sourcils. Là, faites naître devant votre œil intérieur un tourbillon de lumière bleu foncé.
- La lumière se dilate à l'inspiration, se contracte à l'expiration. Observez comme elle palpite au rythme de votre respiration. Continuez à respirer paisiblement, jusqu'à ce que le sixième chakra soit uniformément empli de cette lumière bleu foncé éclatante.
- Sentez comme cette énergie se répand dans le front, puis dans l'espace spirituel.
- Laissez maintenant votre chakra retrouver le calme et réintégrez lentement le quotidien avec quelques inspirations, avant d'ouvrir les yeux.

Exercice thérapeutique

- Allongez-vous confortablement sur le dos et fermez les yeux. Frottez vos paumes l'une contre l'autre, jusqu'à les sentir chaudes et chargées d'énergie. Posez alors doucement la main gauche sur le front, et placez la main droite par-dessus.
- Abandonnez derrière vous le quotidien et tous ses soucis, et concentrez-vous sur votre respiration. Inspirez puis expirez profondément, 7 fois de suite. Sentez comme, à chaque inspiration, une énergie bleu foncé afflue, depuis vos mains, dans le sixième chakra. Savourez la chaleur qui circule dans votre chakra.
- Ôtez les mains de votre front et ouvrez lentement les yeux.

Massage parfumé

Un déséquilibre énergétique du sixième chakra peut être contrebalancé par un massage parfumé. Les huiles essentielles qui ont fait leurs preuves en la matière sont le lemongrass, le cajeput et la marjolaine. Le lemongrass rend optimiste et stimule. Le cajeput favorise l'intuition et peut aider en cas de rhume et de troubles auditifs. La marjolaine apaise et soulage l'anxiété. Elle est également recommandée en cas de rhume ou de sinusite.

Une fois que vous aurez choisi une de ces huiles, mélangez-en une goutte avec quelques gouttes d'huile d'amande ou de jojoba. Étalez ce mélange sur le bout de vos doigts et lissez le milieu du front avec des mouvements circulaires, jusqu'à ce que la peau ait totalement absorbé l'huile. Les femmes massent dans le sens des aiguilles d'une montre, les hommes dans le sens inverse.

Affirmations

Répétez après le lever et avant le coucher les affirmations suivantes :

- « Je me laisse inspirer par ma moitié divine. »
- « Je m'ouvre à ma lumière intérieure. »
- « Je suis un enfant aimé de l'univers. »

Mantra

Éveillez les forces spirituelles et l'intuition de votre sixième chakra en chantant le mantra « KSHAM ». Ce mantra servant aussi à surmonter ses limites, il est recommandé de méditer dans un lieu où la vue est dégagée.

Si vous n'avez jamais chanté de mantra, vous trouverez de brèves instructions sous « Mantra pour le premier chakra » (voir p. 70).

SEPTIÈME CHAKRA

Autres dénominations : chakra du sommet ou de la couronne

Le septième chakra se trouve au sommet de la tête, au milieu de la calotte crânienne. Il alimente en énergie le cerveau, qui constitue non seulement la majeure partie de notre encéphale, mais coordonne aussi les innombrables connexions entre les cellules cérébrales. La glande pinéale (épiphyse), qui régule sommeil et biorythme, tire également son énergie vitale de ce chakra. Par ailleurs, ce dernier renforce le système immunitaire ainsi que les mécanismes de protection internes, et gère, via les systèmes nerveux et hormonal, l'équilibre de tout l'organisme – d'un point de vue physique et psychique.

Le septième chakra est le seul à s'ouvrir vers le haut car il est le centre de la spiritualité, relie l'humain au divin et permet les états de conscience supérieurs. Il ne peut toutefois s'ouvrir que si tous les autres chakras sont totalement développés. En effet, la vie terrestre constitue la base de la connaissance spirituelle.

Les personnes ayant un septième chakra fort prennent part à des expériences cosmiques profondément spirituelles. Elles accueillent le savoir universel et deviennent elles-mêmes source d'inspiration pour autrui. La puissance de ce centre énergétique n'est cependant pas réservée aux seuls grands maîtres spirituels. Pour peu que ce chakra ne soit pas trop faible, chaque être humain a la certitude de faire partie d'un grand Tout. Cette connaissance donne de la force à son âme. Un septième chakra harmonieux s'accompagne d'une sérénité profonde, et donne le sentiment d'être relié au cosmos. Ce centre énergétique nourrit spiritualité et foi.

Un manque d'intérêt pour son environnement et son prochain indique clairement un septième chakra suractif. L'individu se referme excessivement sur lui-même, est dépressif, dans la confusion mentale, inaccessible, et il perd le sens de la réalité. À l'inverse, si le centre énergétique de l'illumination est affaibli, la vie devient uniquement régie par les aspirations matérielles. Il devient alors difficile de prendre des décisions et un vide intérieur se répand.

D'un point de vue physique, en cas de flux d'énergie insuffisant dans toutes les régions du corps, des maladies chroniques ou systémiques peuvent apparaître. Des problèmes tels que troubles du sommeil, distraction et manque de concentration témoignent aussi d'une déficience.

Le septième chakra en résumé

- **Emplacement :** sommet de la tête.
- **Élément :** cosmos.
- **Couleur :** violet, blanc, doré.
- **Symbole :** lotus à mille pétales.
- **Mantra :** OM.
- **Sens :** conscience universelle.
- **Thèmes centraux :** spiritualité, unité avec le cosmos, illumination.
- **Domaine de l'être :** être pur.
- **Qualités psycho-spirituelles (positives) :** transformation, épanouissement personnel, illumination, foi, savoir universel.
- **Régions du corps :** cerveau.

Test : quelle est la puissance de votre septième chakra ?

- Avez-vous du mal à trouver votre milieu ?
- Souffrez-vous souvent d'états dépressifs, voire de dépressions ?
- Êtes-vous d'avis que ce que vous faites dans cette vie n'a aucune importance, car rien ne vous attend après la mort ?
- Avez-vous des problèmes pour vous endormir et/ou vous réveillez-vous souvent la nuit ?
- Avez-vous du mal à prendre des décisions ?
- Souffrez-vous d'une maladie chronique ?
- Avez-vous souvent des maux de tête ?
- Trouvez-vous difficilement le calme intérieur ?
- Êtes-vous victime de trous de mémoire et vous sentez-vous souvent mentalement épuisé ?
- Aimeriez-vous faire plus sur le plan spirituel ?
- Prenez-vous votre environnement très au sérieux ?

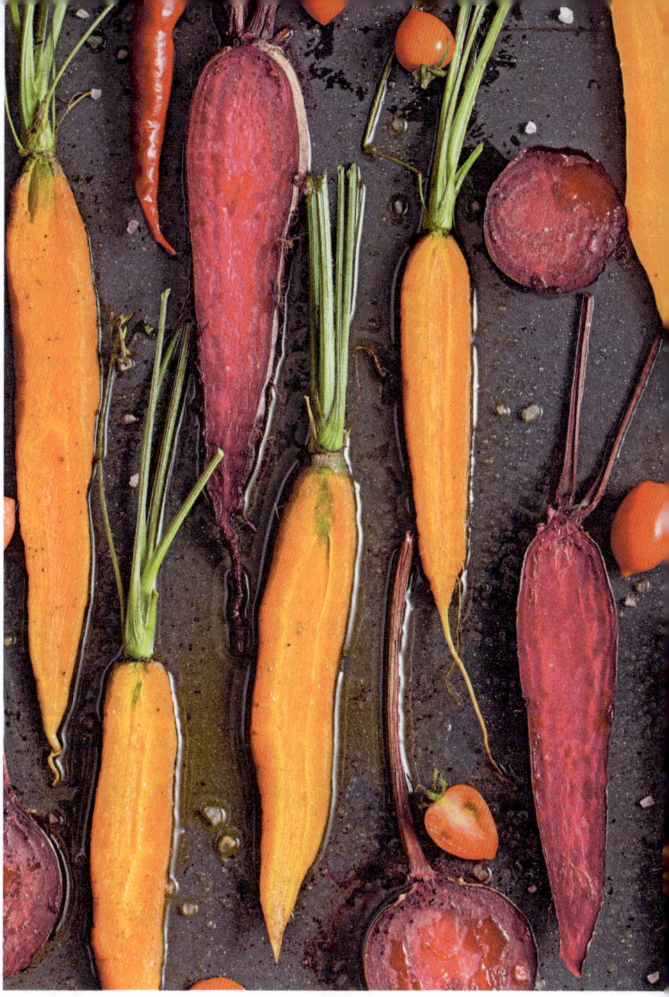

Un régime végétarien et des repas légers sont recommandés pour soigner le septième chakra.

Soutenir le septième chakra

Méditation des couleurs

- Asseyez-vous sur une chaise ou en tailleur sur un coussin et redressez votre colonne vertébrale. Fermez les yeux, inspirez et expirez profondément. Posez les mains sur vos cuisses et ouvrez-les, paumes vers le haut.
- Concentrez-vous sur le point le plus élevé de votre tête. Là, faites naître devant votre œil intérieur un tourbillon de lumière violette.
- La lumière se dilate à l'inspiration, se contracte à l'expiration. Observez comme elle palpite au rythme de votre respiration. Continuez à respirer paisiblement, jusqu'à ce que le chakra soit uniformément empli de cette lumière violette éclatante.
- Observez comme le septième chakra s'épanouit toujours plus au-dessus de votre tête. Finalement, le violet se mue en une lumière d'un blanc pur et éclatant. Celle-ci symbolise la perfection. Ouvrez-vous à cette énergie et savourez cet état incomparable.
- Laissez votre chakra retrouver le calme. Réintégrez lentement le quotidien avec quelques inspirations et ouvrez les yeux.

Exercice thérapeutique

- Allongez-vous sur le dos et fermez les yeux. Frottez vos paumes l'une contre l'autre, jusqu'à les sentir chaudes et chargées d'énergie. Posez alors la main gauche sur le sommet de votre tête, et placez la main droite par-dessus.
- Abandonnez derrière vous le quotidien et tous ses soucis, et concentrez-vous sur votre respiration. Inspirez puis expirez profondément, 7 fois de suite. Sentez comme, à chaque inspiration, une énergie cristalline afflue, depuis vos mains, dans le septième chakra.
- Savourez la chaleur qui circule dans votre chakra, ôtez les mains du sommet de votre tête et ouvrez les yeux.

Concentration sur le souhait

Cet exercice adapté au septième chakra provient de la MTC. Particulièrement précieux pour la santé physique et psychique, il vous ouvrira aux forces de la nature ainsi qu'au monde spirituel, renforçant ainsi votre esprit et votre âme.

Comme son nom le laisse supposer, il s'agit de formuler vos requêtes et désirs tout personnels. Compte tenu de la nécessité de se concentrer sur le tréfonds de son être et sur ses préoccupations centrales, et de s'y ouvrir, vous ne devriez vous engager dans cette thérapie que totalement calme et détendu.

Livrez-vous à cette pratique une fois par jour, jusqu'à ce qu'un sentiment d'amélioration se manifeste. Cet exercice demande en tout 15 à 30 minutes.

Préparation Avant de commencer, vous devriez réfléchir à votre requête la plus intime. Même si votre désir est plutôt vague, il faudrait l'exprimer avec la plus profonde conviction. N'employez que des formulations positives, en évitant des mots comme « pas », « non », « jamais » ou « devoir ». Concentrez-vous sur les bons aspects des choses.

Position de départ Cette thérapie se pratique debout. Adoptez une position droite et décontractée. Il est essentiel que la respiration puisse être fluide. Les jambes sont écartées à la largeur du bassin, les genoux légèrement fléchis. Les bras pendent librement de part et d'autre du corps. Regardez droit devant vous. La langue est en contact avec le palais. Inspirez puis expirez lentement par le nez ; trouvez votre propre rythme. Abandonnez derrière vous le quotidien et tous les ressentis négatifs, les soucis et les peurs, et commencez par le premier exercice (vous trouverez les indications page suivante).

Étape 1

- Placez les extrémités du pouce et de l'annulaire d'une main contre celles de l'autre, de façon à ce que vos mains forment un cercle.
- Glissez le majeur et l'index de la main droite dans ce cercle, de telle sorte qu'ils pointent vers l'annulaire de la main gauche, sans le toucher. Faites tourner les deux doigts 30 fois dans le sens des aiguilles d'une montre. Trouvez votre propre rythme.
- Concentrez-vous sur votre requête : vous pouvez la formuler mentalement ou l'exprimer à voix haute. Qu'est-ce qui vous tient à cœur ?
- Changez de côté et faites tourner 30 fois dans le sens des aiguilles d'une montre le majeur et l'index de la main gauche. Ce faisant, n'oubliez pas de vous concentrer sur votre requête.
- Revenez à la main droite, mais cette fois, faites tourner les doigts dans le sens inverse des aiguilles d'une montre.
- Ensuite, faites aussi tourner les doigts gauches dans le sens inverse des aiguilles d'une montre.

Étape 2

- Reprenez la position de départ. Placez la main gauche dans la droite, les doigts vers l'avant.
- Faites tourner vos pouces sans qu'ils se touchent, tout en pensant à votre requête.
- Écoutez votre voix intérieure et achevez l'exercice quand le moment est venu.

Étape 3

- Reprenez la position de départ. Placez les uns contre les autres le majeur, l'annulaire et le petit doigt des deux mains. Faites maintenant tourner les index 5 fois vers l'avant et 5 fois vers l'arrière, sans qu'ils touchent les autres doigts. Ce faisant, concentrez-vous de nouveau sur ce qui vous préoccupe.
- Faites aussi tourner le majeur, l'annulaire et le petit doigt vers l'avant puis vers l'arrière, l'un après l'autre, tandis que le bout des autres doigts se touche.
- Détendez votre corps et réintégrez lentement le quotidien.

Si vous avez répondu « oui » à plus de six questions, il faudrait absolument soutenir votre septième chakra. Relancer le flux d'énergie dans cette région permet de créer le cadre idéal pour venir à bout de vos troubles et problèmes personnels.

Si quatre à six questions vous concernent, la perturbation du septième chakra n'est pas encore marquée. Vous devriez néanmoins prendre soin de ce centre énergétique et le soigner. Vous pouvez tester les exercices du qi gong des parfums présentés à partir de la p. 131 pour l'harmoniser.

Si vous avez répondu « oui » à moins de quatre questions, votre septième chakra est relativement équilibré. Cela vaut toutefois la peine de le travailler, pour prévenir certains troubles et agir en faveur de votre santé. Essayez donc d'intégrer dans votre vie le plus grand nombre des astuces et exercices suivants.

Conseils au quotidien

Il existe différentes façons de stimuler votre septième chakra en douceur. Les astuces et exercices suivants ont parfaitement fait leurs preuves :

- Encouragez votre développement spirituel et tenez compte de votre sagesse intérieure.
- Des exercices silencieux comme la méditation profonde ou le qi gong des sept chakras sont remarquablement appropriés à l'activation de ce centre énergétique. Adressez-vous à un professeur expérimenté qui vous initiera à ces méthodes.
- Au sommet d'une haute montagne, vous éprouverez une proximité absolue avec l'univers et la puissance divine. Loin de toute civilisation, vous êtes tout proche du ciel.
- Les bains relaxants ou l'aromathérapie à base d'huiles essentielles de mélisse, d'oliban ou d'iris soignent le septième chakra. Versez quatre gouttes avec un peu d'eau distillée dans la coupelle d'un diffuseur, ou dans l'eau du bain, mélangées à un peu de crème fraîche.
- Prenez trois fois par jour cinq gouttes d'une de ces fleurs de Bach : Clematis, Wild Rose ou White Chestnut.
- Mangez léger. Un régime essentiellement végétarien est particulièrement recommandé. Buvez régulièrement du thé vert.
- Utilisez le violet et le blanc. Par exemple, mettez des touches de couleur chez vous en y disposant des fleurs de ces couleurs. Porter des vêtements violets ou blancs est aussi profitable au chakra de la couronne.

Pierres précieuses

Cristal de roche, améthyste ou diamant renforcent le septième chakra. Entourez une de ces pierres avec vos mains et ne la mettez de côté que lorsque vous sentez que vous avez accueilli son énergie. Posez alors une main sur le septième chakra.

Montée en bague ou portée au bout d'une chaîne, une de ces pierres vous dispensera continuellement son énergie.

Affirmations

Répétez après le lever et avant le coucher les affirmations suivantes :

- « L'amour est éternel. »
- « Je suis protégé et guidé par le divin. »
- « Je m'ouvre à la bonté et à la plénitude de l'univers. »

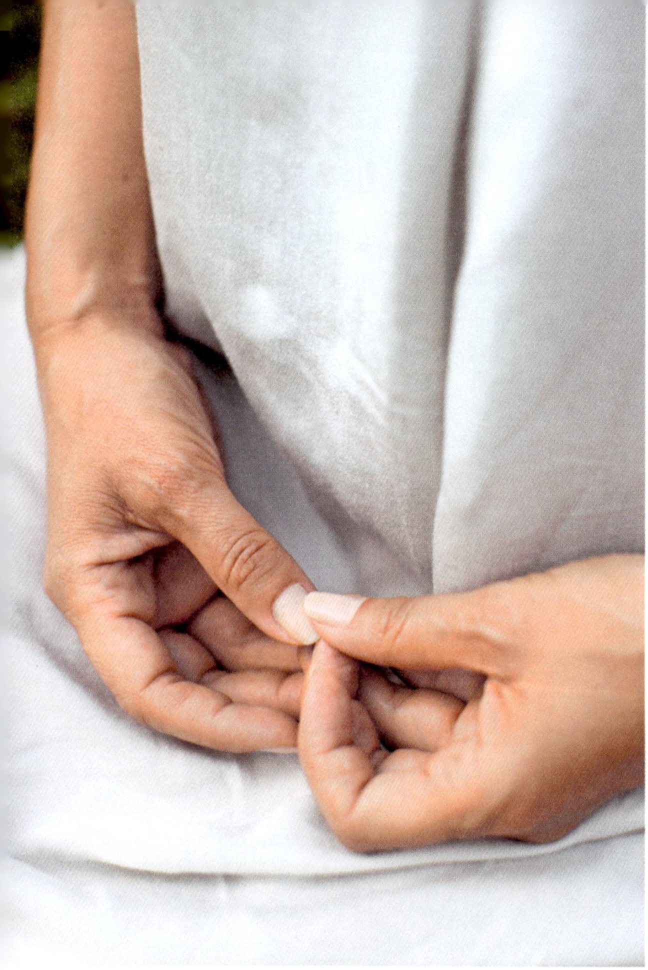

Le champ biomagnétique de l'aura

La MTC, l'Ayurvéda et la doctrine des chakras considèrent que le corps humain est empli d'une énergie vitale subtile. C'est dans cette même tradition que s'inscrit la théorie de l'aura – un phénomène qui intéresse l'humanité depuis des millénaires. On trouve des descriptions détaillées de l'aura dans les écrits védiques, tout comme chez les bouddhistes tibétains et indiens, et beaucoup de tribus indiennes d'Amérique du Nord. Les pythagoriciens la qualifiaient dès 500 av. J.-C. de « corps vital » ; la kabbale, de « lumière astrale », quelque 1 200 ans plus tard. Paracelse (1493-1541), médecin, en était lui aussi convaincu : « La force vitale ne réside pas dans l'homme, elle rayonne autour de lui comme une sphère lumineuse et peut agir à distance ».

Quelques chercheurs contemporains conçoivent l'aura comme un champ biomagnétique qui, à l'image d'autres champs énergétiques, peut s'étendre à l'infini. Il renferme des informations sur chaque organe, chaque tissu de l'organisme, renseignant ainsi directement sur l'état de santé physique. D'autres scientifiques, comme la physicienne américaine Barbara Ann Brennan (née en 1939), présument que l'aura est constituée de plasma, si bien que ses composantes se situent entre énergie et matière. Barbara Ann Brennan suppose par ailleurs que le champ de l'aura est constitué de sept couches, qui gouvernent l'énergie en dehors du corps. Chacune d'entre elles est associée à un des sept principaux chakras.

Mantra

Le mantra pour le septième chakra est « OM ». Contrairement aux autres mantras, cette syllabe s'avère assez connue en Occident également – surtout grâce aux effets positifs de ses vibrations sur le corps, l'esprit et l'âme, indépendamment de la doctrine des chakras. « OM » dispense une paix profonde et renforce la connexion avec le cosmos. Si vous n'avez jamais chanté de mantra, vous trouverez de brèves instructions sous « Mantra pour le premier chakra » (voir p. 70).

- La première couche représente le corps éthérique. Protégeant les énergies vitales, elle est en relation avec le premier chakra.
- La deuxième couche est responsable de la sélection des émotions. Elle est liée au deuxième chakra.
- Dans la troisième couche ou corps mental, idées et croyances sont filtrées. Cette couche appartient au troisième chakra.
- La quatrième couche, le corps astral, agit au niveau relationnel (quatrième chakra).
- La cinquième couche, ou gabarit éthérique, influe sur le fait d'assumer ou non une responsabilité, d'accepter de l'aide ou de la refuser (cinquième chakra).
- La sixième couche, le corps céleste, est le siège de l'amour (sixième chakra).
- Enfin, la septième couche, le corps kéthérique, incarne le niveau de la conscience supérieure. Elle est en contact avec le septième chakra.

PERCEPTION DE L'AURA

Pour la plupart des personnes, l'aura n'est pas visible. Ceux qui la perçoivent rapportent à l'unisson que ce champ d'énergie présente, visuellement, différents aspects. Ainsi, en cas de faiblesse ou de maladie, beaucoup distinguent une aura sombre.

À côté de ces témoignages subjectifs, on note des tentatives pour identifier scientifiquement l'aura humaine : par exemple, la physiologiste américaine Valerie V. Hunt (1916-2014) développa des instruments censés mesurer les faibles activités émises par la surface du corps, afin d'isoler le rayonnement subtil du champ énergétique humain. Parallèlement, elle demanda à des lecteurs d'aura connus de décrire les couches d'énergie des sujets participant aux tests. D'abord sceptique, Valerie V. Hunt jugea stupéfiants les résultats de ses études. Ainsi, les appareils de télémétrie enregistrèrent notamment des ondes uniformément courtes quand les lecteurs percevaient une couleur bleue. S'ils distinguaient au contraire une aura rouge, les instruments mesuraient des ondes uniformément longues.

Guérir l'aura avec le reiki

Différentes méthodes sont employées pour guérir l'aura. Le reiki, censé exercer une influence purifiante sur l'aura (*rei* signifie « âme » ou « esprit », et *ki* « énergie vitale »), en est une. Grâce à lui, il est possible de lever les blocages énergétiques et de stimuler les capacités d'auto-guérison du corps.

Des praticiens reiki expérimentés rapportent qu'après un traitement, les couleurs des couches de l'aura s'éclaircissent, indiquant un renforcement émotionnel. De même, des déformations de l'aura, témoignant de méridiens bloqués, diminuent après des soins reiki répétés, voire disparaissent totalement. De façon générale, après un soin, l'aura rayonne nettement plus fort. Le reiki, concept de guérison japonais, repose sur la technique de l'imposition des mains. Ce faisant, le maître transmet au patient des « énergies curatives » qui harmonisent le flux du ki. Certains pensent que le reiki permet même de guérir à distance.

DÉVELOPPER LA VISION DE L'AURA

Une certaine ouverture d'esprit constitue un prérequis pour parvenir à voir l'aura d'une personne. Cette dernière constitue malgré tout un concept difficilement palpable. Des exercices spécifiques, pratiqués régulièrement, contribuent néanmoins à développer la vision de l'aura. Ne vous exercez pas plus de 5 minutes, sous peine de fatiguer vos yeux. La lumière directe n'est pas recommandée non plus. La vision de l'aura s'apparentant à une introspection, il est également conseillé de commencer par renforcer le sixième chakra, qui relie le corps subtil au corps physique. Vous trouverez les astuces et exercices appropriés à partir de la p. 92.

Exercice 1

- Asseyez-vous de façon décontractée et concentrez toute votre attention sur le sixième chakra, le troisième œil au milieu de votre front. Prenez tout le temps nécessaire.
- Observez pendant 5 minutes maximum une plante, un animal ou une personne de votre environnement. Ne pensez à rien, contentez-vous de percevoir sa présence.
- Fermez maintenant les yeux et essayez d'accueillir en vous les vibrations du corps subtil que vous venez de considérer avec une grande intensité. En s'exerçant un peu, on les sent dans la région de la poitrine. Quand vous y percevrez les vibrations, dirigez-les plus haut, vers le sixième chakra.
- Quand vous sentirez que les vibrations affluent jusqu'à votre troisième œil, ouvrez les yeux et associez ce que vous voyez réellement à l'image née devant votre œil mental, dans la région du sixième chakra.

Exercice 2

- Détendez-vous et concentrez toute votre attention sur le sixième chakra. Prenez tout le temps nécessaire.
- Agitez rapidement 10 fois les mains, puis serrez rapidement 10 fois les poings.
- Placez maintenant la paume d'une main sur le dos de l'autre, de façon à ce que les extrémités des doigts de la main du dessus reposent sur le poignet de celle du dessous.
- Soulevez à présent la main du dessus de deux centimètres environ et bougez-la légèrement vers le haut puis vers le bas. Avec un peu d'entraînement, vous pourrez percevoir des « fils » fins entre les deux mains.

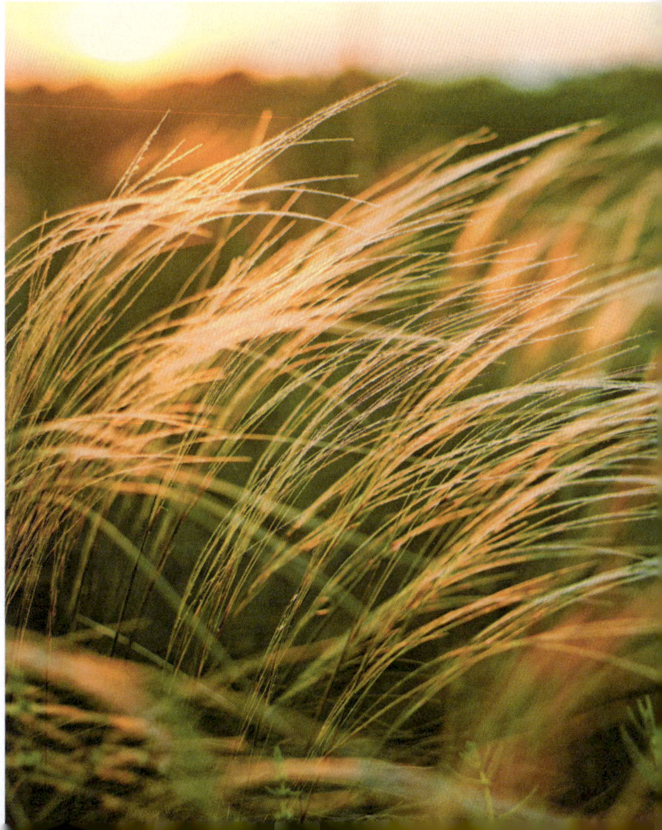

2

Vivre sainement

La santé constitue l'état originel de notre corps, mais des blocages énergétiques peuvent affecter cet état, voire provoquer de graves maladies. La médecine énergétique tente, grâce à des mesures appropriées, de préserver ou de restaurer, le cas échéant, l'équilibre énergétique.

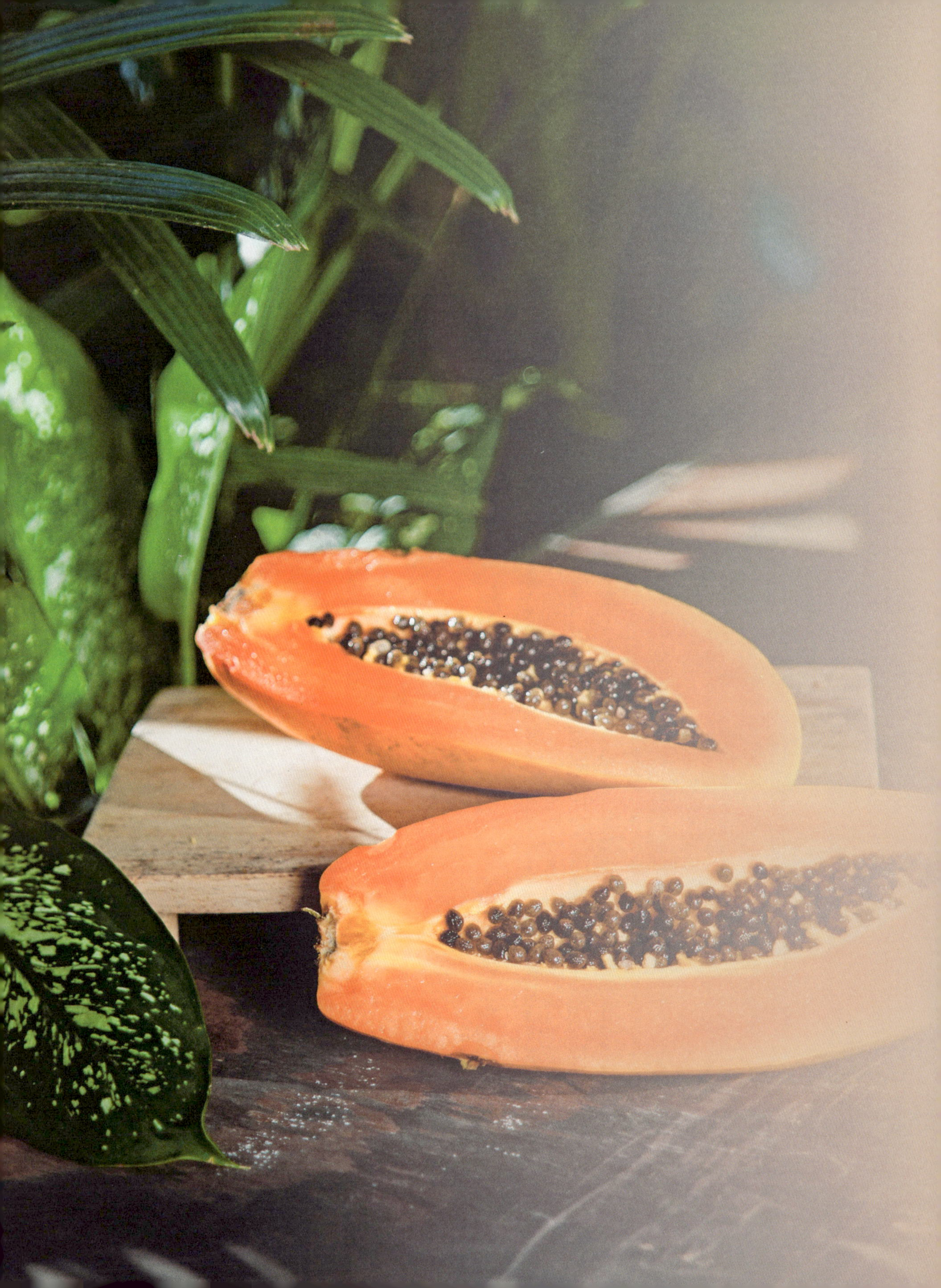

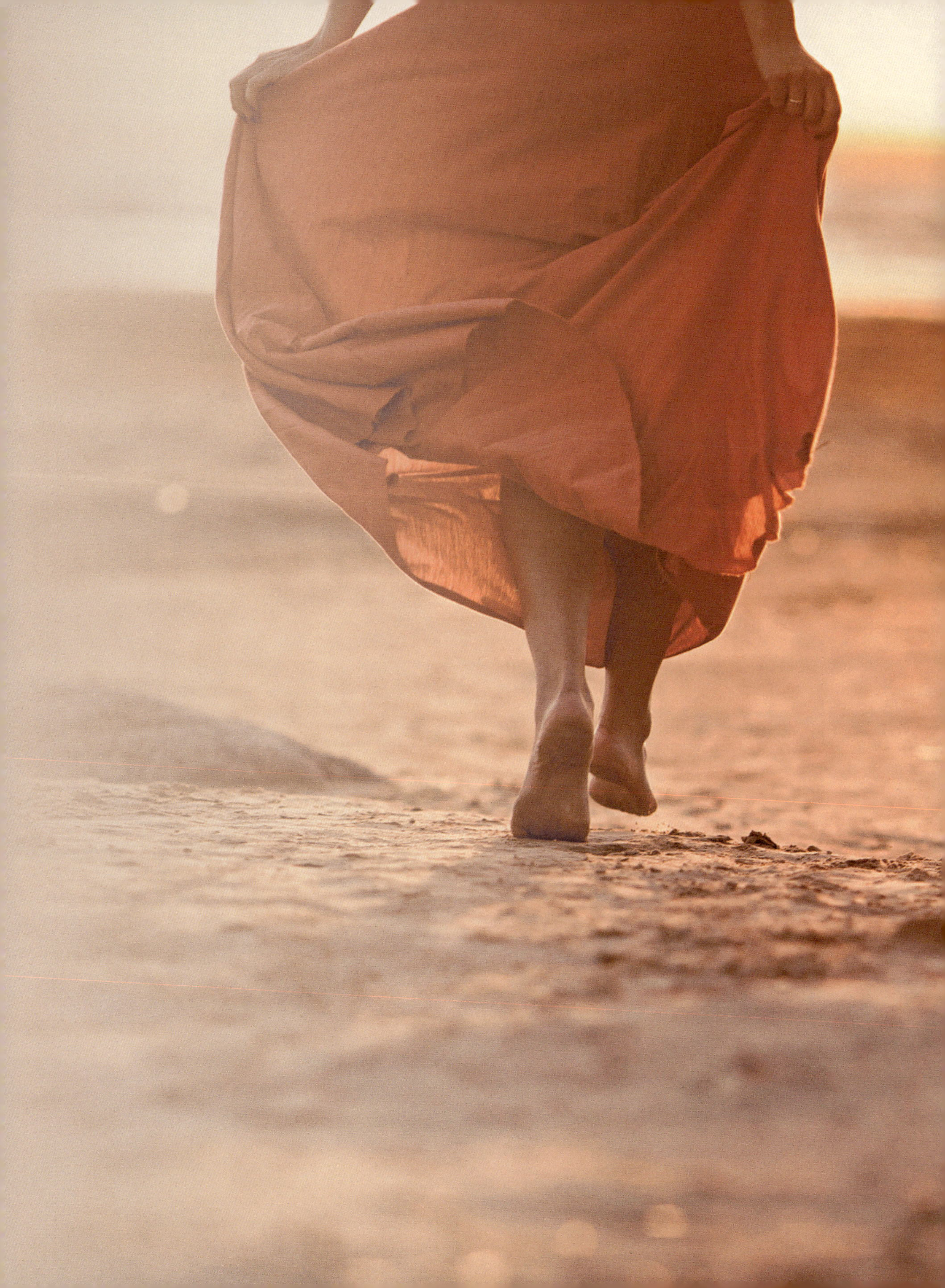

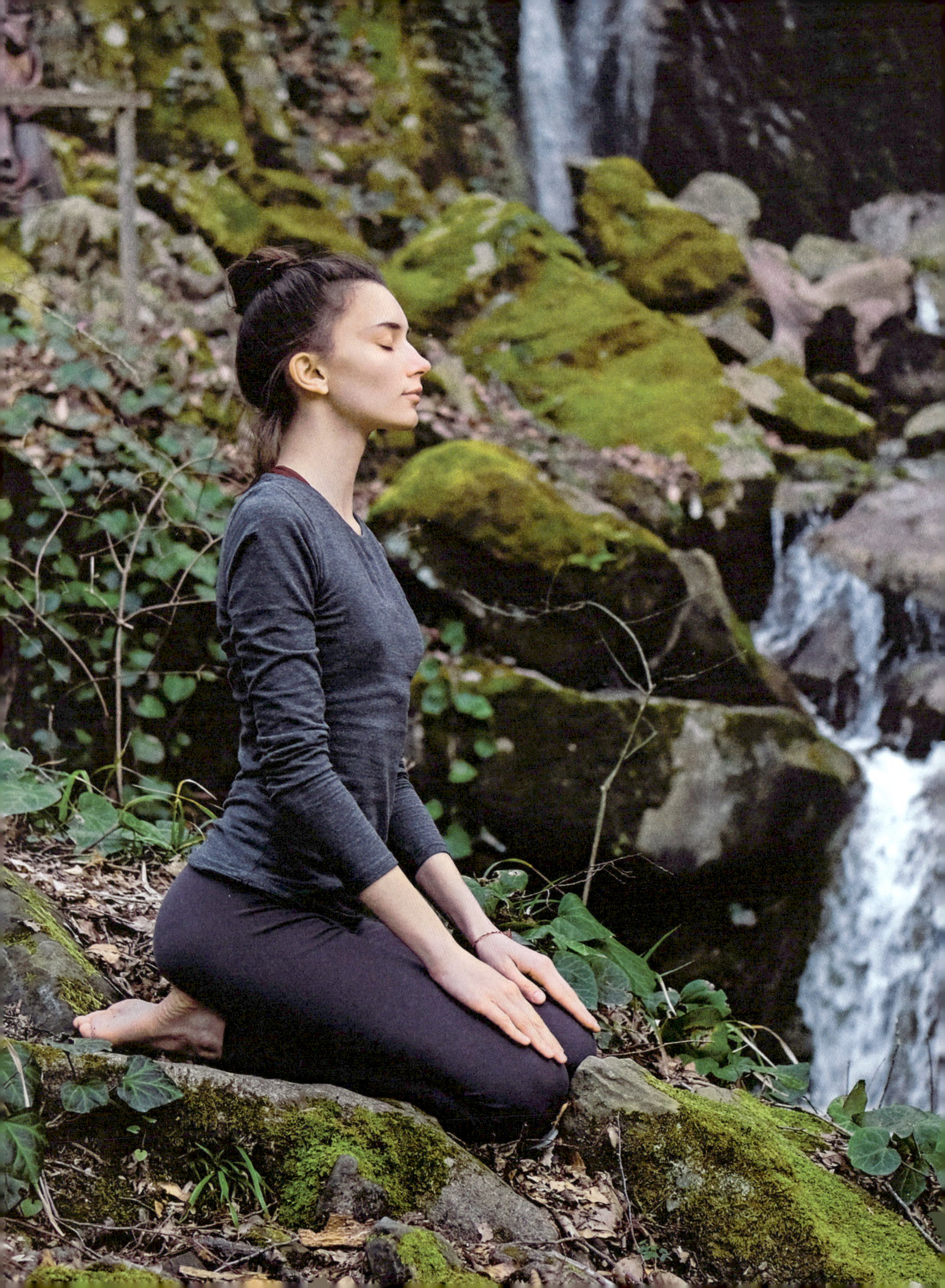

LES SOINS ÉNERGÉTIQUES

Si l'énergie vitale ne peut pas circuler librement dans le corps, ou que le cycle des cinq éléments se déséquilibre, il se produit une dysharmonie qui entraîne l'apparition d'une maladie, à court ou long terme. Pour éviter ce processus, toutes les doctrines énergétiques recommandent de déceler les développements pathogènes le plus tôt possible et de les corriger en prenant les mesures appropriées. Une attention particulière est accordée à la prévention : un état d'esprit équilibré s'avère sain pour le corps et l'esprit. Il protège efficacement contre les diverses maladies engendrées par la vie moderne, liées au stress – de l'hypertension à l'infarctus, du mal de dos à la dépression.

Voici la règle d'or en termes de santé : soyez bon envers vous-même et vos semblables. Exercez-vous à la sérénité et accordez-vous tous les jours un peu de temps. Prenez un bain pour vous détendre, lisez un livre inspirant ou allez vous promener dans la nature. Cherchez votre force dans le calme et méditez. Des journées au déroulement régulier s'avèrent aussi profitables. Montrez-vous ouvert et compréhensif vis-à-vis de votre entourage. Développez une attitude positive et gardez votre calme face aux ennuis.

La qualité de nos aliments, leur préparation et le rituel des repas exercent une influence tout aussi énorme sur le bien-être. Ce n'est pas sans raison que, dans beaucoup de cultures, manger est considéré comme un acte sacré. Cependant, si la nourriture se trouve en surabondance, comme souvent de nos jours, l'individu oublie facilement son aspect spirituel pour considérer le repas comme un pur apport énergétique, voire une pénible interruption de l'activité professionnelle. Essayez de l'éviter en prenant chaque repas dans le calme et avec plaisir.

Du point de vue de la santé, bouger n'est pas moins important que se nourrir. L'activité physique fait du bien. Chaque personne dispose toutefois d'une constitution spécifique qui doit être prise en compte au moment de choisir un type de sport, tout comme l'âge et la condition physique. À défaut, il se peut que vous sursollicitiez votre corps à long terme.

Précisons que la médecine énergétique n'agit pas qu'à titre préventif. Elle peut souvent aider, même quand une maladie a déjà été diagnostiquée. À la différence de la médecine occidentale, l'organe malade n'est alors pas directement traité : toute une série de soins curatifs vise à rétablir les équilibres physique et psychique, pour soulager, voire guérir en partie, les douleurs aiguës et chroniques. Certains de ces traitements ne peuvent être dispensés que par le médecin ou le praticien, comme l'acupuncture, la moxibustion ou l'application de ventouses. Ceci vaut pour l'administration de médicaments.

D'autres mesures, en revanche, se prêtent parfaitement à l'auto-traitement – surtout les recettes de la pharmacopée culinaire, les tisanes médicinales, les bains thérapeutiques ainsi que les massages et l'acupression. Les exercices thérapeutiques du qi gong, du tai-chi-chuan et du yoga, ou la méditation, sont également recommandés en cas d'auto-thérapie. Même débutant, vous pouvez vous approprier assez facilement des exercices simples, comme ceux présentés à partir de la p. 151. Si vous voulez approfondir le sujet, séminaires ou cours se révéleront utiles ; ils peuvent être proposés par certaines universités populaires ou par des praticiens en médecine naturelle, des médecins ayurvédiques ou formés à la MTC.

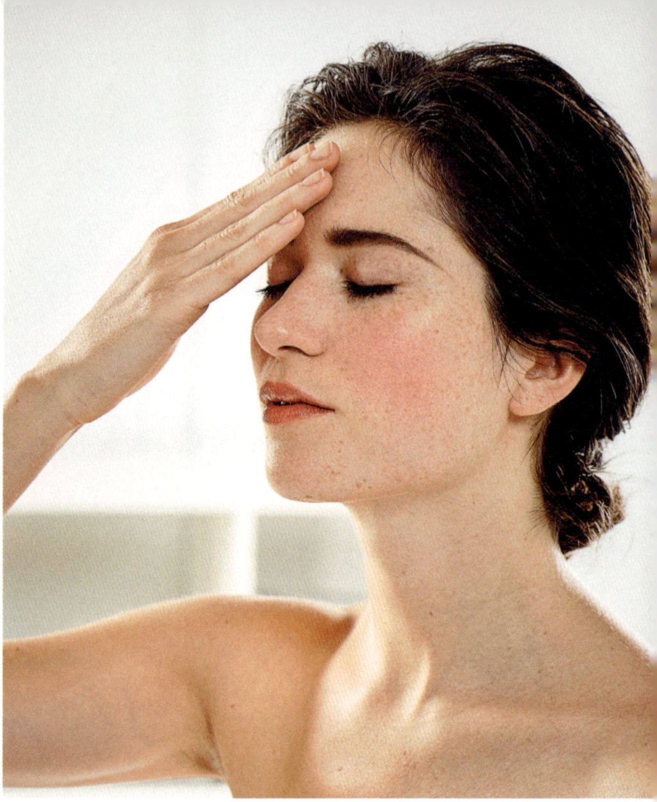

Acupuncture

Cette thérapeutique traditionnelle chinoise vise à stimuler la circulation du qi dans le corps. De fines aiguilles en acier, en argent ou en or, sont introduites sous la peau en des points précis, d'un geste rapide. Les points d'acupuncture étant reliés à des organes et zones organiques spécifiques, cette méthode permet une action ciblée en fonction des troubles. L'acupuncture peut aussi influer sur la production d'hormones et de neurotransmetteurs, dont les hormones du bonheur.

Le corps humain compte en tout 360 points d'acupuncture. Ils se trouvent en général le long des méridiens (voir p. 30 et suivantes) et sont répartis en différents groupes, sur la base de caractéristiques énergétiques communes. Les experts distinguent ainsi les points suivants, qu'on peut stimuler de diverses façons :

- Point du qi d'origine : existe sur chaque voie énergétique.
- Points puits : sur les mains et les pieds.
- Points de réunion : établissent un lien avec l'intérieur.
- Points de rassemblement : permettent d'influer sur des types de tissus et des formes d'énergie spécifiques.
- Points de passage : permettent d'agir une dernière fois sur le flux énergétique du méridien.

- Points de connexion : points où les principaux méridiens sont connectés aux ramifications qui les relient.
- Points de dispersion : éliminent les accumulations de qi.
- Point de déversement : l'énergie y rentre en profondeur dans le corps.
- Point d'influence : le qi y exerce une action profonde.

INDICATIONS

L'acupuncture a fait ses preuves face à une multiplicité de douleurs et d'affections, et elle est désormais scientifiquement reconnue. Dès 1997, aux États-Unis, suite à la consultation rigoureuse de vingt experts en acupuncture, les douze membres d'un comité des National Institutes of Health (NIH) reconnaissaient son efficacité. Selon eux, l'acupuncture agit notamment contre les douleurs post-opératoires, les nausées et vomissements dus à la chimiothérapie et à la grossesse, et les douleurs consécutives à des chirurgies dentaires.

Ce comité a souligné par ailleurs son utilité en tant que thérapie complémentaire dans les cas d'asthme, de douleurs au dos, de syndrome du tunnel carpien, de tennis-elbow, de crampes menstruelles, de maux de tête, de fibromyalgie et de syndromes de sevrage, ainsi que dans le cadre de la rééducation après un AVC. Il ne faut pas non plus ignorer les effets de l'acupuncture dans le traitement de la douleur. Elle est particulièrement recommandée en cas de douleurs chroniques modérées et sévères, et combinée à d'autres thérapies antalgiques. C'est ce qu'a également indiqué une étude menée auprès de patients souffrant de douleurs lombaires chroniques, étude à laquelle ont participé l'Institut für Sozialmedizin, Epidemiologie und Gesundheitsökonomie et l'Universitätsklinikum Charité der Humboldt-Universität Berlin. Un groupe de patients a bénéficié de quinze séances d'acupuncture dispensées sur trois mois ; des soins conventionnels pouvaient y être associés. Le groupe témoin n'a pas

L'acupuncture de l'oreille agit de façon rapide et précise : on trouve de nombreux points réflexes dans cette zone du corps, et d'autre part, le chemin menant au centre de la douleur du cerveau est court.

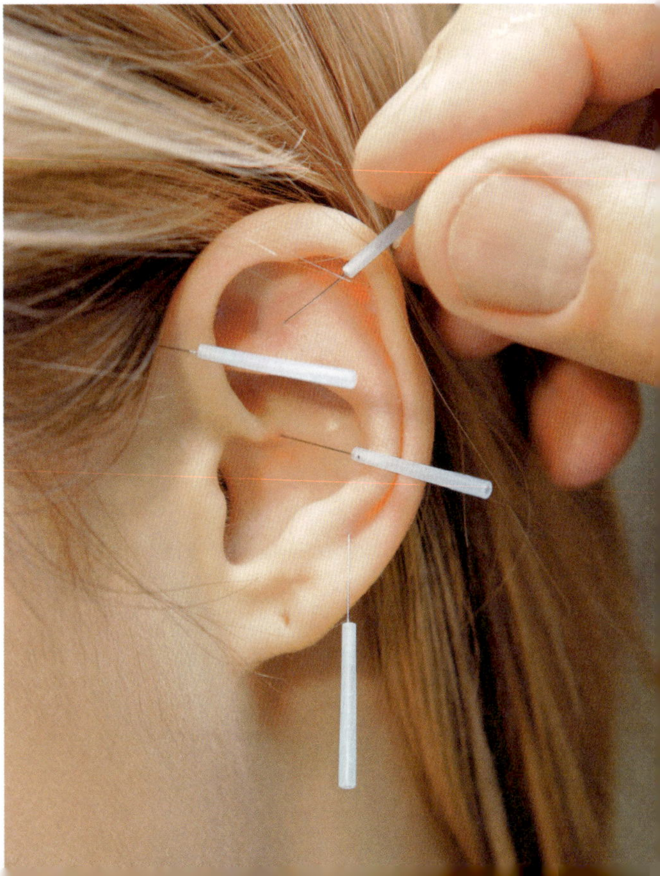

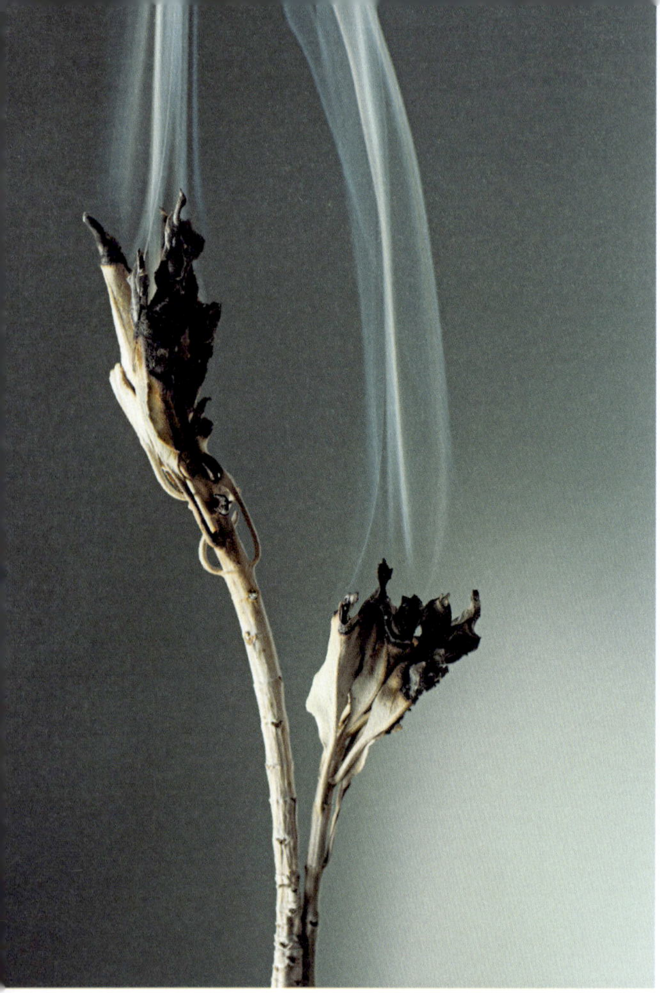

La moxibustion permet de chasser le froid et l'humidité des méridiens, de la surface du corps et des organes. Ce traitement relance la circulation du qi et combat les maladies.

été traité à l'aide d'aiguilles, mais pouvait seulement recevoir des soins conventionnels. Il n'a bénéficié de l'acupuncture qu'au bout de trois mois. Bilan : tandis qu'on constatait dans le premier groupe une nette amélioration après trois mois, et que ces effets demeuraient perceptibles au cours des trois mois suivants, le groupe témoin n'a connu des effets comparables qu'après usage de l'acupuncture.

DURÉE DES SOINS

Une séance dure en moyenne une trentaine de minutes. Les soins ne devraient être dispensés que par un acupuncteur expérimenté. Lui seul sait où introduire les aiguilles pour qu'elles exercent une action stimulante ou calmante, selon les symptômes. Il s'agit de choisir non seulement le bon point, mais aussi le juste nombre d'aiguilles : quelques-unes renforcent, plusieurs apaisent.

Moxibustion

La moxibustion fait partie intégrante de l'acupuncture. Des fouilles archéologiques ont même révélé que l'homme utilisait des feuilles d'armoise qu'il enflammait, bien avant la « technique des aiguilles ». On tenait autrefois la plante rougeoyante au-dessus des endroits du corps douloureux. De nos jours, le traitement consiste à réchauffer des points d'acupuncture spécifiques grâce à la combustion de l'herbe à moxa séchée ; pour ce faire, des cigares ou des cônes de moxa brûlent sur une aiguille d'acupuncture.

La chaleur née de la moxibustion ainsi que les huiles essentielles de l'herbe exercent un effet bénéfique sur les troubles consécutifs au froid intérieur ou extérieur, comme la sensation de froid, la bronchite, l'asthme, les vertiges, la dépression, le manque d'énergie, l'épuisement et l'hypotension. À l'instar de l'acupuncture, la moxibustion ne devrait être pratiquée que par des thérapeutes expérimentés. Ceci est particulièrement le cas pendant les règles ou la grossesse, le corps pouvant réagir de façon exacerbée au traitement durant ces périodes.

Pose de ventouses

Pour l'application de ventouses, qui puise aussi ses origines dans la MTC, des cloches en verre de différentes tailles sont chauffées et placées sur la peau. Quand l'air contenu dans les récipients se refroidit, il se produit une dépression qui crée un puissant effet de succion au niveau du col et aspire la peau. Comme elle a pour effets l'élargissement des vaisseaux et la stimulation de la circulation sanguine, la pose de ventouses accroît le métabolisme (détoxication), exerce une action analgésique et combat toute tension exagérée au niveau des tissus. Via les réflexes cutanés, elle stimule en outre les organes internes (à la manière de la thérapie des zones réflexes). Ce traitement est surtout approprié en cas de douleurs de l'appareil musculaire et locomoteur, d'arthrose, de maladies rhumatismales et de maux de dos, parce qu'il est ressenti comme bienfaisant et procure un soulagement rapide. Il a néanmoins fait également ses preuves face aux rhumes ou aux douleurs menstruelles.

Acupression

L'acupression est une autre méthode visant à dénouer les blocages énergétiques. Comme l'acupuncture, elle traite des méridiens et des points précis. Cependant, ces derniers ne sont pas stimulés avec des aiguilles, mais seulement pressés ou tapotés. Les douleurs diminuent ainsi, la circulation sanguine s'améliore dans les régions traitées et le métabolisme est favorisé. Ces processus stimulent le flux lymphatique et l'élimination des déchets. Enfin, l'amélioration de l'irrigation sanguine entraîne une production de chaleur qui favorise la détente et calme les nerfs. Contrairement à l'acupuncture ou à la moxibustion, l'acupression se prête parfaitement à l'auto-traitement. Vous découvrirez donc à partir de la p. 197 les points qu'il est utile de stimuler pour agir efficacement sur beaucoup des symptômes détaillés. Les photos ci-contre et pages suivantes vous aideront à déterminer la localisation de ces points.

LES TECHNIQUES

Quatre méthodes ont fait leurs preuves pour traiter les points choisis :

- Presser de façon ferme, avec la saillie du pouce ou plusieurs doigts en même temps. Commencez en douceur et augmentez lentement la pression.
- Frotter doucement avec le pouce ou avec la paume, jusqu'à ce que la peau se réchauffe.
- Pétrir et pincer les muscles avec le pouce et/ou les doigts.

- Tapoter avec la surface latérale du petit doigt ou celle du poing fermé. C'est aussi de cette manière que tout traitement d'acupression s'achève.

PRINCIPALES RÈGLES

Si vous voulez pratiquer l'acupression seul, respectez les règles fondamentales suivantes :

- Le traitement devrait avoir lieu dans une pièce tranquille et bien aérée.
- Il est recommandé de presser chaque point 3 à 5 minutes. Pour les enfants en bas âge et les nourrissons, la pression devrait durer 30 secondes au maximum.
- Le traitement ne devrait pas durer plus de 15 minutes en tout.

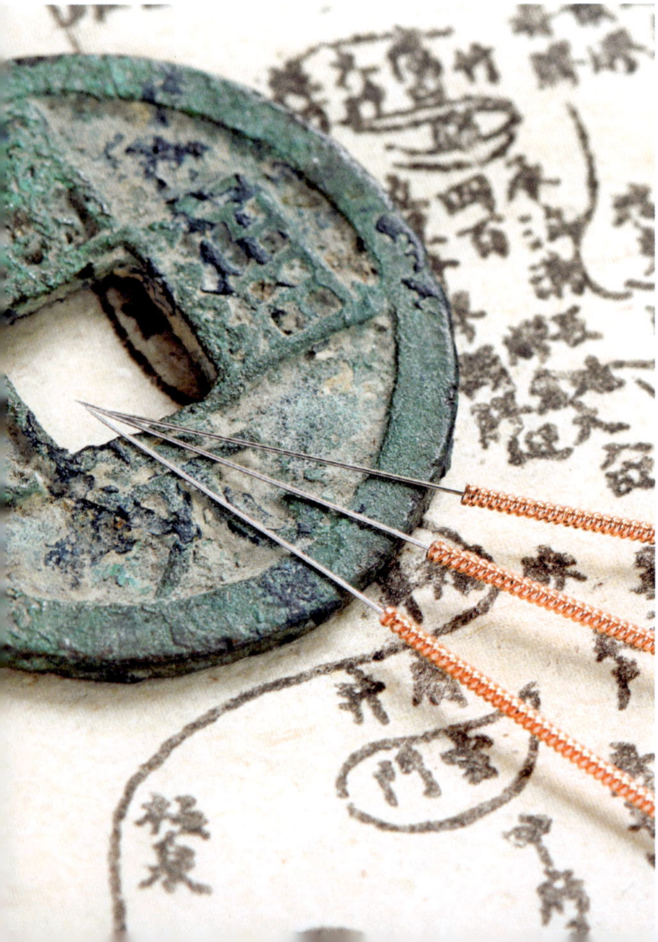

- Pratiquez de préférence l'acupression deux fois par jour.
- Les troubles chroniques indiquent un manque d'énergie, une stimulation est donc conseillée. Pour cela, massez le point correspondant dans le sens des aiguilles d'une montre, en exerçant une pression modérée. Ces manœuvres sont vivifiantes.
- Les problèmes d'une certaine acuité trahissent en général un excès d'énergie. Dans ce cas, un léger massage par pression dans le sens inverse des aiguilles d'une montre contribue à dégager le surplus d'énergie.
- Si des vertiges ou des maux de tête surviennent après une séance, interrompez le traitement et prenez conseil auprès d'un médecin formé à la MTC ou d'un spécialiste en acupression.
- En cas d'affection cardiovasculaire, d'hypertension, d'infection bactérienne ou de maladie cutanée infectieuse, vous devriez examiner au préalable l'opportunité d'un auto-traitement avec un médecin formé à la MTC. Cette précaution est aussi valable durant la grossesse ou les règles.

Dans les pages qui suivent, vous pouvez trouver des illustrations qui vous indiquent où sont localisés les principaux points d'acupression.

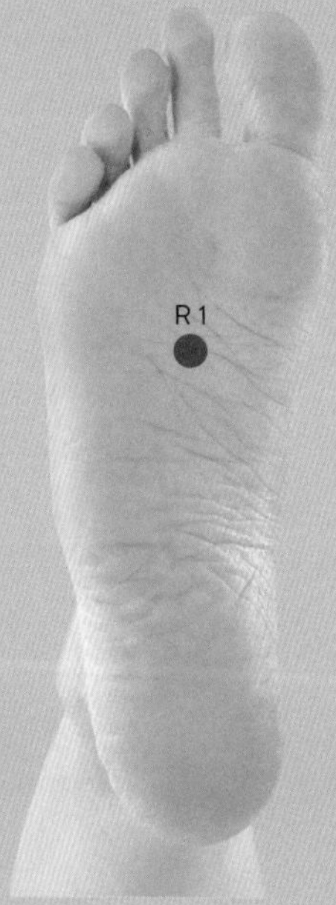

Plante du pied

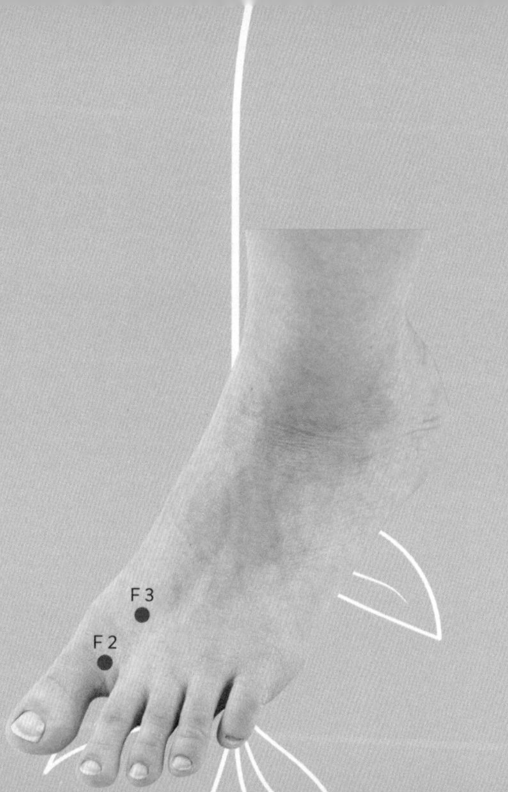

Dessus du pied

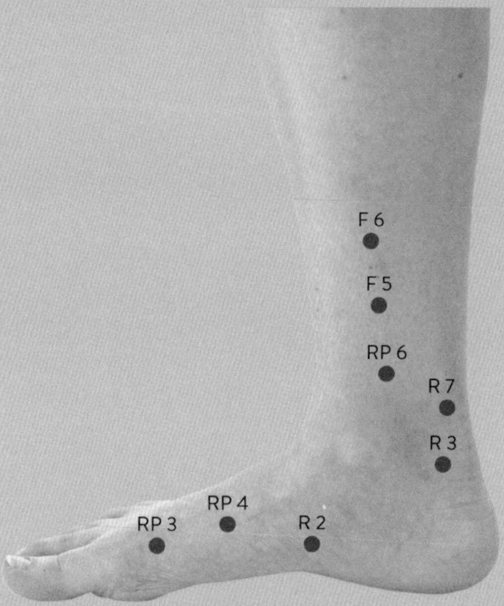

Intérieur du pied et de la cheville

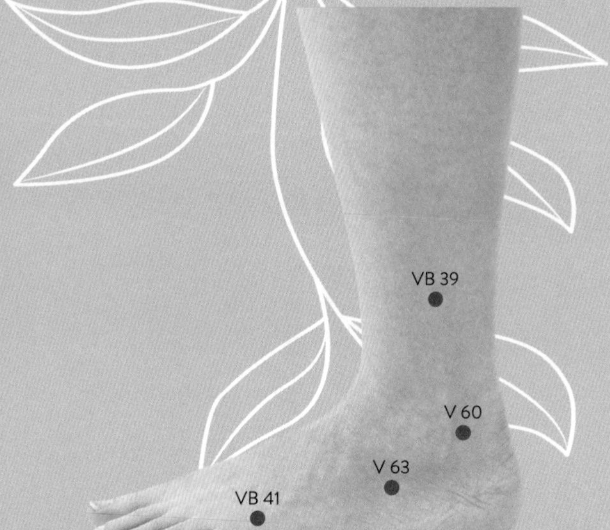

Extérieur du pied et de la cheville

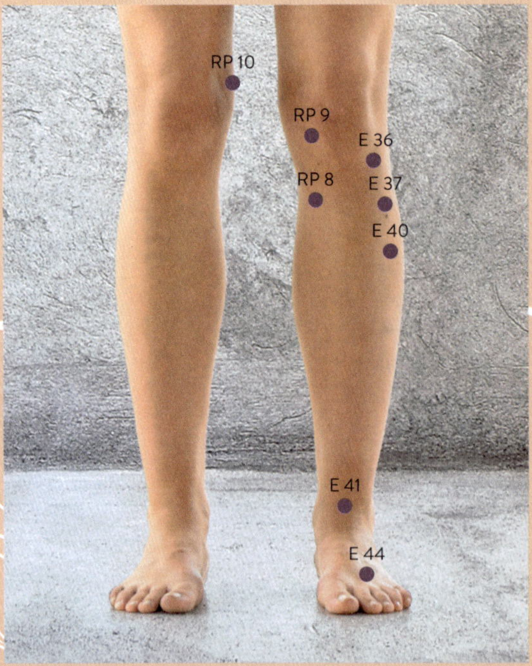

Avant et côté des jambes

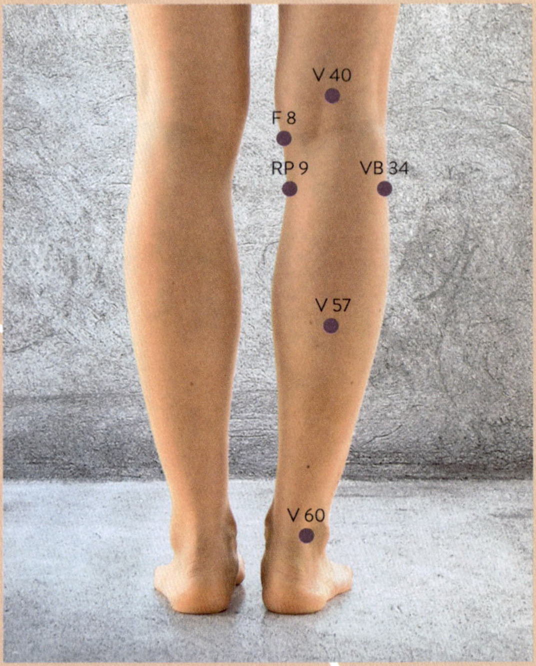

Arrière et côté des jambes

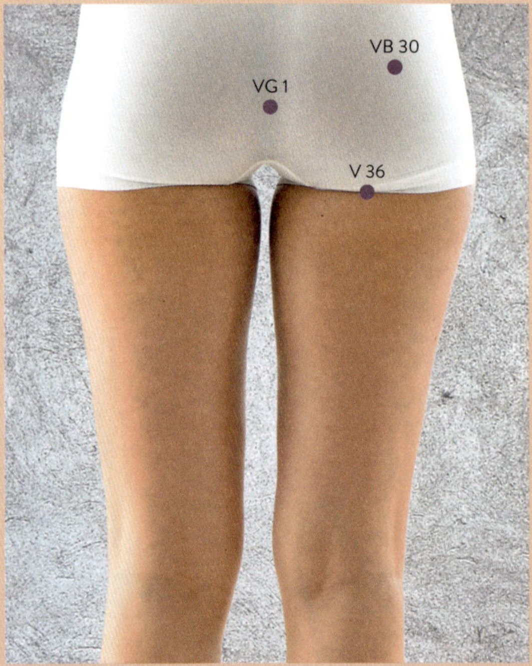

Région des fesses

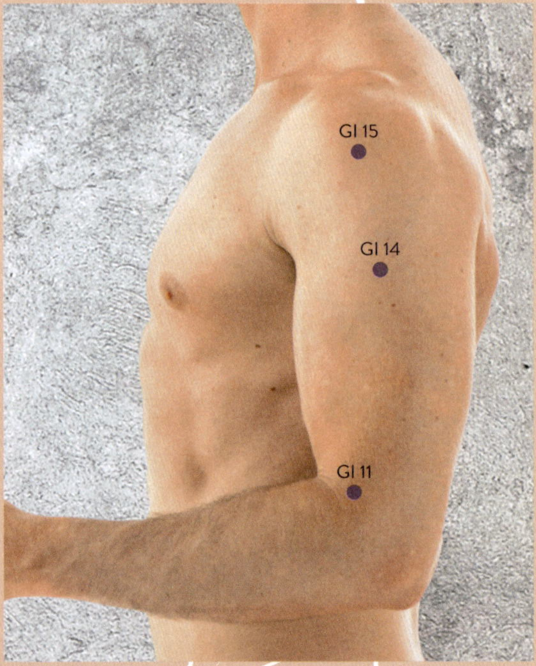

Sur le bras

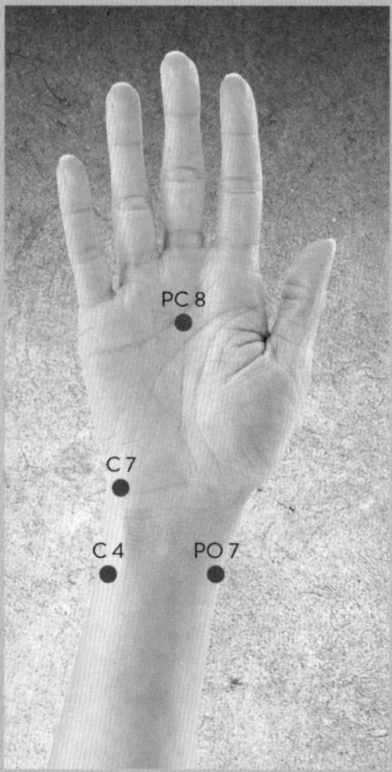

Paume et intérieur du poignet

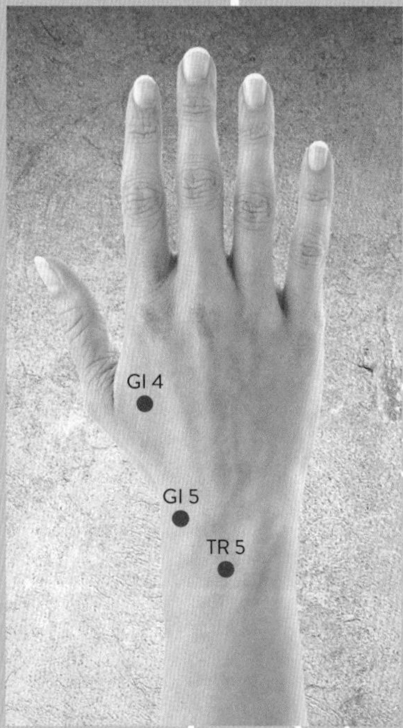

Dos de la main

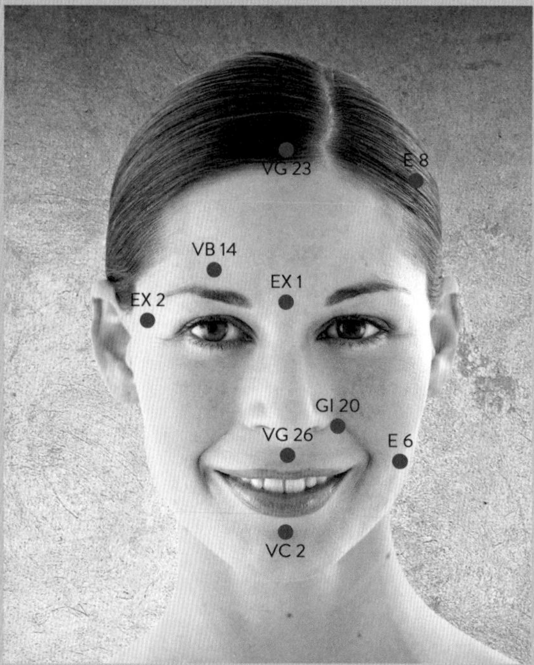

Visage

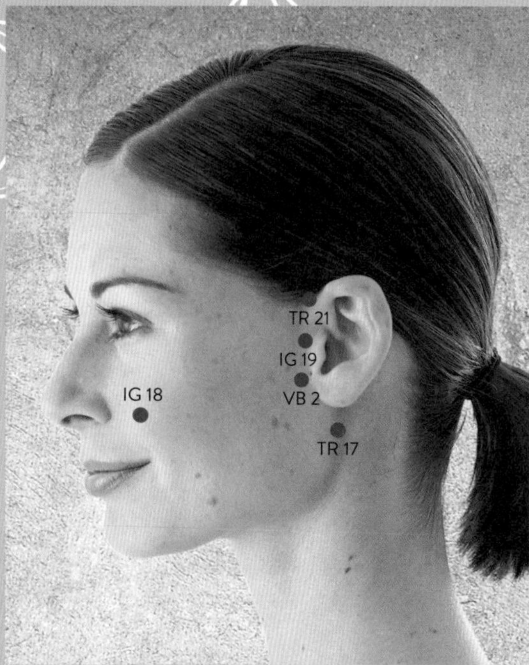

Côté de la tête

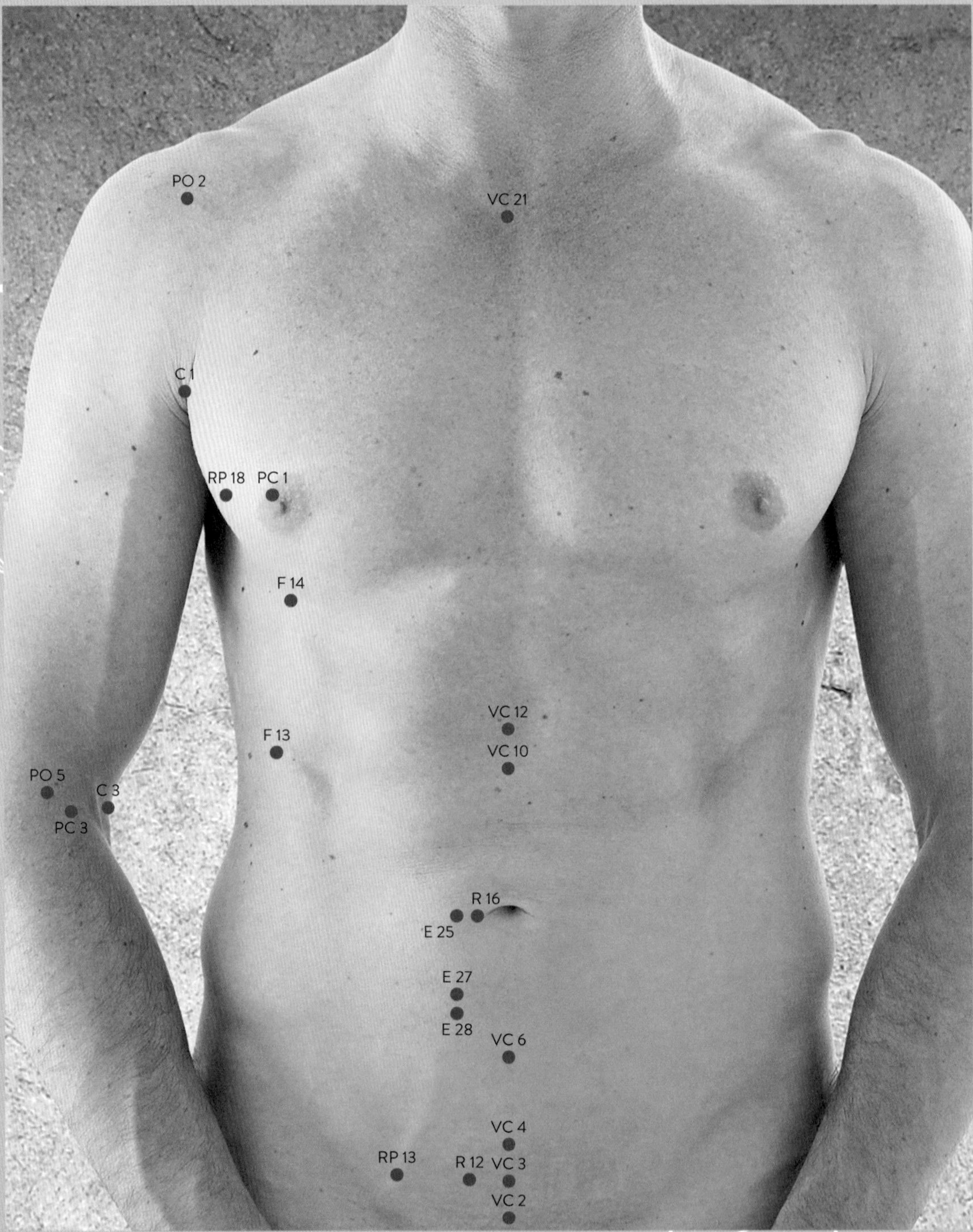

Avant du corps et bras

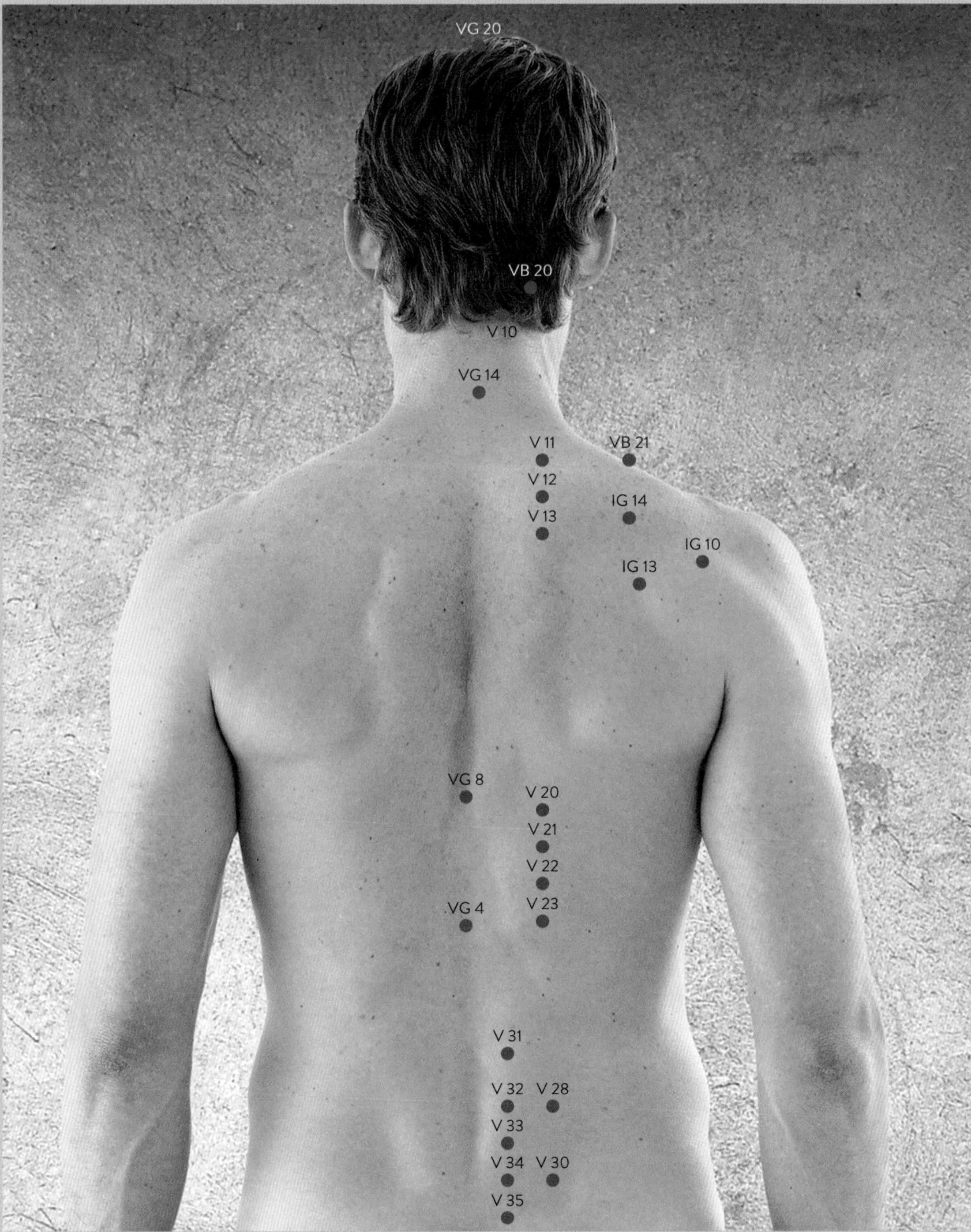

Arrière du corps et de la tête

Massages thérapeutiques

Les massages, c'est-à-dire la mobilisation manuelle des muscles, de la peau et du tissu conjonctif par la pression et l'étirement, comptent parmi les remèdes les plus anciens de l'humanité et jouissent donc d'une longue tradition dans la médecine énergétique de l'Extrême-Orient. Le massage thérapeutique le plus connu dans cette région du monde est sans doute le massage ayurvédique, surtout celui à l'huile (Snehana). La médecine indienne postule que ces manœuvres d'effleurage impliquant l'emploi d'huiles médicinales (à base de décoction d'herbes) stimulent le flux de l'énergie vitale. Par ailleurs, l'huile chaude est censée renforcer les liens entre corps, esprit et âme.

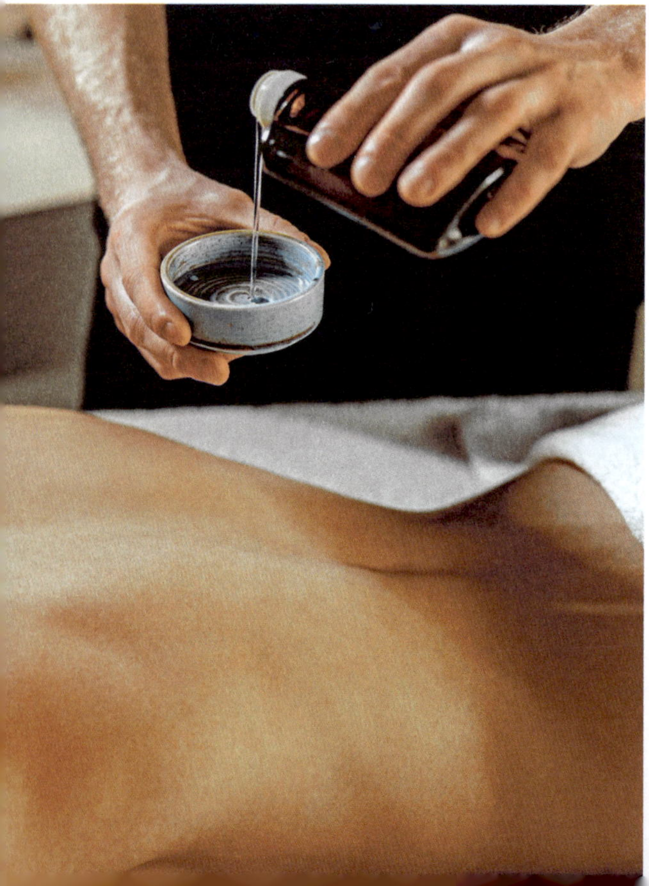

Les massages les plus pratiqués

- **Abhyanga (massage à l'huile de tout le corps) :** détend et assouplit la peau et les tissus ; l'huile chaude procure un sentiment de sécurité.
- **Upanahasveda Prishta (massage du dos) :** assouplit les muscles ; dénoue les blocages physiques et psychiques, et libère les énergies accumulées.
- **Garshan (massage pratiqué avec des gants de soie) :** purifie la peau, libère des toxines et stimule la circulation sanguine.
- **Shirodhara (filet d'huile versé sur le front) :** dénoue les tensions dans la tête et la nuque, soulage les maux de tête (même chroniques), libère du stress, de la nervosité, de la fatigue et des insomnies.
- **Mukabhyanga (massage de la tête et du visage) :** régénère la peau et garantit un teint éclatant, influence positivement la vie affective et aide en cas de chagrin.
- **Padabhyanga (massage des jambes et des pieds) :** jambes et pieds sont massés à l'huile chaude, ce qui stimule tous les organes et aide en cas de troubles du sommeil et d'engourdisse-

Un massage ayurvédique réalisé par un professionnel procure force et énergie nouvelles en cas de tensions, de mal-être ou d'états de faiblesse. Pour le massage Abhyanga, traditionnellement, deux thérapeutes s'occupent de façon synchrone
du moindre centimètre de peau.

ments dans les pieds. Analogue à la réflexologie plantaire chinoise.

- **Pinda sveda :** massage pratiqué avec des pochons de gaze.
- **Udvarthana :** gommage avec des poudres de plantes.
- **Nasya (irrigation nasale avec de la poudre médicinale ou de l'huile) :** censée aider en cas de troubles dans la région de la tête, comme maux de crâne, rhume, sensation de lourdeur ou problèmes de sinus. Pour les éviter, il est aussi recommandé d'huiler le nez chaque matin, au lever. Pour ce faire, appliquez une goutte d'huile chaude ou de ghee (beurre clarifié) sur le petit doigt et frottez l'intérieur des narines avec. Cela purifie, assouplit les parois nasales et protège des polluants environnementaux.

En Chine également, le massage thérapeutique ou tui na constitue, à côté de l'acupuncture, de la pharmacopée, de la diététique et des exercices, un pilier de la médecine traditionnelle. Via la peau, le tui na régule le flux du qi, énergie vitale, et du sang, le xue, agissant ainsi sur les circuits fonctionnels internes. Il contribue aussi à détendre et harmoniser le corps et l'esprit. À la différence de l'acupression, il ne s'agit pas seulement de traiter des points isolément, mais également de pétrir, frotter, presser ou faire glisser les tissus pour agir sur des voies énergétiques entières. Le tui na est généralement combiné à d'autres thérapies.

Précautions

En présence d'une maladie aiguë comme dans le cas d'une inflammation, d'une affection du système vasculaire, d'une blessure récente ou d'une infection due à un foyer de dissémination, l'automassage est déconseillé. Dans ce cas, vous devriez consulter un médecin et envisager une autre méthode de traitement. Ceci est valable pour les infections cutanées et les fractures instables, ou si vous prenez des médicaments anticoagulants.

AUTOMASSAGE

La plupart des massages énergétiques requièrent un grand savoir. Pour garantir un traitement efficace, il faudrait donc s'en remettre à un thérapeute expérimenté, formé à l'Ayurvéda ou à la MTC.

Il existe cependant des techniques appropriées à l'automassage, comme le massage thérapeutique des chakras présenté plus haut. Régulièrement pratiquées, ces manœuvres permettent notamment de lutter contre le manque de concentration ou les affections de l'appareil locomoteur. Pour ce faire, il est important que vous preniez votre temps et travailliez avec attention et amour la partie du corps concernée. Si vous êtes pressé, le traitement restera sans effet.

Effectuez de préférence l'automassage dans une pièce bien tempérée (24 °C environ) : les parties du corps massées ne devraient pas se refroidir.

Utilisez un mélange d'huiles pour en renforcer les effets. Vous aurez besoin de 50 millilitres d'huile de jojoba, 50 millilitres d'huile d'amande, 5 gouttes d'huile essentielle de lavande et 5 gouttes d'huile essentielle d'orange. Vous pouvez aussi, à la place, employer d'autres huiles aromatiques dont vous aimez le parfum. Si vous avez facilement froid, vous pouvez garder des vêtements légers et vous masser simplement à travers le tissu. Dans ce cas, vous n'emploierez naturellement pas d'huile de massage.

Manœuvres de massage

Dans le cas d'un automassage, différentes manœuvres peuvent être utilisées : vous pouvez frotter la peau avec la base de la main ou les phalanges supérieures, la presser, la pincer, la pétrir avec les doigts ou le pouce, la faire glisser avec un ou plusieurs doigts, l'effleurer avec les doigts, la paume ou la base de la main, ou détendre vos articulations avec des mouvements circulaires. Exécutez chaque manœuvre en adaptant l'intensité ; vous devez sentir une douce pression, sans que le contact soit désagréable ou douloureux. Pour l'automassage ayurvédique, effleurez seulement, avec une huile ayurvédique personnalisée, la partie du corps à traiter.

Pharmacopée culinaire

Outre les médicaments prescrits, certains aliments ont un effet particulier sur la santé. Les plantes, surtout, sont utilisées depuis des millénaires dans les cultures les plus diverses, pour guérir les maladies. Mais elles ne constituent pas seulement l'élément central des traitements traditionnels : la science aussi est consciente de leur potentiel, et elle isole régulièrement des principes actifs qu'elle utilise ensuite à des fins médicales.

L'atout de ces plantes médicinales ? Elles peuvent contribuer à la guérison de nombreux troubles, sans effets secondaires normalement.

Par ailleurs, on peut se les procurer à peu près partout, à moins qu'elles se trouvent déjà dans notre garde-manger. Chaque jour ou presque, sans en avoir conscience, nous préparons des plats contenant des substances végétales efficaces d'un point de vue médical. Ainsi, le persil et le thym sont des antibiotiques naturels. Le ghee, un beurre non salé clarifié, stimule l'appétit. Le gingembre neutralise les toxines, la coriandre a une action diurétique... La liste est sans fin. Faites confiance à un savoir millénaire portant sur l'effet curatif des plantes et autres aliments ; utilisez votre cuisine comme une armoire à pharmacie pour rééquilibrer votre énergie corporelle et favoriser la guérison. Si vous ne constatez aucune amélioration, consultez un médecin et/ou un praticien en médecine naturelle. En effet, des maladies graves se cachent parfois derrière des symptômes anodins en apparence.

DANS LA MTC

Les plantes médicinales et les aliments ne sont pas ayurvédiques, tibétains ou chinois sous prétexte qu'on les trouve uniquement dans ces pays (même s'il existe des plantes médicinales qu'on ne trouve qu'en Inde par exemple, où elles font partie du répertoire médical, tandis qu'elles sont insigni-

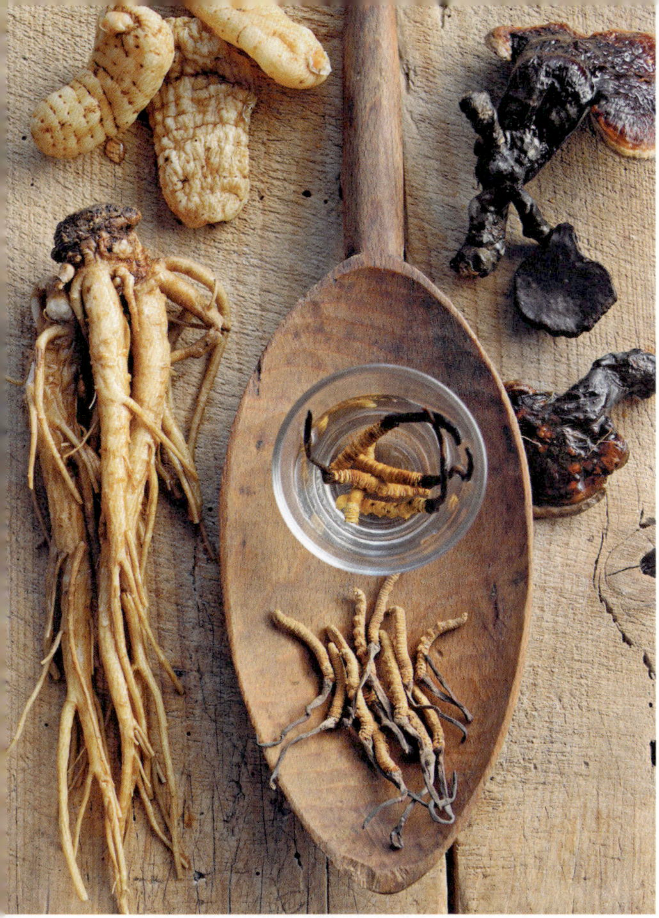

La MTC connaît différents aliments fortifiants qui aident à rétablir l'équilibre énergétique.

fiantes ailleurs). Non, ils sont plutôt classés selon des qualités bien précises, comme leur goût et/ou leur température, et correspondent à des fonctions spécifiques. Ainsi, d'après la médecine énergétique, seule une saine quantité de ces éléments assure une grande longévité, « équilibre » demeurant le mot-clé. Ceci vaut également pour les saveurs, car un surdosage peut nuire durablement à la région fonctionnelle correspondante.

Aliments épicés

Correspondant à l'élément métal, ils entraînent une ouverture vers l'extérieur et développent une énergie active, en stimulant le flux de l'énergie vitale et en tonifiant le sang. La saveur épicée dénouant les blocages et ayant une action sudorifique, elle est notamment appropriée pour traiter les refroidissements (attention pendant la grossesse ou chez les enfants !). Font partie du groupe des aliments épicés, entre autres, le basilic, le cresson, l'aneth, le gingembre, la câpre, le chou-rave, le poireau, le chou pak choï menthe, le romarin, l'échalote, l'huile de soja, l'épinard, le rutabaga, le germe de blé et l'oignon.

Aliments doux

Les aliments présentant cette saveur produisent du qi en mettant une énergie active à la disposition du corps, et nourrissent le sang. Ils correspondent à l'élément terre. Les herbes et aliments doux exercent un effet rééquilibrant, humidifiant, décontractant et régulateur. Ils peuvent surtout être bénéfiques en cas de surmenage nerveux, tout comme dans les états de vide, face à une stagnation du qi du foie ou à une faiblesse générale. Les aliments typiques de cette saveur sont : l'œuf, le canard, l'oie, la crevette, le concombre, le mouton, le hareng, la framboise, le miel, le poulet, le chou, la noix de coco, la courge, le maïs, l'amande, la mangue, l'algue nori, la papaye, le riz, le shiitaké et l'asperge.

Aliments acides

Outre leur action rafraîchissante, les aliments acides ont un effet astringent et hémostatique. Ils correspondent à l'élément bois, absorbent les substances et détendent les régions fonctionnelles du foie et de la vésicule biliaire, qui, avec le stress, ont tendance à la chaleur et à la stagnation. En cas d'irritabilité, d'accès de colère et d'agitation intérieure, l'acide a une action apaisante. Il retient les liquides corporels et emmagasine l'énergie. Parmi les aliments acides, on compte notamment la poire, la fraise, la truite, le fromage, le litchi, la mandarine, la mangue, l'olive, la prune, le safran, la carambole, la tomate et le vinaigre de vin.

Aliments amers

Ils réduisent un excès de qi, ont un effet asséchant, anti-inflammatoire et modérateur, de façon générale. En cas d'humidité climatique ou d'accumulation de liquides dans le corps, la saveur amère déplace l'énergie vers le bas et évacue ainsi la chaleur via les excrétions corporelles. Face à une agitation intérieure aussi, les aliments amers s'avèrent utiles. Ils exercent par ailleurs un effet rééquilibrant en cas de stress ou de surmenage intellectuel. Pousse de luzerne, laitue, seigle, laitue romaine, céleri, rutabaga et poivre blanc appartiennent à cette catégorie.

Aliments salés

Ils sont associés à l'élément eau et ont une action expectorante, laxative, humidifiante et décongestionnante. De faibles quantités de sel accroissent les liquides corporels, mais un dosage élevé entraîne un dessèchement et fait décroître l'énergie des reins, en particulier. Les patients présentant une accumulation d'eau dans les tissus, une maladie cardiaque ou rénale, ou de l'hypertension, devraient donc réduire considérablement leur consommation de sel. Font notamment partie des aliments salés l'agar-agar,

Aliments

À l'instar de la pharmacie ayurvédique, les médecines traditionnelles chinoise et tibétaine connaissent des milliers de substances médicamenteuses – à commencer par les herbes médicinales. Il faut beaucoup d'expérience pour préparer des formules parfois très complexes, administrées sous la forme de gélules, de poudres et de cataplasmes, ou de tisane et de jus d'herbe. Toutes ont pour but de rétablir l'équilibre énergétique de l'homme. À noter qu'aucun remède ayurvédique n'est pensé pour un usage à long terme, et que leur prise ne doit intervenir que sur les conseils d'un praticien en médecine naturelle et/ou d'un médecin. De même, si les troubles sont récurrents ou prolongés, ils doivent absolument faire l'objet d'une consultation médicale préalable. Les médicaments sont souvent soumis à prescription. Pour autant, même dans le cas de produits disponibles sans ordonnance, ne prenez pas de risque ; ne vous procurez jamais de médicament de votre propre chef, par Internet ou d'autres biais, mais faites appel à un médecin, un praticien en médecine naturelle et/ou un pharmacien de confiance.

CARACTÉRISTIQUES DES ALIMENTS EN MTC

Saveur	Température	Région fonctionnelle	Phase de transformation
Épicé	Frais	Gros intestin, poumons	Métal
Doux	Neutre	Estomac, rate	Terre
Acide	Tiède	Vésicule biliaire, foie	Bois
Amer	Chaud	Intestin grêle, cœur	Feu
Salé	Froid	Vessie, reins	Eau

l'huître, le millet, le gésier de poulet, la pomme de terre, les crustacés, les algues, la moule, le sel, la sardine et la viande de porc.

Outre l'effet généré par leur saveur, selon la doctrine chinoise, les herbes médicinales et les aliments disposent de caractéristiques énergétiques qui dépendent de leur température respective. Le feu est donc tempéré par des herbes dites froides et fraîches, tandis que le froid est atténué par des plantes médicinales tièdes et chaudes. C'est pourquoi, en été, notre choix se porte souvent de façon automatique sur des concombres ou des melons, qui présentent une caractéristique rafraîchissante. En hiver, en revanche, nous nous réjouissons de manger du pain d'épice, qui contient cannelle ou anis et a un effet réchauffant. Suivez votre intuition et prêtez attention aux signaux de votre corps.

Aliments froids

Ce groupe inclut, entre autres, avocat, bière, thé vert, concombre, yaourt, courge, eau minérale, safran, asperge, tomate, gibier, courgette. Il ne faut les manger qu'en petites quantités, car ils peuvent entraîner une surabondance du yang (chaleur interne).

Aliments frais

Ils sont à l'origine des liquides corporels dans le sang et, cuits, s'avèrent digestes. On compte parmi eux la pomme, la poire, le brocoli, le canard, la mandarine, la tisane, le gombo, la dinde, le riz, le soja, le tofu, le blé et la bière de froment.

Aliments neutres

Ils harmonisent et favorisent l'énergie dans le corps. Cuits, ces légumes et céréales complètes permettent d'éliminer les toxines, ils devraient donc être régulièrement à votre menu. Ce groupe accueille par exemple le beurre, l'œuf, la figue, les céréales, les légumineuses, la pomme de terre, le maïs, la bière de malt, le lait, la carotte, les noix, le champignon, la viande de bœuf et le raisin.

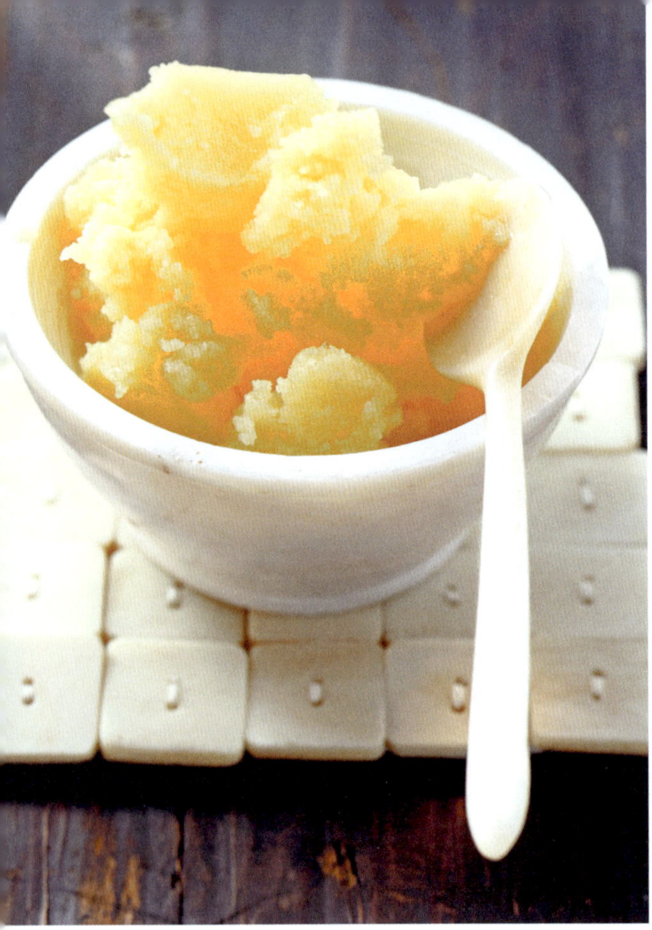

Le ghee, beurre clarifié, compte parmi les principaux aliments ayurvédiques.

Aliments tièdes

Ils apportent énergie et chaleur au corps. Les plus efficaces sont les baies, le vinaigre, la plupart des poissons et des sortes de fromages, le poulet, le café, le cacao, la cerise, le lait de coco, le poireau, la papaye, la prune, la betterave, les graines de tournesol, le vin et l'oignon.

Aliments chauds

On compte dans ce groupe les boissons alcoolisées, l'ananas, l'abricot, le fenouil, le poisson grillé, le pamplemousse, le paprika, les épices fortes (comme le piment, le gingembre, la cannelle, le curry, le poivre noir, l'ail, la muscade) et le radis blanc. Eux aussi devraient être consommés avec mesure, car ils peuvent provoquer un déséquilibre énergétique.

LES ALIMENTS AYURVÉDIQUES

Comme en MTC, l'Ayurvéda subdivise les aliments en fonction de six saveurs (Rasa), dérivées à leur tour des cinq éléments : le doux (terre et eau), l'acide (terre et feu), le salé (eau et feu), le piquant (feu et air), l'amer (air et éther) et l'astringent (air et terre). Outre le goût, la qualité de l'alimentation (Guna) ainsi que ses effets sur la digestion (Vipaka) et sur l'organisme tout entier (Virya) jouent un rôle.

Aliments épicés

La saveur piquante réchauffe et a une action catabolique, c'est-à-dire que du point de vue du métabolisme, elle soutient la dégradation des composés organiques. Elle diminue Kapha, tout en augmentant Pitta et Vata. Les aliments présentant cette saveur favorisent digestion et résorption, purifient le sang et le corps, guérissent les maladies de peau et sont censés dissoudre les caillots sanguins. On compte par exemple, dans ce groupe, le poivre de Cayenne, le gingembre, l'ail, le paprika, le radis et l'oignon.

Aliments doux

Selon la conception ayurvédique, ils refroidissent. Ils donnent de la force, nourrissent et apaisent. La saveur douce a une action anabolique, elle favorise donc la croissance et la survie des cellules. Elle diminue Vata et Pitta, mais augmente Kapha. La datte, le sucre candi, le lait, le riz, la racine de réglisse et le blé constituent des exemples de ces aliments.

Aliments acides

Ils réchauffent et et augmentent Pitta et Kapha, tout en diminuant Vata. La saveur acide stimule l'appétit et aiguise l'esprit. De plus, elle favorise la production de salive et renforce les organes sensoriels. Les aliments tels que le raisin, le yaourt, le fromage, le tamarin et le citron entrent dans cette catégorie.

Aliments acides

Ces aliments refroidissent. Ils diminuent Kapha et Pitta, et augmentent Vata. La saveur amère combat les toxines, tue les germes pathogènes et chasse démangeaisons et sensations de brûlure. On compte, parmi les aliments amers, l'oseille, la racine de gentiane, la racine de pissenlit, le curcuma et la rhubarbe.

Aliments salés

Ils réchauffent, diminuent Vata et augmentent Pitta et Kapha. La saveur salée favorise la digestion, a des propriétés antispasmodiques et laxatives, stimule la production de salive. Le sel marin, le sel gemme et la kelpadélie (algue brune) appartiennent à ce groupe.

Aliments astringents

Ils se distinguent par leur action refroidissante, diminuent Pitta et Kapha, et augmentent Vata. Les aliments astringents ont un effet calmant, réduisent les sécrétions et provoquent la constriction des vaisseaux sanguins. On compte parmi eux la grenade, le curcuma, la myrrhe et la banane verte.

Les tisanes médicinales

La façon la plus simple de bénéficier des bienfaits des plantes médicinales consiste à boire des tisanes. Leur préparation revêt toutefois une grande importance ; dosage, quantité d'eau et temps d'infusion jouent un rôle (vous en apprendrez plus page suivante). En principe, il faut savoir que la tisane est un produit naturel dont la qualité peut varier. Par ailleurs, il est préoccupant de constater que certaines présentent une concentration élevée en polluants ou en pesticides. Choisir des produits issus d'une agriculture contrôlée vous permettra d'éviter cet effet néfaste. Les plantes médicinales sont des médicaments, même si vous les prenez sous forme de tisanes. Consultez donc toujours votre médecin et/ou praticien en médecine naturelle avant de suivre un traitement à base de tisanes médicinales. Eux savent précisément à quoi vous devez faire attention. Et faites attention à respecter les quantités indiquées dans ce livre pour éviter des effets secondaires.

Si les troubles ne diminuent pas au bout d'une semaine, interrompez le traitement pendant une semaine, puis reprenez-le. À noter que la cure à base de tisanes ne débute pas seulement avec le plaisir d'en boire. Prenez le temps d'observer une « cérémonie » et échappez au quotidien en transformant la préparation en un petit rituel. Ce simple fait détend, et harmonise corps et âme. Ouvrez la fenêtre et laissez de l'air frais entrer dans la pièce. Mettez de la musique apaisante, puis commencez à préparer votre tisane médicinale. Respirez les vapeurs bienfaisantes dès l'infusion et prenez conscience de la beauté de cette parenthèse. Considérez ce moment comme une chance de laisser derrière vous le stress du quotidien, même un court moment, et faites-vous du bien. La prévention en termes de santé, c'est aussi cela.

PRÉPARATION ET CONSOMMATION

La préparation d'une tisane dépend de sa composition. Si vous prêtez attention aux indications suivantes, les tisanes pourront produire pleinement leurs effets.

Infusion européenne

Pour ces tisanes, dont vous obtiendrez généralement les ingrédients, sans commande préalable, dans certains magasins de thé, les magasins bio ou les pharmacies, nous vous conseillons de choisir un mélange de 100 grammes. Pour une tasse, portez à ébullition 10 grammes du mélange dans 200 millilitres d'eau environ pendant 2 à 3 minutes, sans couvrir. Versez la tisane dans une tasse en la filtrant avec une passoire, et buvez-la à petites gorgées – de préférence deux fois par jour, après les repas.

Infusion chinoise

Pour les infusions médicinales chinoises de cet ouvrage, portez les plantes à ébullition dans 1,5 litre d'eau pendant 10 minutes, sans couvrir, puis laissez frémir le tout 15 minutes supplémentaires. Pendant ce temps, versez encore 0,1 à 0,2 litre d'eau froide. Au bout de 25 minutes en tout, versez l'infusion

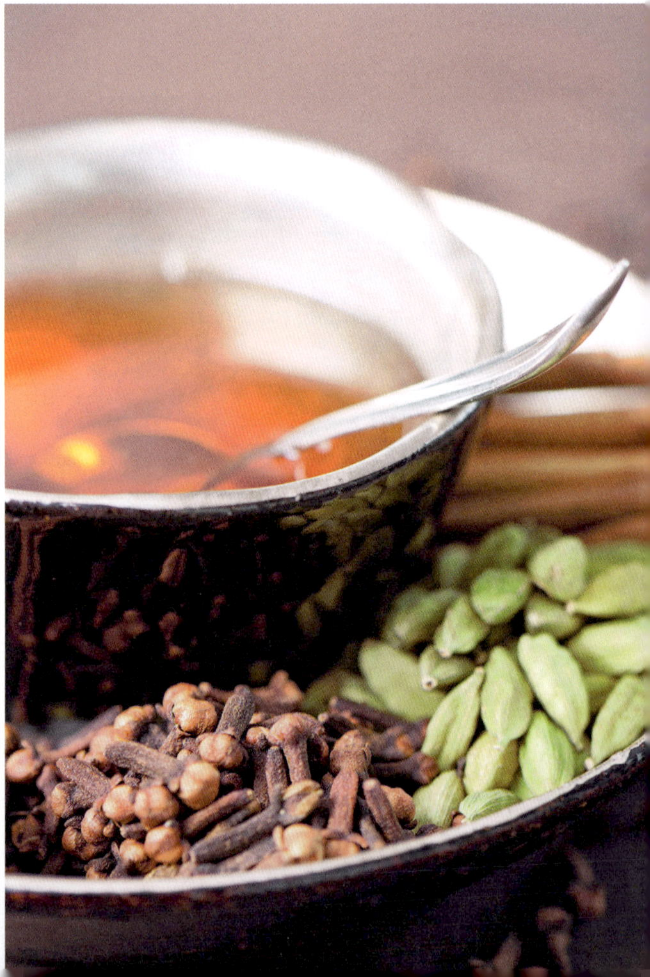

Les infusions aux épices, boosteurs d'immunité, sont très employés dans la médecine ayurvédique.

dans une théière en utilisant une passoire. Buvez-en immédiatement 200 à 250 ml. Conservez le reste au réfrigérateur et réchauffez-le brièvement, le cas échéant. Si vous en prenez deux tasses par jour, cette quantité suffira pour trois jours.

Attention : à la différence des infusions européennes, il est souvent difficile de se procurer les ingrédients des infusions médicinales chinoises.

Tisane ayurvédique

Pour préparer une tisane ayurvédique, versez 200 ml d'eau bouillante sur la quantité de plantes médicinales indiquée dans la prescription et laissez le tout infuser à couvert 7 à 10 minutes, selon la puissance de goût souhaitée. Buvez cette tisane en mangeant ou entre les repas.

Attention : selon la doctrine ayurvédique, les types Kapha ne devraient pas sucrer leur tisane. Un peu de sucre est autorisé pour les types Vata et Pitta, en revanche. Découvrez quel est votre type p. 58.

Conseils

- Conservez les mélanges pour tisane dans un endroit sombre et sec. Le récipient devrait être hermétique, afin de préserver les arômes. La température de stockage optimale est de 19 °C.
- Utilisez l'eau du robinet, la plus pauvre en chlore et la moins dure possible.
- Renoncez aux édulcorants artificiels et sucrez, si besoin, avec du sucre de bouleau (xylitol), du sirop d'agave, du sirop d'érable ou du miel. La stévia est particulièrement indiquée pour les diabétiques.

Les bains thérapeutiques

Dans la Rome et la Grèce antiques déjà, on se baignait dans les sources thermales pour traiter les maladies les plus diverses. Dans la Chine et l'Égypte anciennes, on reconnaissait également qu'un bain offre plus qu'un simple nettoyage : il procure aussi détente et énergie nouvelle. Les bains thérapeutiques stimulent la circulation sanguine, exercent des effets positifs sur la circulation énergétique et peuvent constituer une mesure de prévention des maladies. Ils renforcent le système immunitaire et sont idéaux pour éviter les infections. De plus, ils peuvent se prendre chauds ou froids, en fonction de l'action souhaitée. Il existe par ailleurs des bains intégraux, des bains partiels et des bains de siège, les bains du corps entier ayant fait leurs preuves en cas de maladie chronique.

Pour prendre un bain thérapeutique, restez 20 minutes dans une eau chauffée à 36 à 38 °C. Ensuite, sortez de la baignoire, enveloppez-vous dans un peignoir chaud ou une serviette moelleuse, et buvez une tasse de tisane chaude ou un verre d'eau minérale. Veillez à ne pas vous refroidir. Refaites alors couler de l'eau chaude et profitez de ce bain relaxant pendant 10 minutes supplémentaires.

Attention : en cas d'hypertension, il est déconseillé que la température de l'eau dépasse 37 °C. Plus l'eau est chaude, plus le bain est fatigant pour votre cœur.

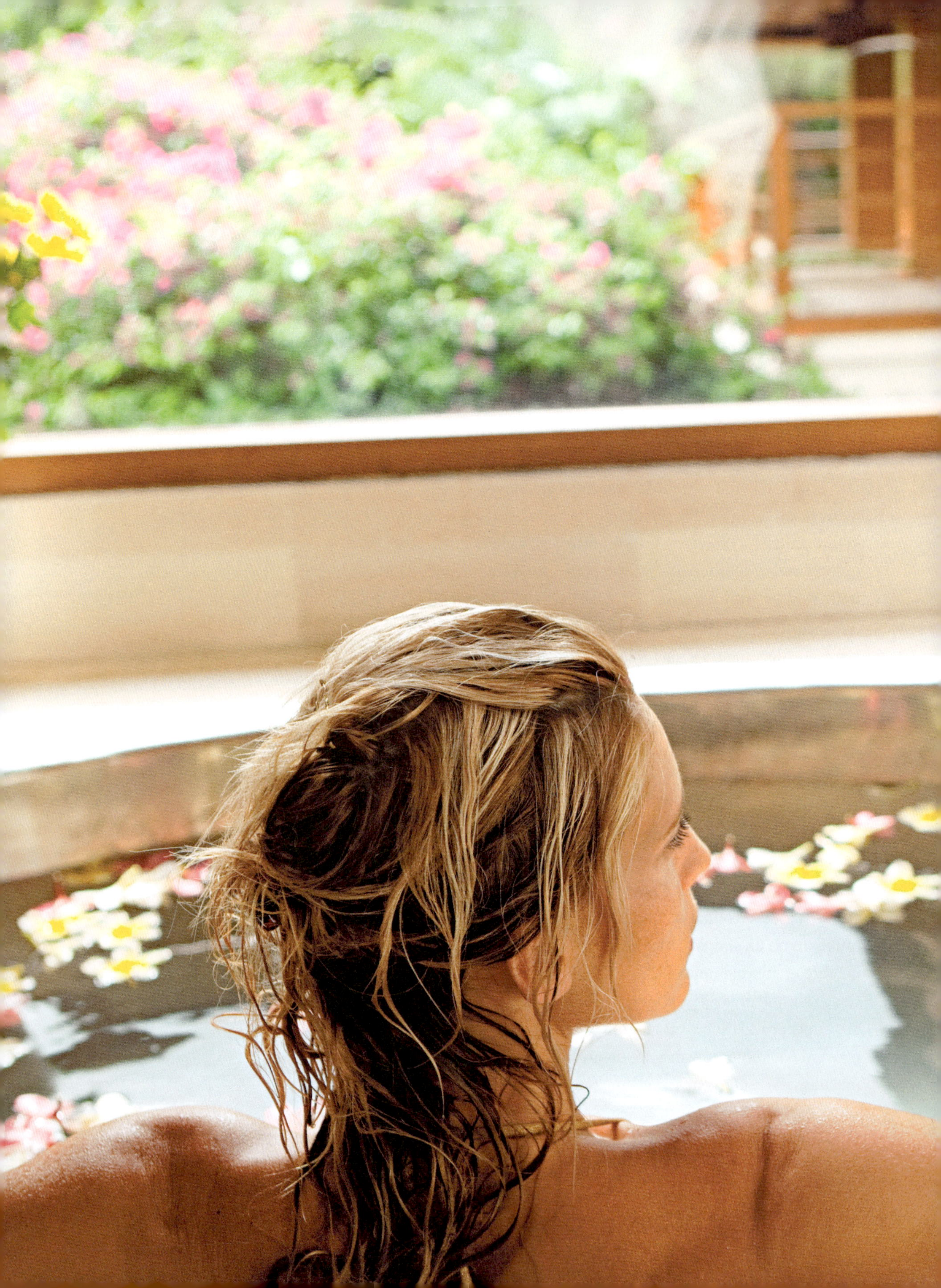

ADDITIFS POUR LE BAIN

Certains additifs pour le bain présents dans le commerce contiennent des polyéthylèneglycols, des parfums de synthèse ainsi que des tensioactifs. Il est donc préférable d'utiliser des créations personnelles. Pour un bain intégral, mélangez par exemple dans une tasse deux cuillères à soupe d'huile d'amande ou de jojoba avec dix gouttes d'huile essentielle bio. Versez ce mélange dans la baignoire remplie d'eau. Les huiles dispensent leurs bienfaits par le biais du nez, de la peau et des muqueuses.

Certaines huiles essentielles pouvant déclencher des réactions allergiques, il faudrait, avant tout emploi, tester si vous supportez l'huile en question. Pour cela, appliquez-en une goutte dans le pli du coude. Si ni rougeurs, ni démangeaisons, ni réactions autres n'apparaissent au cours des 24 heures suivantes, vous pouvez utiliser l'huile sans hésitation.

Si vous disposez de plantes séchées, vous pouvez préparer dans votre cuisine une décoction, plutôt qu'un mélange d'huiles. Les effets sont analogues à ceux des huiles essentielles. Pour réaliser la décoction, jetez une à deux bonnes poignées de plantes séchées dans trois litres d'eau et laissez le tout cuire 15 minutes dans une casserole, à couvert. Ensuite, filtrez le liquide et versez-le dans l'eau du bain à la bonne température. Une décoction de cyprès, par exemple, se révélera parfaitement appropriée si vous voulez activer votre circulation sanguine. Pour cela, jetez simplement deux poignées de morceaux de branches de cyprès dans trois litres d'eau. Une décoction à base de pelures de mandarine, de pétales de fleurs séchés et d'aiguilles de sapin stimule le système immunitaire. Pour la préparer, faites bouillir les pelures fraîches de 12 mandarines non traitées avec une poignée d'aiguilles de sapin et quelques pétales séchés (de chrysanthème, par exemple).

Quelques huiles essentielles bénéfiques

- **Épicéa :** apaise, renforce les nerfs.
- **Lavande :** apaise, renforce les nerfs, favorise le sommeil.
- **Mélisse :** apaise, harmonise le système nerveux, favorise un sommeil réparateur (surtout en association avec la lavande).
- **Néroli :** véritable tonique pour les nerfs.
- **Orange douce :** vivifiant, favorise concentration et digestion.
- **Camomille romaine :** atténue le stress, détend.
- **Rose :** harmonise, apaise, régule la pression sanguine.
- **Sauge sclarée :** atténue les douleurs menstruelles et renforce le psychisme.

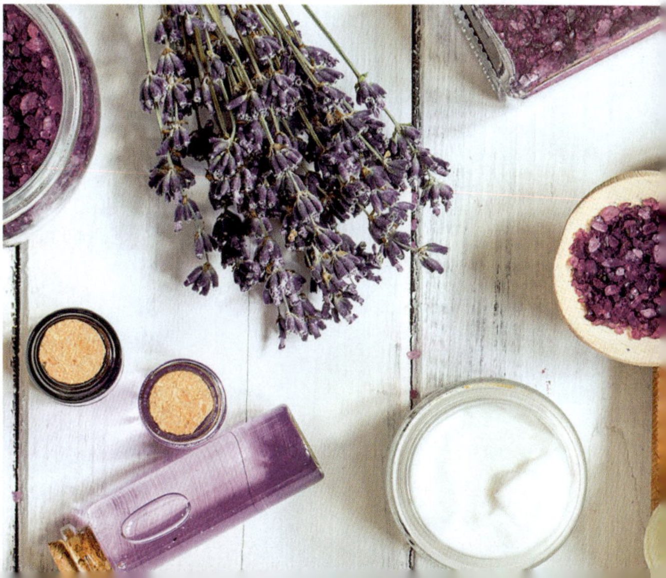

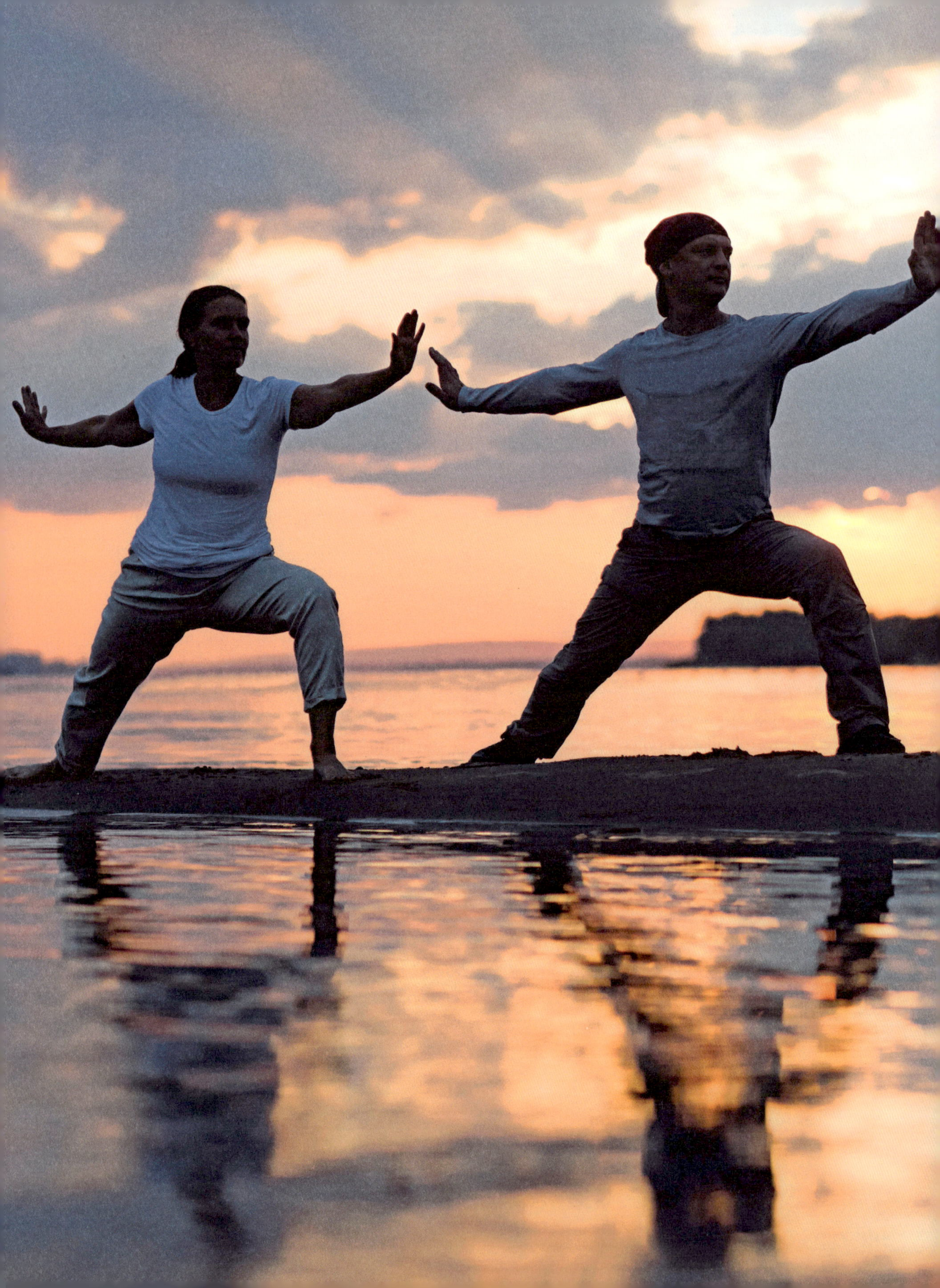

DES EXERCICES DOUX

L'activité physique constitue un véritable élixir : elle améliore notre qualité de vie et produit des effets positifs sur notre santé en réduisant le risque de maladie chronique. Faire régulièrement de l'exercice renforce les muscles, préserve la souplesse des tendons et des ligaments, fait baisser le risque cardiaque, favorise un bon sommeil, prévient le surpoids ainsi que le diabète de type 2, et enfin, accroît le bien-être psychique.

Notons cependant que l'activité physique ne produit un effet protecteur que si elle est adaptée à la capacité de chacun. Dans le cas contraire, il existe un danger de se blesser ou de voir les troubles s'aggraver. Ainsi, les personnes obèses ne devraient pas pratiquer un type de sport comme le jogging, où les articulations des jambes doivent amortir deux fois et demie à trois fois le poids du corps. Quant aux patients cardiaques, ils doivent absolument discuter de leur programme sportif avec un médecin, et faire contrôler leur condition physique avant de se lancer.

Pour autant, il existe des exercices appropriés à la plupart des individus, comme le qi gong et les postures de yoga présentées dans ce livre, en particulier. Ils exercent des effets positifs sur le corps, mais favorisent aussi le calme intérieur et sont un bienfait pour l'esprit et l'âme, parce qu'ils combinent méditation et mouvement.

Le qi gong

Le qi gong est un système d'entraînement holistique reposant sur un savoir plusieurs fois millénaire. On trouve les plus anciennes mentions de cet enseignement dans le *Classique interne de l'empereur jaune* (voir p. 18).

Le gi gong contribue au renforcement extérieur et intérieur. Il favorise le calme, la concentration, la légèreté, et transporte l'âme. De plus, il soutient les performances, produit un effet positif sur les tendons, les os, la peau, les fonctions cérébrales, les organes digestifs et les autres organes, ainsi que sur les fonctions du système vasculaire.

À côté de ces aspects physiques, le qi gong aide souvent à adopter une attitude plus positive face à la vie. En effet, il ne s'agit pas uniquement d'une méthode d'entraînement à laquelle on s'exerce avec régularité, dans le meilleur des cas : les différents exercices recèlent une philosophie profonde. La prise de conscience du corps et le développement de l'imagination sont les éléments d'un concept grâce auquel le pratiquant doit renouer avec ses origines. Ce faisant, le qi gong entraîne aussi, souvent, un changement de l'état d'esprit et des buts personnels.

Malgré son action positive à bien des égards, il vaut mieux vous faire examiner par un médecin et/ou un praticien en médecine naturelle pour déterminer vos troubles éventuels, avant de pratiquer le qi gong. Les maladies physiques ou psychiques doivent absolument faire l'objet de soins médicaux. Le qi gong pourra alors soutenir efficacement le traitement. C'est ce qu'a notamment montré, en 2010, une étude menée par le Department of Integrative Oncology du Fudan University Shanghai Cancer Center. Elle portait sur 96 femmes qui, soignées dans ce centre pour un cancer du sein, subissaient une radiothérapie : chez les sujets pratiquant le qi gong cinq fois par semaine, la dépression et la fatigue intense étaient moins présentes, et la qualité de vie s'était améliorée. Les chercheurs ont aussi pu prouver que le qi gong exerçait une action positive sur les patients souffrant de douleurs ou asthmatiques, et que le sommeil ainsi que la santé mentale s'amélioraient. Sa pratique a un effet positif dans la prévention de la perte osseuse chez la femme d'âge mûr, influe sur les symptômes de la maladie de Parkinson et réduit durablement les acouphènes, surtout s'ils sont somatosensoriels.

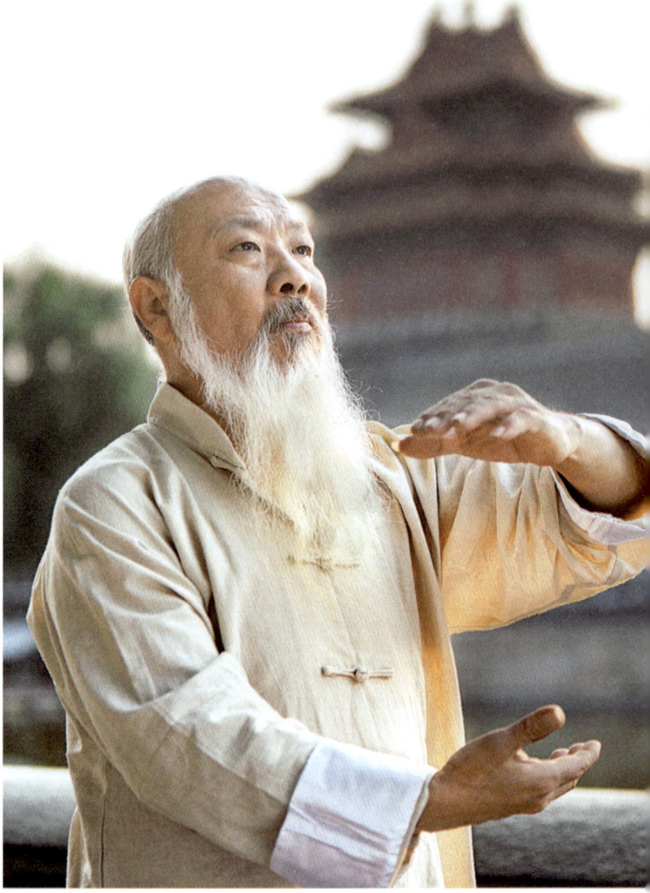

Le qi gong permet de préserver santé et qualité de vie jusqu'à un âge avancé.

LES DIFFÉRENTES ÉCOLES

Il existe trois formes de qi gong : statique, méditatif et dynamique. Dans le qi gong méditatif, la respiration revêt une grande importance. Cette discipline se pratique généralement debout, assis ou allongé. Les mouvements calmes permettent de diriger intensément l'énergie intérieure. Le qi gong dynamique, lui, présente des mouvements souples et fluides qui aident à harmoniser pensées et sentiments, force physique et qi.

Les termes de « qi gong » désignent en fait tous les exercices visant à stimuler l'énergie vitale. Le tai-chi-chuan et le qi gong des parfums relèvent donc du qi gong. Même si chaque école enseigne ou prône des aspects différents, toutes ces disciplines possèdent une base commune : une approche qui se préoccupe tant de l'externe que de l'interne.

La respiration

Le qi gong a recours à quantité de techniques de respiration. Deux seulement sont importantes pour les débutants : la respiration naturelle et la respiration qi. La première peut paraître évidente, pourtant, la plupart des personnes respirent avec la poitrine seulement, pas jusque dans le ventre. Ceci peut provoquer l'adoption de mauvaises postures, des tensions ainsi que des troubles cardiaques et circulatoires. Vous respirez correctement si, en inspirant par le nez, bouche fermée, votre ventre se bombe légèrement. Alors le diaphragme s'abaisse et vient masser les organes de l'abdomen. À l'expiration – toujours par le nez –, le ventre redevient plat. Si vous superposez vos mains sur votre ventre, vous sentirez nettement la paroi abdominale se soulever et s'abaisser.

Pour la respiration qi, inspirez lentement l'air par le nez. Ce faisant, le diaphragme s'étire un peu vers le bas, ce qui fait automatiquement se contracter légèrement les muscles du ventre. Grâce à ce type de respiration, le qi circule depuis le Xia Dantian, centre énergétique du corps (localisé dans la région du bas-ventre, à un pouce et demi sous le nombril environ), jusque dans les méridiens.

Pendant qu'on expire l'air par le nez, les muscles du ventre se décontractent et le Xia Dantian est empli d'énergie.

LE QI GONG DES PARFUMS

Les mouvements de cette forme de qi gong extrêmement efficace sont facilement compréhensibles et peuvent donc être appris sans connaissances préalables. De plus, on peut aisément les intégrer dans son quotidien. Contrairement aux exercices de qi gong traditionnels, il n'est pas nécessaire de se concentrer sur une représentation mentale donnée. La respiration ne doit pas s'adapter aux mouvements

À l'origine des mouvements

Comme notre vie, nos mouvements sont influencés par le yin et le yang. Pour nourrir et cultiver le qi, force vitale, les mouvements fluides du qi gong obéissent à l'interaction harmonieuse des deux forces polaires. L'activité cède la place au calme, qui donne à son tour naissance au mouvement. Après une phase de recueillement et de concentration sur soi-même, viennent l'ouverture et l'échange. De la sorte, tout circule. Esprit et corps se fondent, et l'âme est emplie d'un profond calme.

des exercices mais peut circuler librement, comme dans le cas de la respiration qi décrite plus haut.

Le qi gong des parfums fortifie le corps en général et favorise le bien-être. Certains exercices exercent par ailleurs une action spécifique et soulagent toute une série de maladies, comme les affections cardiaques et cardiovasculaires, l'asthme, les rhumatismes, les maux de tête et la migraine, les pathologies veineuses, les affections oculaires et cutanées, le surpoids, l'hypertension et les maladies du tube digestif.

Le qi gong des parfums peut également constituer une thérapie par le mouvement judicieuse après un accident vasculaire cérébral. Dans ce cas, il est aussi possible de réaliser les exercices assis.

Des exercices pour chaque jour

Il est recommandé de pratiquer le qi gong des parfums deux fois par jour, durant 15 à 20 minutes. Vous n'êtes pas obligé d'effectuer tout le cycle d'exercices, vous pouvez vous limiter à des unités spécifiques, selon le(s) trouble(s) dont vous souffrez. À noter que chaque exercice devrait être exécuté tout au plus 54 fois à la suite. Ce faisant, respectez précisément l'ordre des différentes séquences de mouvements. Et gardez à l'esprit les éléments suivants :

- Il est particulièrement profitable de pratiquer en plein air, mais les mouvements du qi gong des parfums peuvent aussi s'effectuer dans une pièce bien aérée.
- Le champ d'énergie est parfois meilleur et plus puissant quand vous pratiquez en groupe. De plus, si le groupe est mixte, les énergies yin et yang des deux sexes se complètent très bien.
- Ne soyez pas gêné si, pendant votre pratique, vous bâillez, transpirez, tremblez, pleurez, éructez ou avez des flatulences. Ces signes sont positifs et utiles, ils indiquent que votre corps se libère des substances nocives accumulées et que vos troubles sont en bonne voie de se résoudre.
- Prenez votre temps et veillez à réaliser des mouvements lents et fluides.
- Inspirez et expirez toujours par le nez.
- Achevez toujours le qi gong des parfums avec l'exercice final, pour éviter l'apparition de maladies. Cette précaution est aussi valable si, à la place de tout le cycle, vous ne faites qu'un exercice. L'exercice final « ferme » le flux énergétique.

Pour une action optimale

Ne pratiquez pas....

- 20 minutes avant ou après un repas,
- pendant une éclipse solaire ou lunaire,
- durant un orage ou par mauvais temps si vous êtes à l'air libre (vent fort, pluie, brouillard),
- dans une pièce rafraîchie par la climatisation ou par un ventilateur,
- si vous êtes de mauvaise humeur, en colère ou en état d'ébriété.

QI GONG DES PARFUMS

Posture de départ

- Vous vous tenez debout, le corps droit et détendu. Les pieds sont parallèles, écartés à la largeur des épaules. Tous vos muscles sont décontractés et un sourire satisfait étire vos lèvres. Regardez droit devant vous, inspirez et expirez régulièrement. Les bras sont pliés à hauteur de poitrine, les paumes se font face.
- Écartez puis rapprochez les mains devant la poitrine 5 à 10 fois, selon un rythme fluide.

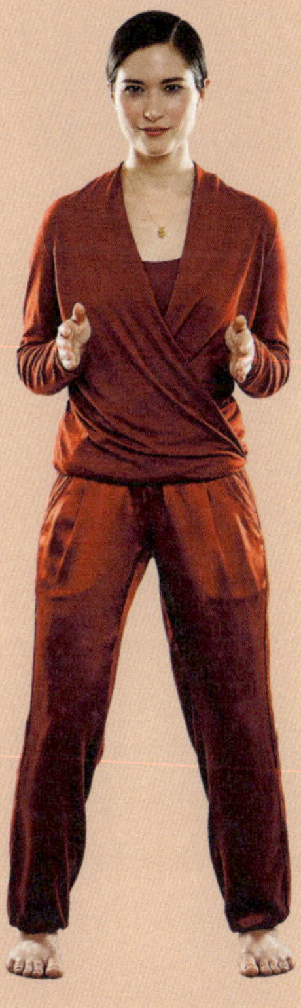

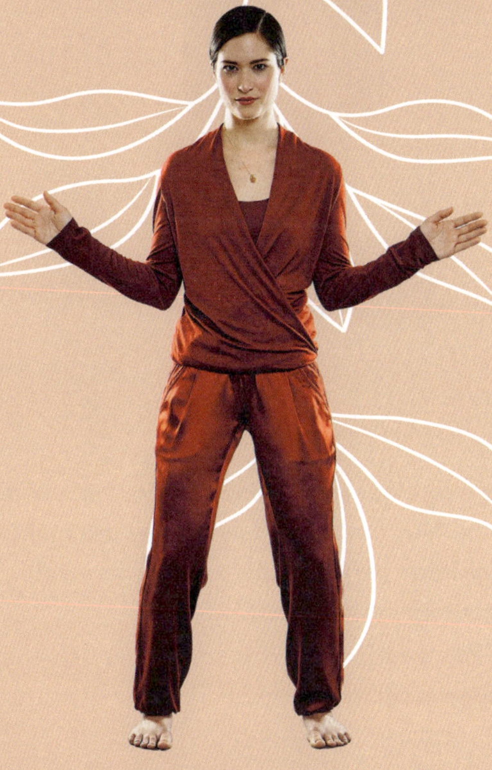

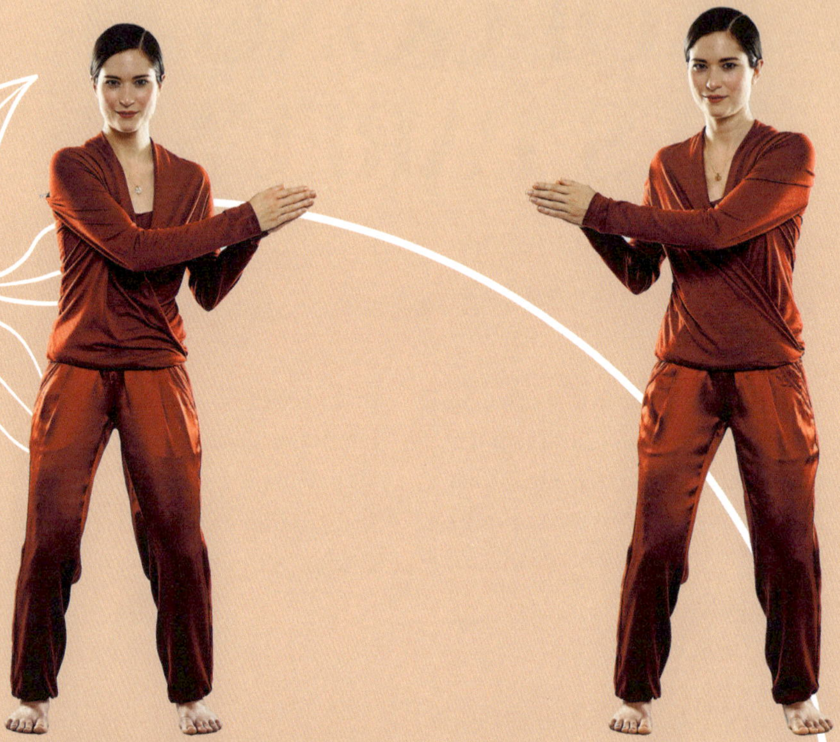

Le dragon d'or déploie sa queue

Cet exercice aide particulièrement en cas de bronchite, d'asthme et de cervicobrachialgie (douleurs partant de la colonne cervicale et irradiant vers le bras).

- Conservez la posture de départ. Les bras sont légèrement pliés, les mains à hauteur de poitrine environ.
- Placez les mains l'une contre l'autre, comme pour prier. Il reste un petit espace entre les paumes. Levez légèrement les doigts, pour qu'ils pointent vers le haut.
- Balancez doucement les mains 36 fois vers la gauche et 36 fois vers la droite.

Le phénix de jade hochant la tête

Cet exercice a particulièrement fait ses preuves en cas de gastrite, de flatulences et de troubles digestifs.

- Tenez les mains de façon à ce que les doigts pointent vers le haut. Veillez de nouveau à garder un petit espace entre les paumes.
- Baissez et relevez les mains 36 fois.

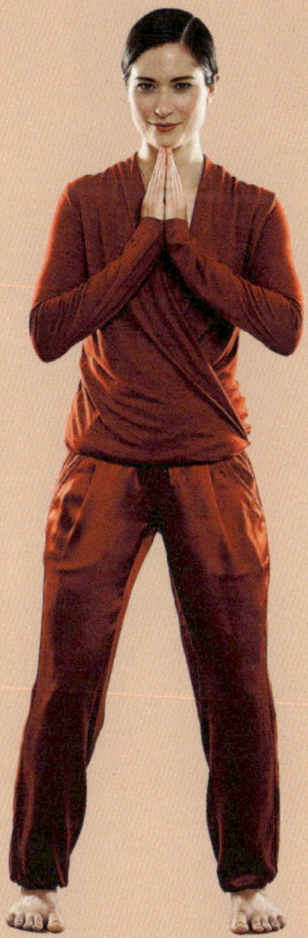

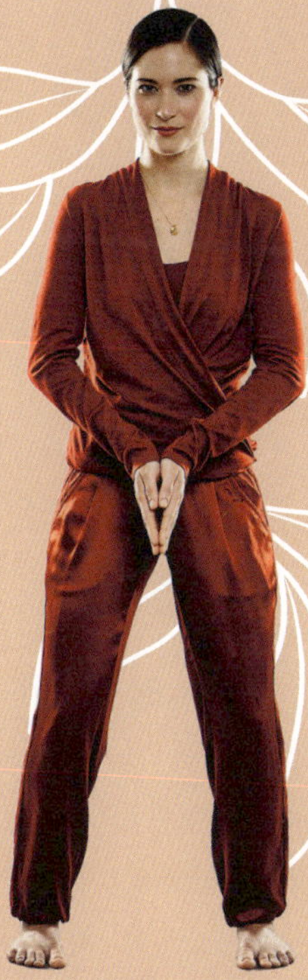

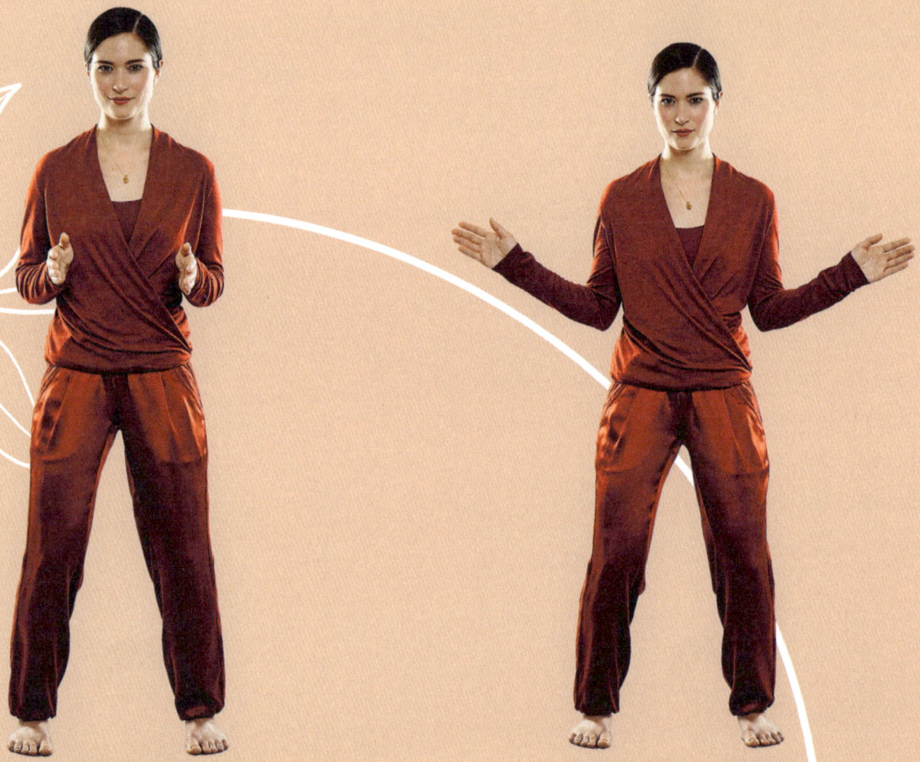

La pagode chinoise d'où émanent les parfums

Aide en particulier en cas de troubles du diaphragme, douleurs de la vésicule biliaire et troubles respiratoires.

- Les paumes se font face à une distance de 30 centimètres environ, les doigts sont dirigés vers l'avant. Pliez les bras à hauteur de poitrine.
- Écartez puis rapprochez les mains 5 fois devant la poitrine, à un rythme régulier.

La pagode bouddhiste d'où émanent les parfums

Soutient le traitement de la stéatose du foie, de la gastrite, des calculs biliaires, et aide en cas d'essoufflement.

- Les bras sont pliés à hauteur de poitrine, les paumes se font face sans se toucher. Écartez puis rapprochez les mains 5 fois avec des mouvements doux.
- Lentement, montez vos mains jusqu'aux épaules en décrivant un large arc de cercle vers l'extérieur, puis retrouvez la posture de départ en passant par l'intérieur.
- Ensuite, descendez vos mains jusqu'à la taille en décrivant un large arc de cercle vers l'extérieur, puis retrouvez la posture de départ en passant par l'intérieur.

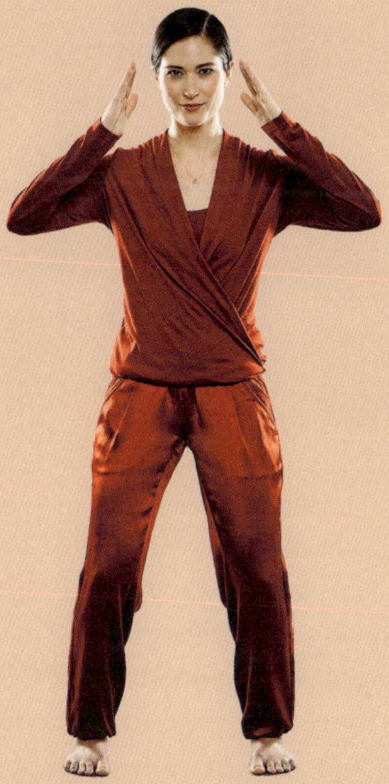

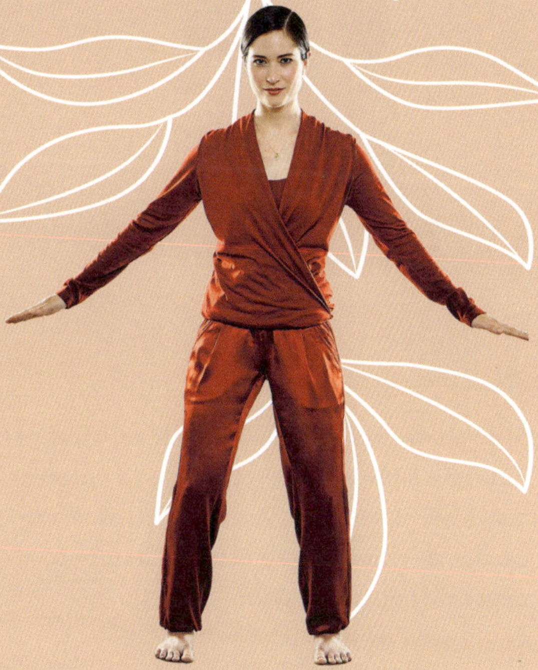

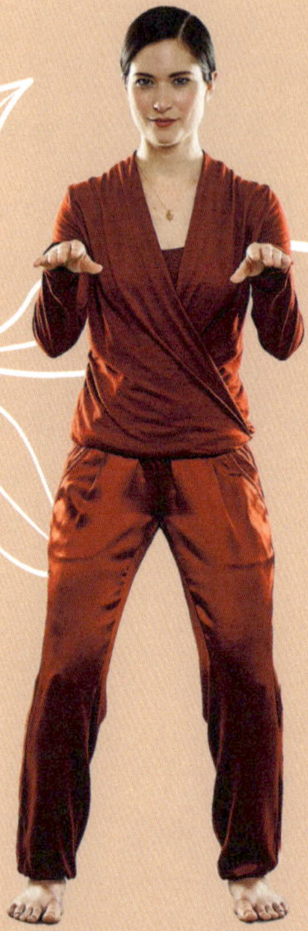

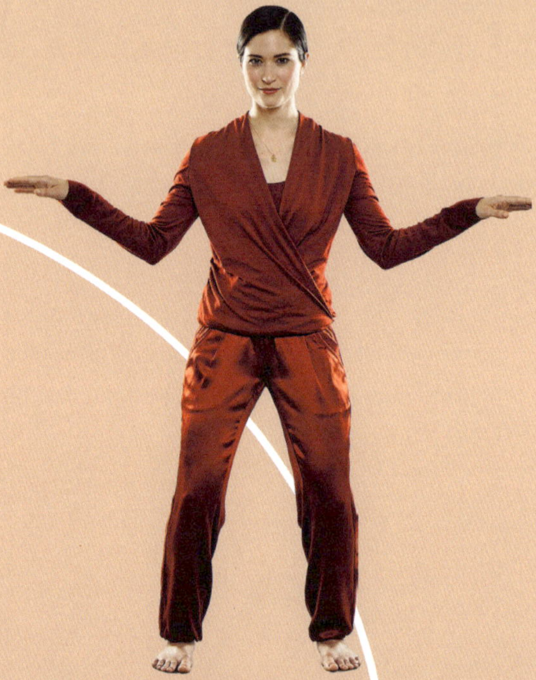

Le bodhisattva joue de la cithare chinoise

Aide particulièrement en cas de cervicobrachialgie (douleurs partant de la colonne cervicale et irradiant vers le bras), de tachycardie, de tennis-elbow et de raideur douloureuse de l'épaule (épaule gelée).

- Vos paumes sont tournées vers le sol, le bout des doigts pointant vers l'avant. Portez les mains à hauteur de poitrine en ayant conscience de vos mouvements, et pliez légèrement les bras.
- Écartez puis rapprochez les mains 36 fois devant la poitrine, en effectuant des mouvements lents.

Présentation du bol d'aumône

Aide particulièrement en cas d'insuffisance rénale, de tennis-elbow et de raideur douloureuse de l'épaule (épaule gelée).

- Les paumes sont tournées vers le haut, les doigts pointent vers l'avant. Pliez légèrement les bras et portez-les à hauteur de poitrine.
- Écartez puis rapprochez les mains 36 fois devant la poitrine – de façon lente et régulière.

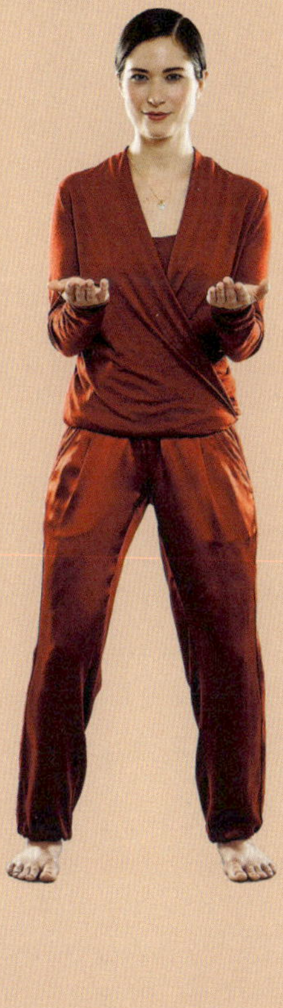

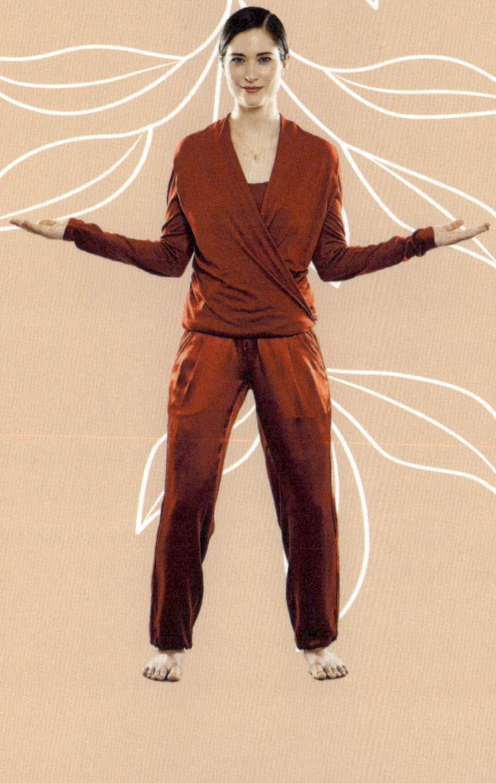

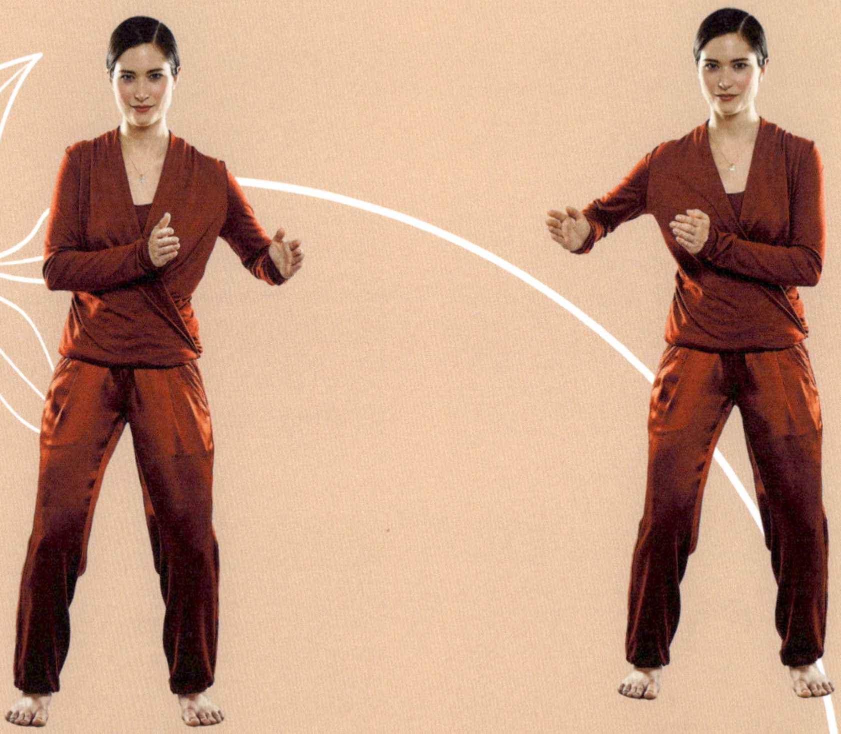

Les feuilles de lotus bercées par le vent

Aide particulièrement en cas de cervicobrachialgie (douleurs partant de la colonne cervicale et irradiant vers le bras), de stéatose du foie et d'essoufflement.

- Vos paumes se font face à une distance de 20 centimètres environ. Les doigts sont dirigés vers l'avant. Pliez légèrement les bras et portez-les à hauteur de poitrine. Respirez de façon calme et détendue.
- Balancez vos mains vers la gauche et vers la droite, tour à tour. Imaginez que ce sont des feuilles bercées par le vent. Répétez cet exercice 36 fois en tout.

Ramer sur l'océan

Aide particulièrement en cas de problèmes cervicaux et dorsaux, de flatulences, d'asthme et de raideur douloureuse de l'épaule (épaule gelée).

- Les paumes sont dirigées vers le sol, les bras légèrement pliés. Gardez les mains à hauteur de poitrine et repliez les doigts vers le bas.
- Ramenez les mains près du corps, comme si vous ramiez, puis déplacez-les de nouveau vers l'avant. Répétez l'exercice 36 fois.

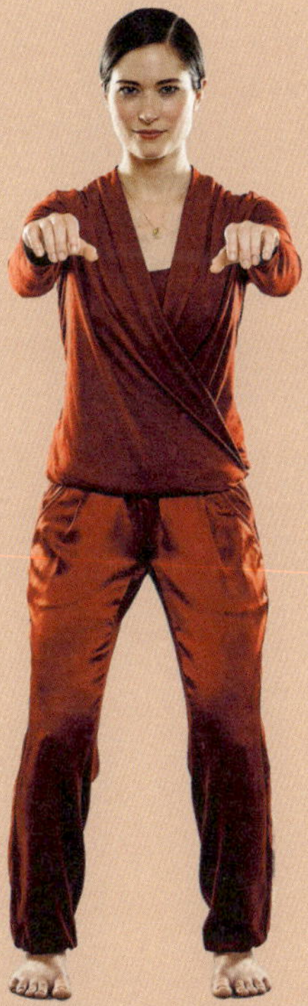

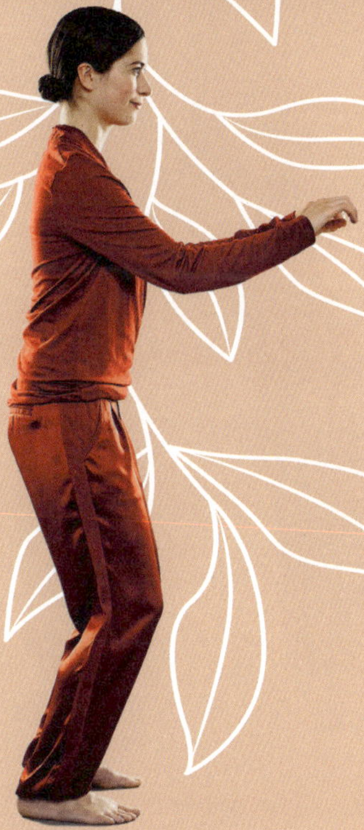

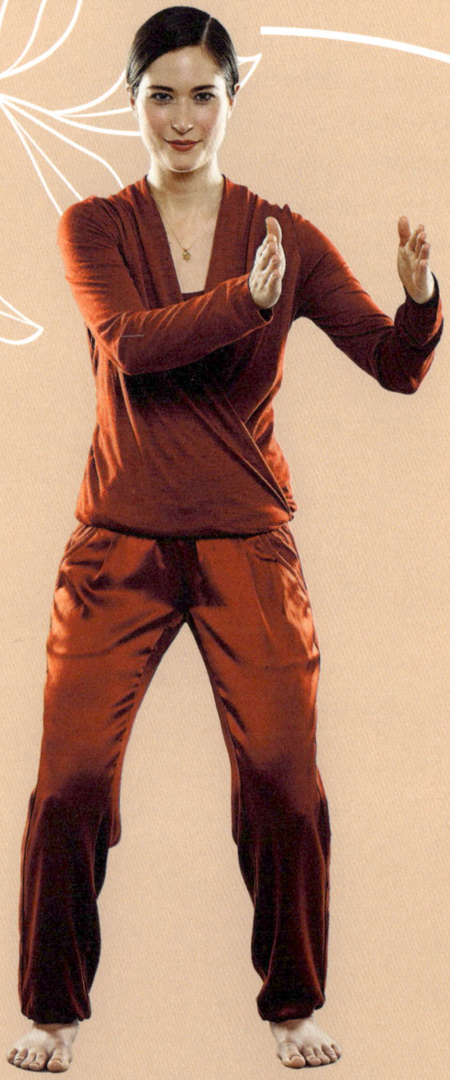

Cet exercice aide particulièrement en cas de troubles du rythme cardiaque, de bronchite, de gastrite et de cervicobrachialgie.

Tourner la roue du dharma à gauche

- Les paumes se font face à une distance de 20 centimètres environ.
- Dessinez un ovale avec vos mains, dans le sens inverse des aiguilles d'une montre. Vos mains se déplacent de droite à gauche, puis de haut en bas, puis de gauche à droite et enfin, de bas en haut. Répétez ces mouvements 36 fois.

Tourner la roue du dharma à droite

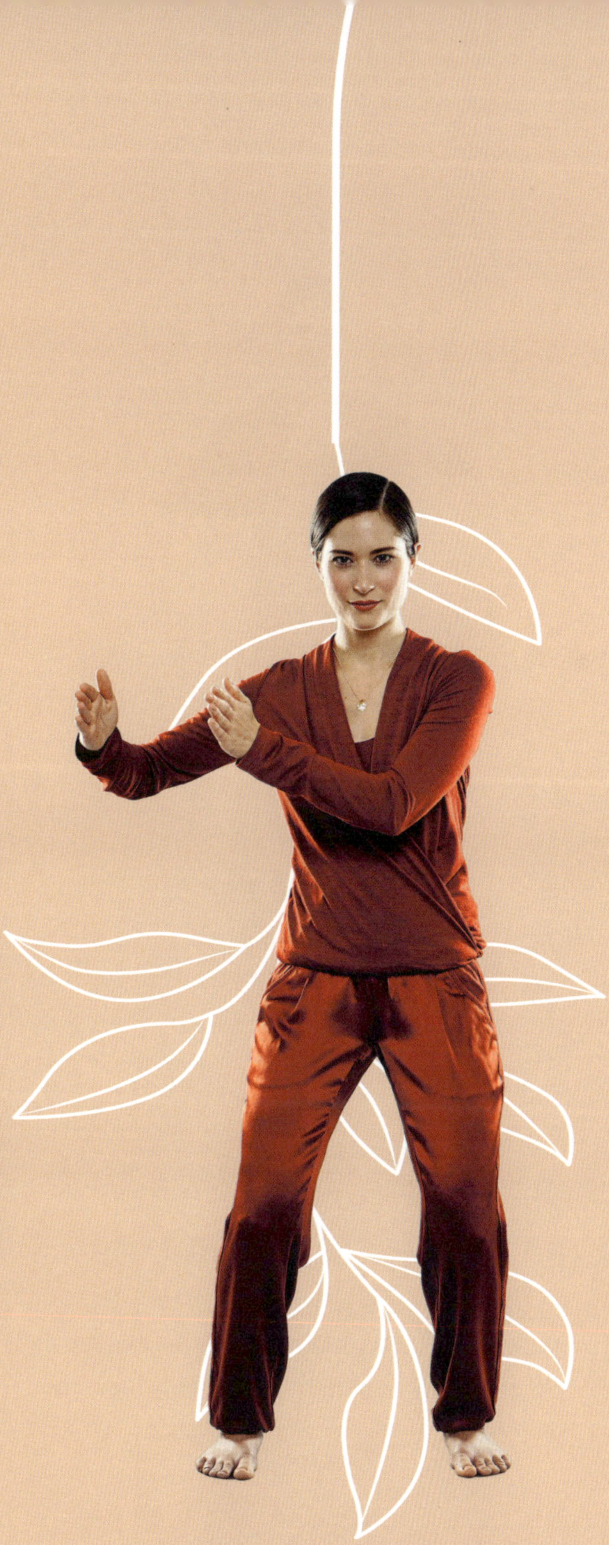

- Les paumes se font face à une distance de 20 centimètres environ.
- Dessinez un ovale avec vos mains, dans le sens des aiguilles d'une montre. Vos mains se déplacent de gauche à droite, puis de haut en bas, puis de droite à gauche et enfin, de bas en haut. Répétez ces mouvements 36 fois.

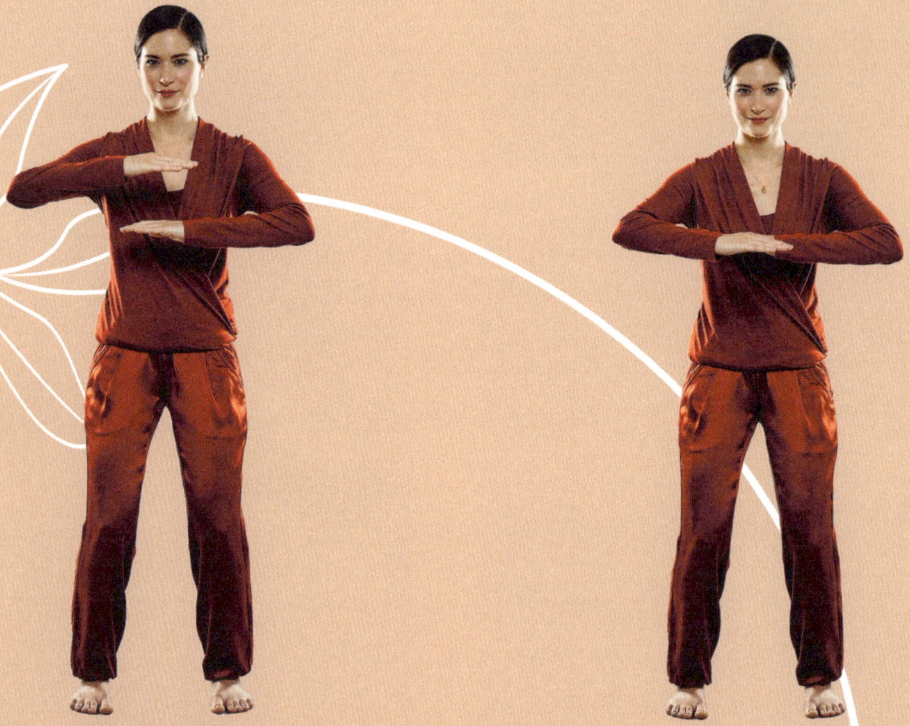

La roue du dharma tournant sans cesse

Aide particulièrement en cas de troubles respiratoires, de palpitations et de problèmes dorsaux.

- Les bras sont pliés, les paumes tournées vers le bas. La main droite se trouve à hauteur de poitrine, la gauche 10 centimètres plus bas.
- Dessinez une ellipse avec les deux mains, celles-ci s'éloignant du corps à tour de rôle en un mouvement circulaire, l'une autour de l'autre. Les paumes sont toujours tournées vers le bas. Répétez l'exercice 36 fois.

La traversée du bodhidharma

Aide particulièrement en cas d'asthme, de raideur douloureuse de l'épaule (épaule gelée), de cervicobrachialgie (douleurs partant de la colonne cervicale et irradiant vers le bras) et de troubles digestifs.

- Les bras sont pliés, les paumes tournées vers le sol, les doigts se touchent.
- Porter la main droite à hauteur de poitrine, à 10 centimètres environ au-dessus de la gauche.
- Balancez vos mains vers la gauche et vers la droite, en imaginant qu'elles sont un bateau bougeant au gré des vagues. Répétez l'exercice 36 fois.

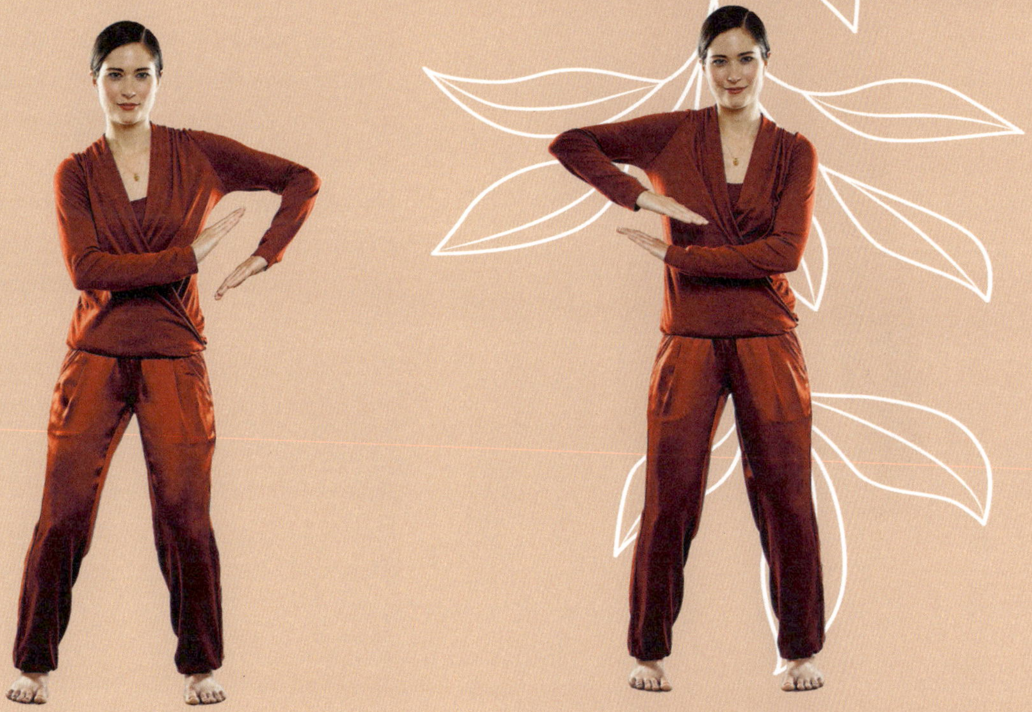

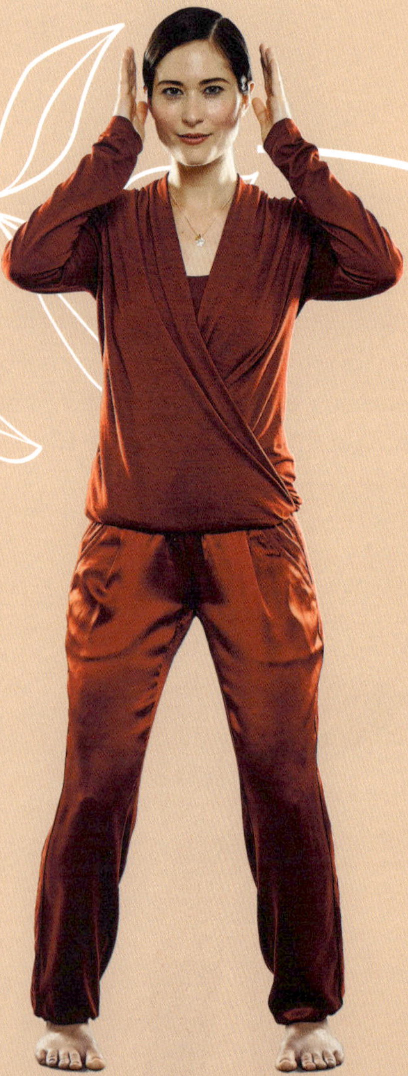

Le souffle divin du bouddha sur les oreilles

Cet exercice aide en cas de troubles rénaux, d'acouphènes et de perte auditive brutale.

- Les bras sont pliés. Portez les mains devant le ventre, paumes tournées l'une vers l'autre, doigts pointés vers l'avant. Les mains sont écartées de 30 centimètres environ.
- Montez lentement les deux mains vers les oreilles, en suivant une ligne oblique. Elles se dirigent de plus en plus l'une vers l'autre, comme si votre tête était le sommet d'un triangle.
- Cela vous aidera d'imaginer que vous venez comprimer l'air dans vos oreilles, en décrivant un mouvement de bas en haut.
- Baissez tout aussi lentement les mains jusqu'à la base du triangle, pour retrouver la posture de départ. Répétez l'exercice 36 fois en tout.

Les yeux éblouis par la lumière du bouddha

Aide particulièrement en cas de myopie et d'hypermétropie, d'yeux larmoyants (épiphora), de maladies de la rétine (dégénérescence maculaire), de troubles du foie et de la vésicule biliaire.

- Placez les mains devant le ventre et formez avec chacune un « bec de canard ». Les doigts des deux mains sont dirigés les uns vers les autres.
- Déplacez lentement les mains de bas en haut, jusqu'à la hauteur des yeux. Imaginez que vous comprimez l'air vers le haut. Abaissez lentement les mains. Répétez l'exercice 36 fois.

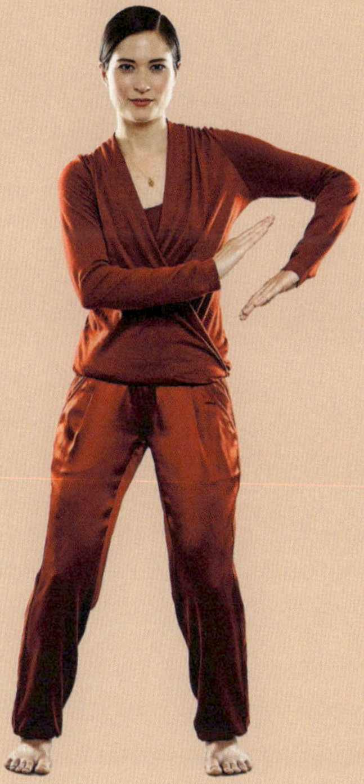

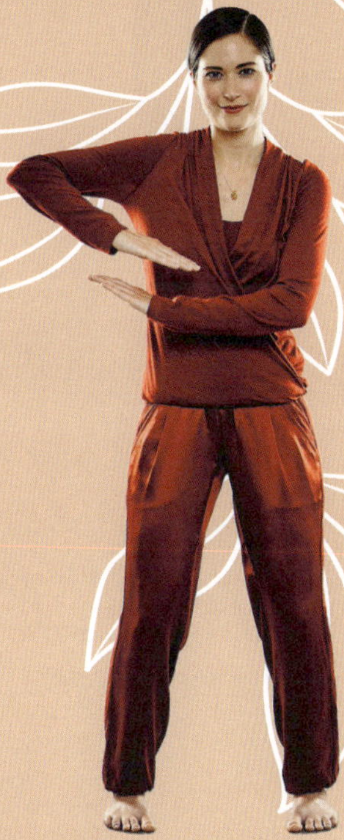

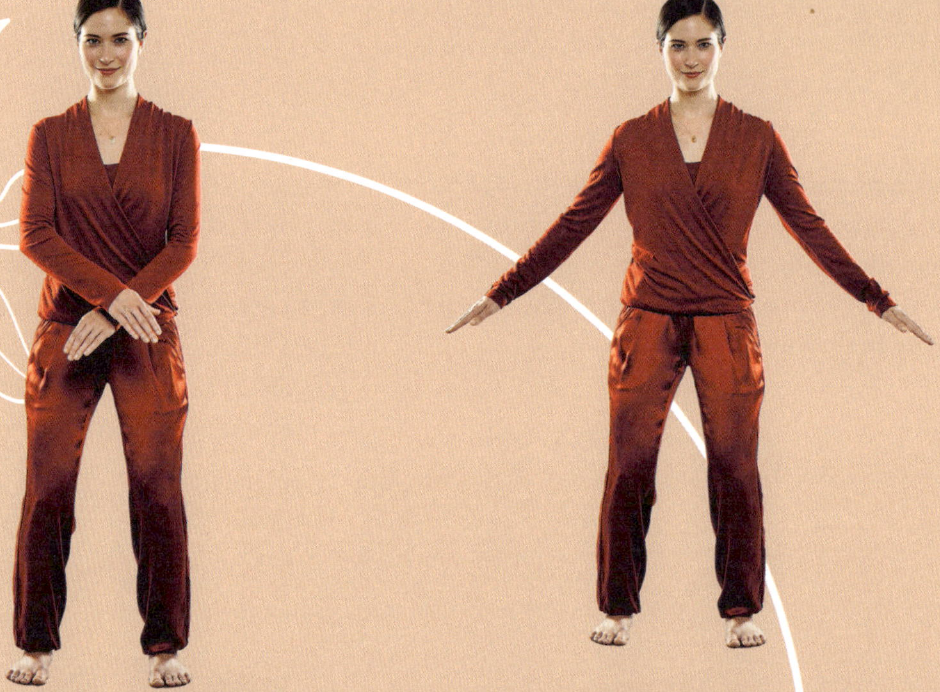

La grande compassion du bouddha

Aide particulièrement en cas d'épuisement physique et psychique, de problèmes menstruels, et favorise la détoxication.

- Tendez les bras vers le bas et croisez-les devant le ventre. Le bras gauche se trouve le plus près du corps, et le droit par-dessus. Les doigts pointent vers le sol.
- Écartez les mains en un mouvement lent et fluide, puis croisez-les de nouveau.
- Répétez l'exercice 36 fois.

L'enfant priant le bouddha

Aide particulièrement en cas de troubles du système neurovégétatif, de burn-out, d'épuisement physique et psychique.

- Placez les mains l'une contre l'autre, comme pour prier. Les doigts sont dirigés vers le haut, il reste un petit espace entre les paumes.
- Portez les mains vers la poitrine et maintenez cette posture 1 minute. Fermez les yeux et respirez de façon calme et régulière.
- Pour achever l'exercice, abaissez les mains et ouvrez les yeux.

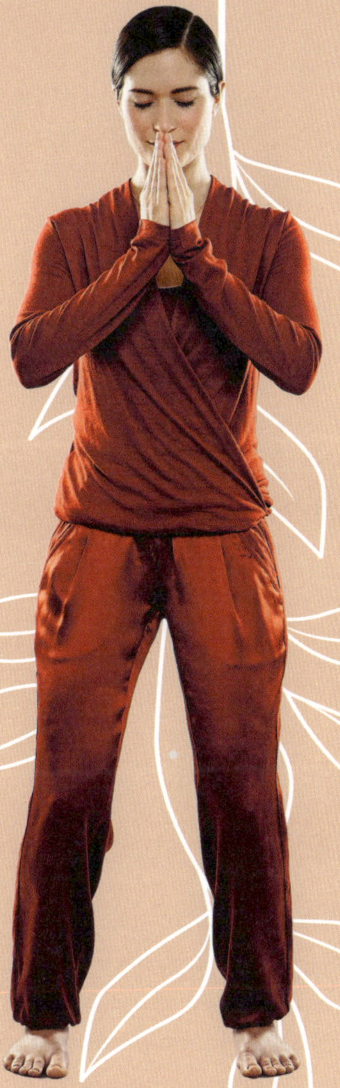

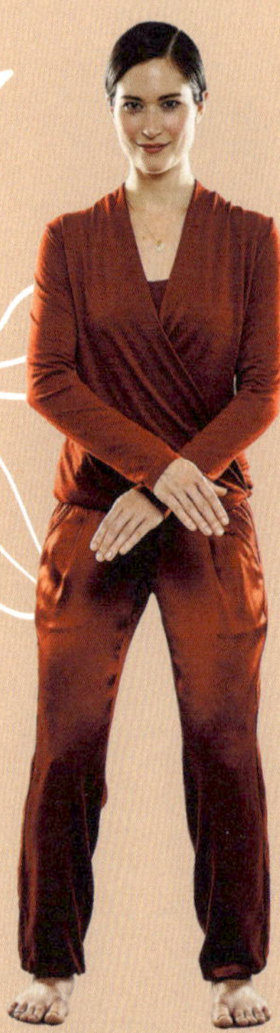

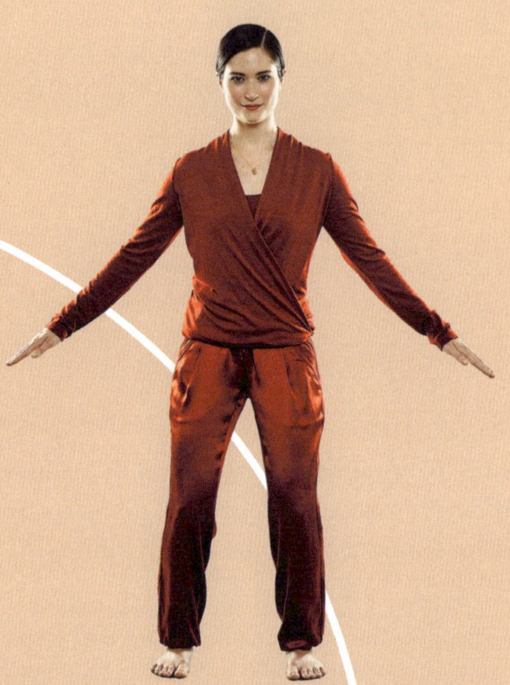

Exercice final

Cet exercice final est indispensable, car il « ferme » le flux énergétique. Accomplissez-le à la fin de chaque séance de qi gong des parfums, même si vous n'avez pratiqué que des exercices isolés.

- Baissez les mains et serrez les poings sans forcer. Pliez ensuite les bras et portez les poings à hauteur d'épaules. Inspirez par le nez.
- Tout en expirant par la bouche, abaissez les poings et tendez les doigts. Pour finir, frottez les mains l'une contre l'autre et « lavez-vous » le visage avec.

Le tai-chi-chuan

Le tai-chi-chuan, discipline corporelle remontant à la Chine ancienne, repose sur les vénérables techniques de défense du kung-fu. Les arts martiaux jouissent d'une longue tradition en Chine ; à l'origine, ils étaient surtout pratiqués dans les monastères taoïstes, dont le fameux temple Shaolin (province du Henan).

Beaucoup de mythes et de légendes ont fleuri autour des origines du tai-chi-chuan. Selon une de ces histoires, au XIIe siècle, l'esprit des monts Wudang aurait, dans un rêve, initié le moine taoïste Zhang Sanfeng à l'art du tai-chi-chuan, alors qu'il fuyait cent bandits. Le lendemain, Zhang Sanfeng mit à profit son savoir fraîchement acquis et vint à bout des dangereux brigands.

Selon d'autres sources, le tai-chi-chuan ne se serait développé qu'au XIVe siècle – ces sources mentionnant encore un moine du nom de Zhang Sanfeng et les monts Wudang. Dans cette version, le moine ne doit pas se débarrasser de bandits, mais il se retire dans la montagne pour pénétrer les secrets du yin et du yang. Un jour, il assiste au combat inégal entre un corbeau et un serpent, d'où l'oiseau sort vainqueur. Zhang Sanfeng aurait alors inventé 13 exercices qui, aujourd'hui encore, sont considérés comme le fondement de l'art martial.

Quoi qu'il en soit, le tai-chi-chuan allie gymnastique thérapeutique, méditation et sport de combat. En 1949, avec la proclamation de la République populaire de Chine, il accéda au rang de sport national. En Occident aussi, cet art du mouvement gagne du terrain car il améliore la santé et accroît vitalité, bien-être et joie de vivre. Comme le dit un vieux proverbe chinois : « Le tai-chi-chuan apporte la souplesse d'un enfant, la placidité d'un sage et la santé d'un bûcheron. ».

Le tai-chi-chuan constitue bien plus qu'une simple activité physique. Il contribue de façon décisive à une meilleure qualité de vie et représente un complément efficace au traitement des maladies les plus diverses. Ainsi, une étude menée pendant six mois par le Department of Kinesiology and Community Health de l'université de l'Illinois (USA) a conclu que les personnes âgées considéraient comme bénéfiques, d'un point de vue physique, mental, émotionnel, social et spirituel, ces exercices mettant l'accent, comme le qi gong, sur l'intégration du corps, de l'esprit et de l'âme.

D'autres études attestent que le tai-chi-chuan améliore la qualité de vie des patients cardiaques et atténue leurs symptômes. Sa pratique régulière produit aussi des effets positifs sur la fonction pulmonaire et sur la tolérance à l'effort des personnes présentant une broncho-pneumopathie chronique obstructive (BPCO), tout en ralentissant la progression de la maladie.

PRATIQUER CHEZ SOI

Jeune ou âgé, en bonne santé ou malade : les mouvements étant lents et réguliers, tout le monde peut pratiquer le tai-chi-chuan. Un professeur expérimenté et une longue pratique sont toutefois nécessaires pour maîtriser cet art du mouvement. Certaines salles de sport ou universités populaires

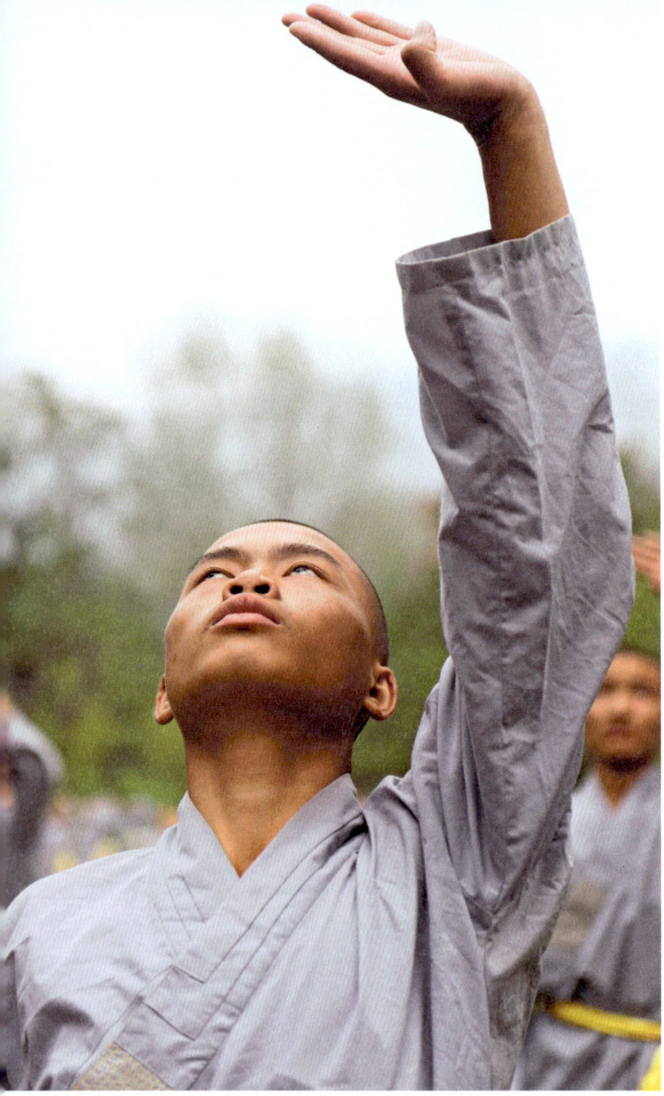

Le temple Shaolin (province chinoise du Henan) est célèbre pour son style d'art martial. Ici, des élèves s'exercent.

proposent désormais des cours. Nous vous conseillons de demander à votre praticien en médecine naturelle et/ou MTC de vous indiquer une bonne adresse à proximité.

Dans les pages qui suivent, vous découvrirez une forme simplifiée de tai-chi-chuan que vous pouvez très facilement pratiquer chez vous, même en tant que débutant. Commencez par vous y exercer une à deux fois par jour, durant 10 minutes.

Quelques points à respecter

- Accomplissez les exercices dans une pièce bien aérée, ou mieux, à l'air libre.
- Ne pratiquez que quand vous vous sentez bien et en bonne santé.
- Veillez à porter des vêtements confortables. Enfilez de légers chaussons de gymnastique, ou renoncez aux chaussures.
- Il est important d'adopter une posture droite et détendue : jambes écartées à la largeur des hanches environ, genoux légèrement fléchis. Dirigez toujours votre regard droit devant vous.
- Pendant les exercices, imaginez que tout ce qui est lourd s'enfonce dans le sol.
- Vos mouvements devraient être lents et fluides. Si une partie du corps bouge, l'autre se repose pendant ce temps.
- Chaque mouvement prend racine depuis les pieds, est dirigé par les hanches et s'exprime par les doigts.

- Respirez de façon lente et régulière par le nez. Inspirez pendant les mouvements de fermeture. Expirez pendant les mouvements d'ouverture.
- Si vous n'avez que peu de temps, vous pouvez aussi pratiquer des postures isolées, mais il est préférable de réaliser tous les exercices l'un après l'autre.
- Au début, pour mieux ressentir les temps calmes et les postures statiques, vous pouvez régler un réveil. Assurez-vous cependant que la sonnerie ne soit pas trop forte et ne perturbe pas votre quiétude.

LES STYLES DE TAI-CHI-CHUAN

Il existe différentes écoles qui se complètent et s'enrichissent mutuellement, enseignant les styles chen, yang, wu, hao et sun. Bien qu'elles se distinguent par leurs caractéristiques, elles associent toutes mouvements harmonieux, stabilité et équilibre.

Le style chen

Le plus ancien des styles de tai-chi-chuan se distingue par le passage fluide d'un mouvement à un autre, avec ou sans emploi de la force physique. Il a aussi pour particularité la transition en douceur entre sauts, bonds et piétinements. Les mouvements sont toujours très souples, arrondis et fluides.

Le style yang

Mouvements très puissants, amples et particulièrement rythmiques sont caractéristiques de ce style, sans doute le plus populaire en Chine.

Le style wu

Ce style repose sur le style yang. Il se caractérise par des mouvements doux, compacts et lents, ainsi que de petits arcs de cercle.

Le style hao

Caractérisé par la simplicité, la clarté et la compacité, il trouve sa spécificité dans des mouvements souples, clairement structurés et courts. Cette école met l'accent sur la vivacité du travail des jambes.

Le style sun

- Ce style unique associe des éléments du style hao et de deux arts martiaux, le Xingyi Quan et le Bagua Quan. Il se caractérise par l'utilisation des mains, qui s'ouvrent et se ferment tour à tour, ainsi que par le travail spécial des jambes, avec alternance rapide de mouvements vers l'avant et vers l'arrière.

TAI-CHI-CHUAN

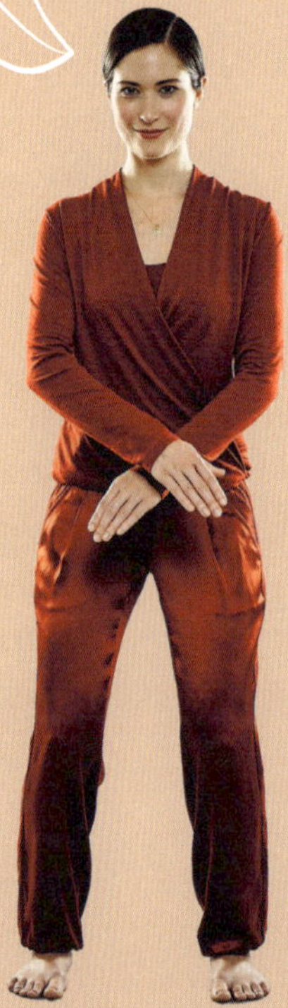

Posture de départ

- Vous êtes debout et vous tenez droit. Vos pieds sont écartés à la largeur des hanches, les orteils pointant légèrement vers l'intérieur. Vos genoux sont un peu tournés vers l'intérieur et légèrement fléchis. Déplacez le poids de votre corps sur la partie avant de vos pieds. Vos bras pendent librement le long de votre corps et vous regardez droit devant vous. Le cou est étiré, le menton légèrement rentré. Vous respirez de façon profonde et régulière.
- Approchez maintenant vos doigts les uns des autres, jusqu'à une distance de 10 centimètres environ. Vos mains sont parfaitement décontractées. Les paumes sont tournées vers le corps et se trouvent maintenant plus ou moins à hauteur de poitrine.
- Fermez les yeux et maintenez la posture 5 à 10 minutes. Concentrez-vous sur votre respiration.

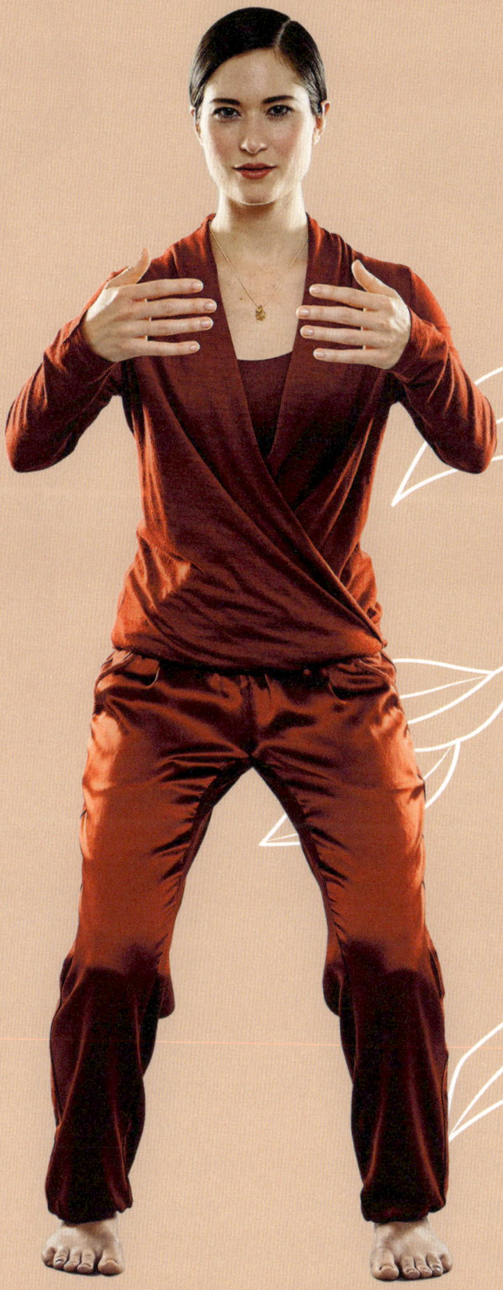

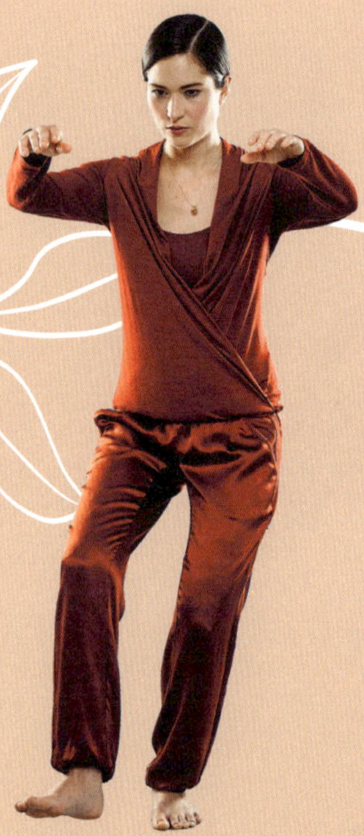

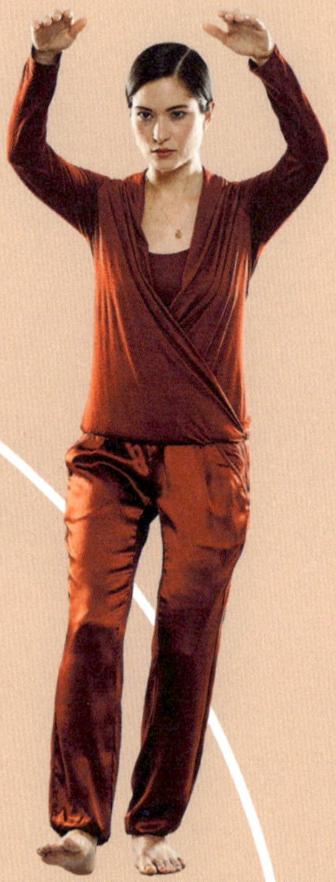

Marcher

- Prenez la posture de départ, puis montez les bras à hauteur d'épaules, paumes tournées vers le sol et mains détendues. Déplacez lentement le poids de votre corps sur le pied droit.
- Soulevez le pied gauche, en commençant par le talon. Reposez-le devant vous, une longueur de pied plus loin, en posant d'abord le talon. Déplacez maintenant, doucement, le poids du corps sur le pied gauche. Le haut du corps reste droit. Votre pied droit se soulève en flottant tandis que vous levez les bras au-dessus de votre tête. Ce faisant, vos paumes sont toujours tournées vers le sol et forment une sorte de toit.
- En décrivant un mouvement circulaire, déplacez calmement votre pied droit à côté de votre pied gauche et posez-le devant en commençant par le talon. Transférez lentement le poids de votre corps sur le pied droit.
- Répétez cette suite de mouvements et achevez cette partie de l'exercice en reprenant la posture de départ. Ensuite, accomplissez cet enchaînement vers l'arrière.
- Répétez l'exercice 8 fois.

Éveil du qi

- En partant de la posture de départ, montez lentement les bras à hauteur d'épaules ; ne tendez pas les coudes. Les mains pendent librement. Ensuite, tendez-les lentement.
- Baissez lentement les coudes, de façon à ce que les poignets se déplacent vers le corps. Les mains sont fléchies et décontractées. Laissez maintenant les avant-bras et les mains retrouver avec fluidité la posture de départ.

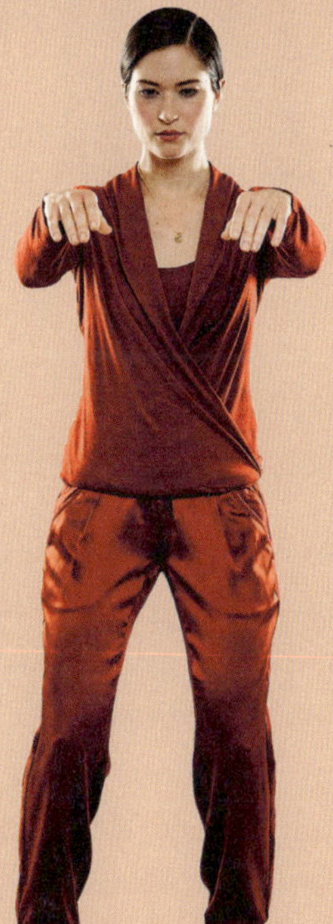

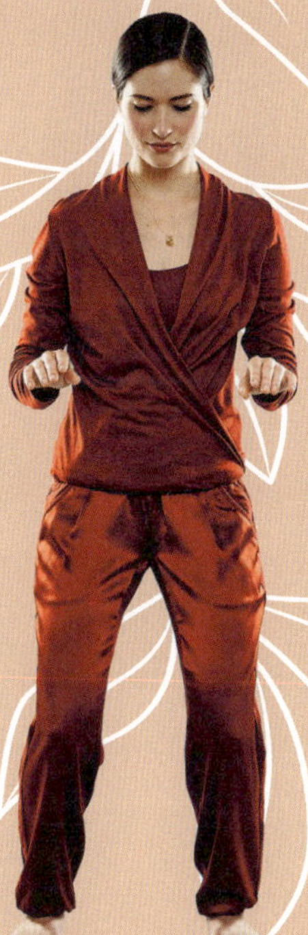

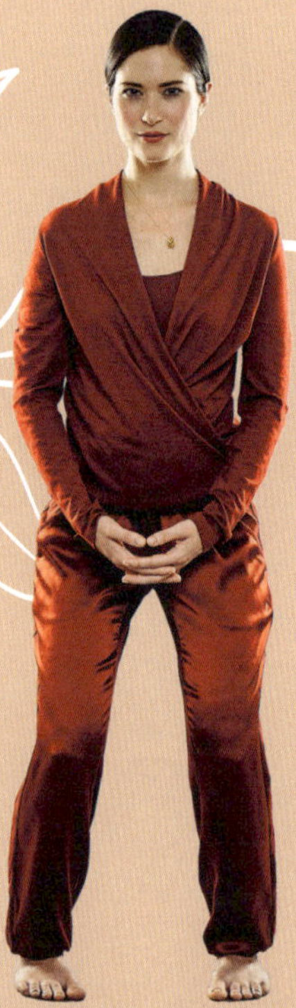

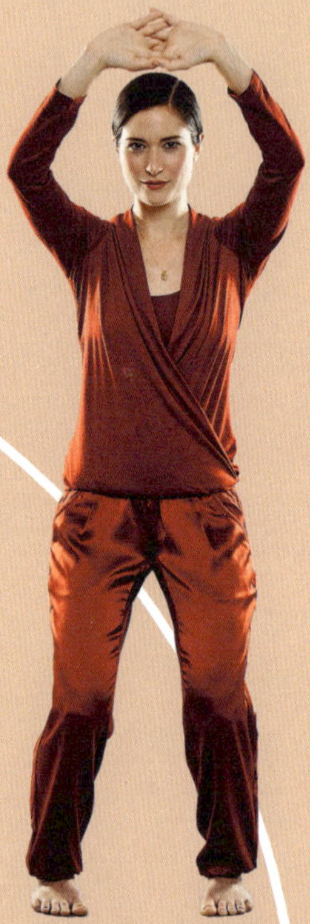

Soutenir le ciel

- Prenez la posture de départ et entrelacez les doigts devant le bas-ventre.
- Montez lentement les bras devant vous. Ce faisant, tournez les mains pour que les paumes pointent vers l'extérieur.
- Une fois que vos bras sont presque tendus au-dessus de votre tête, restez ainsi le temps de quelques respirations, avant d'abaisser un peu vos mains au-dessus de votre tête.
- Écartez les bras en décrivant un large arc de cercle. Les mains sont fléchies. À hauteur d'épaules, tendez légèrement les poignets.

Soutenir la terre

- Prenez la posture de départ, mais en agrandissant l'écart entre vos pieds. Le haut du corps reste droit. Fléchissez les genoux et basculez légèrement les hanches vers l'avant.
- Pliez les bras et montez-les à hauteur de poitrine. Inspirez et expirez lentement.
- Retrouvez la posture de départ et respirez paisiblement 5 minutes environ.

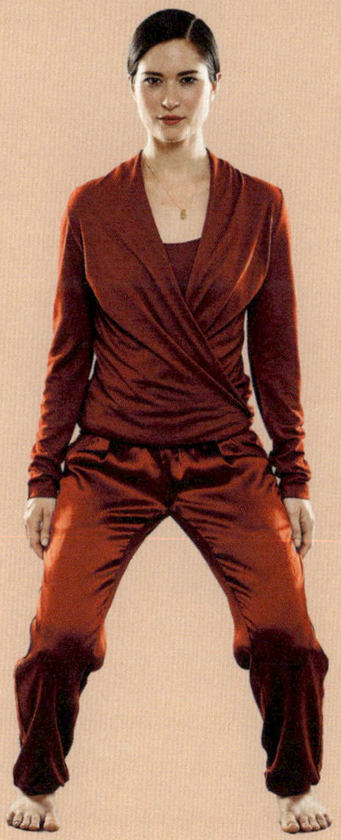

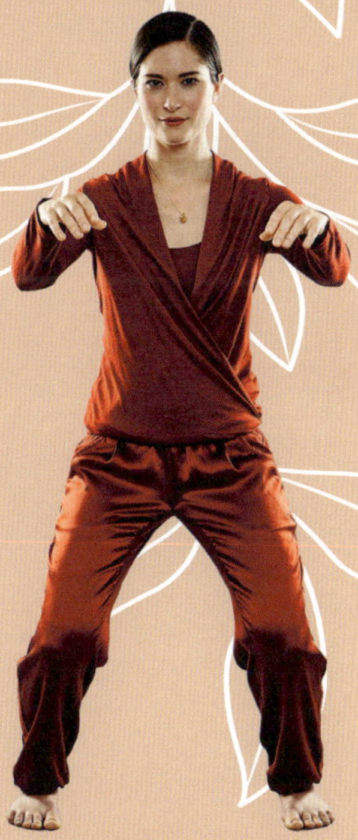

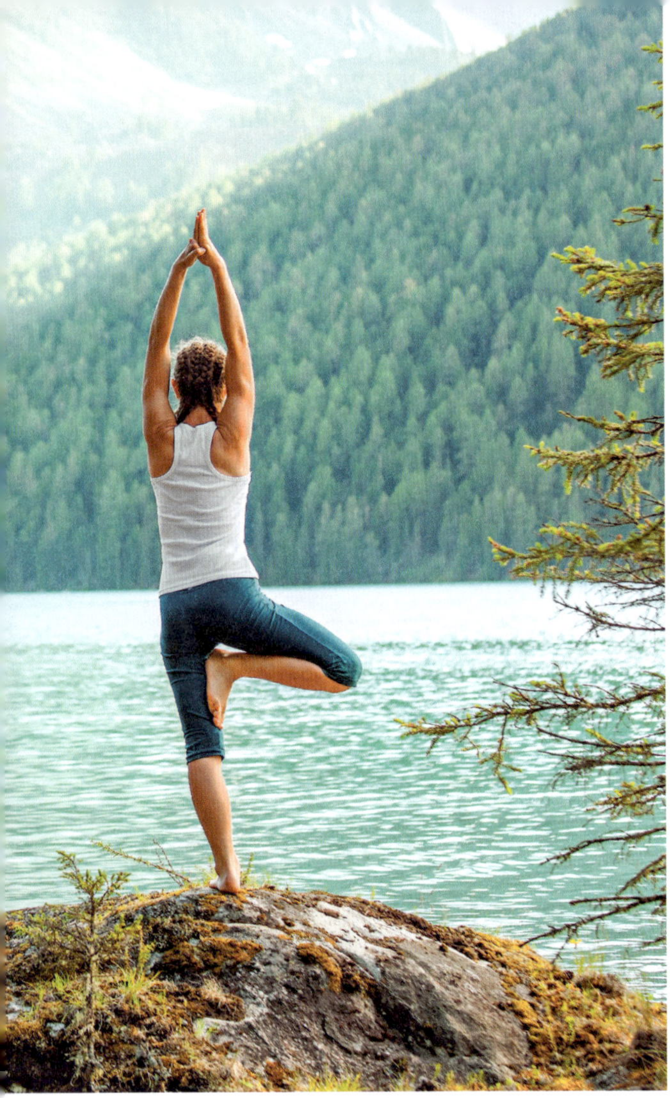

La posture de l'arbre.

Le yoga

Le yoga, importante composante de la doctrine ayurvédique, constitue un excellent entraînement musculaire – il favorise force, souplesse, sens de l'équilibre et endurance. Mais ce n'est pas son seul atout : il contribue aussi à une bonne santé générale, maintient en forme et exerce une action rajeunissante et vivifiante. Il exerce également des effets positifs sur différentes maladies, comme les affections cardiovasculaires, les troubles du sommeil, les troubles nerveux, les maux de tête ou de dos chroniques. De même, le yoga peut atténuer l'anxiété, la dépression et le stress. Son influence sur l'intelligence fluide, c'est-à-dire la capacité de penser de façon logique et de résoudre des problèmes, s'avère aussi fascinante.

Des études récentes attestent que les capacités cognitives ainsi que la fonction cérébrale de sujets pratiquant yoga et méditation diminuent plus lentement au fil des ans que celles des personnes des groupes témoins, qui mènent pourtant un style de vie similaire et disposent d'une éducation analogue. Les scientifiques ont par ailleurs constaté que les réseaux cérébraux des cobayes faisant du yoga et méditant jouissaient d'une plus grande résistance aux traumatismes simulés.

Une autre étude clinique a démontré que des femmes ayant un cancer du sein souffraient moins de fatigue intense, après une radiothérapie, une chimiothérapie ou une hormonothérapie, quand elles se livraient régulièrement à des exercices de yoga. Par ailleurs, le yoga aurait un impact positif sur les paramètres inflammatoires. Enfin, il exerce aussi un effet apaisant et équilibrant, si bien qu'aujourd'hui, en Occident également, on le considère comme une approche holistique favorisant joie de vivre et sérénité.

Pour bénéficier de cette influence positive, il faut toutefois exécuter les exercices correctement. Il vaut donc mieux apprendre le yoga sous le contrôle d'un professeur qualifié. Au début, ne vous surmenez pas ; acceptez vos propres limites. Les asanas douces présentées à partir de la p. 131 sont spécialement prévues pour les débutants. Elles vous donneront un premier aperçu de ce qu'on ressent en pratiquant.

LES ASANAS

Le yoga est originaire d'Inde, où il est pratiqué depuis des millénaires. Au IIe siècle av. J.-C., le sage et érudit indien Patanjali consigna, dans les *Yoga sutra*, les règles du yoga qui donnèrent naissance aux différentes écoles. Il existe des approches spirituelles, comme le Karma-Yoga ou voie de l'action désintéressée, et le Jnana-Yoga ou voie de la connaissance.

En Occident, de nos jours, la pratique du yoga met généralement l'accent sur la condition physique et le bien-être. Le but du yoga qu'on y pratique le plus, le Hatha-Yoga, consiste à stimuler le flux énergétique, et à renforcer et préserver l'équilibre du corps et de l'esprit. Le pratiquant y est aidé par des postures déterminées (asanas), des exercices de respiration (Pranayama) et la méditation (dhyana). Dès le XVe siècle, le *Hatha Yoga Pradipika*, un recueil, indiquait précisément comment exécuter certaines postures ou employer de façon optimale l'énergie de la respiration. Pour autant, il s'agit toujours de parvenir à un développement spirituel, pas de se livrer à une gymnastique précise.

La salutation au soleil

La salutation au soleil, un des enchaînements les plus connus du Hatha-Yoga, consiste en une suite dynamique de douze postures, réalisée avec des mouvements fluides, soutenus par la respiration (voir à partir de la p. 158). La salutation au soleil est surtout recommandée en guise d'échauffement et en introduction à d'autres exercices. Elle active la circulation, fournit une énergie nouvelle, étire et renforce l'ensemble du corps. Elle exerce une action à la fois apaisante et vivifiante. Exécutée le matin, elle vous aidera à vous mettre en route, vous donnera de l'élan pour la journée qui s'annonce. Elle fortifie bras et jambes, stimule le métabolisme, harmonise tout l'organisme, et ses mouvements enchaînés massent les organes internes. De plus, cette suite d'exercices est idéale pour se préparer à pratiquer d'autres asanas.

La salutation au soleil, comme toutes les asanas présentées pages suivantes, est également appropriée aux débutants. Il est toutefois conseillé, si vous êtes novice, de suivre un cours de yoga. Quant aux exercices plus difficiles, vous devriez aussi les pratiquer, au début, sous le contrôle d'un professionnel.

LE PRANAYAMA

La respiration est un principe essentiel. Pourtant, au quotidien, nous lui accordons rarement l'attention qu'elle mérite. Dans le yoga et l'Ayurvéda, le souffle est considéré comme le porteur de l'énergie vitale (prana). À l'aide du Pranayama ou « contrôle de l'énergie corporelle », qui constitue une des plus anciennes formes connues de thérapie respiratoire, nous pouvons apprendre à guider et à approfondir notre respiration par la pleine conscience et une pratique continue – par exemple, l'utilisation de groupes musculaires précis (diaphragme, poitrine, ventre, plancher pelvien), l'inspiration et l'expiration contrôlées, la rétention du souffle ou des techniques de respiration particulières (respiration alternée, rapide, ou rafraîchissante).

Si le Pranayama est pratiqué régulièrement, la capacité pulmonaire s'accroît. Le rythme respiratoire devient plus lent et plus régulier. Des études indiquent que le besoin en oxygène diminue, le pouls ralentit et la tension artérielle baisse, le psychisme s'équilibre, la digestion, le fonctionnement des glandes, le cœur et la circulation sont stimulés.

Il existe des exercices de respiration simples que vous pouvez aussi pratiquer seul, chez vous, comme la respiration alternée (voir p. 161). Mais si vous souhaitez vous intéresser au Pranayama de façon plus approfondie, adressez-vous à un professeur expérimenté.

Conseils pour la pratique du yoga

- Il est important d'avoir un tapis de yoga antidérapant, pour éviter de glisser et de vous faire mal. Renseignez-vous aussi auprès de votre professeur à propos des divers accessoires (sangles, cales, coussins...) et de la façon de les intégrer dans votre programme d'exercices.
- ortez des vêtements amples et confortables. Ôtez vos bijoux.
- Les yogis pratiquent généralement pieds nus. C'est ce que nous vous conseillons, mais si cela vous est désagréable, vous pouvez aussi porter de légers chaussons de yoga.
- Veillez à bénéficier d'un cadre paisible quand vous pratiquez le yoga chez vous.
- Planifiez des périodes d'entraînement fixes dans votre routine. Il vaut mieux pratiquer moins longtemps, mais de façon régulière. Vous conservez ainsi le bénéfice de vos exercices.
- Ne mangez rien au cours des deux heures précédant l'entraînement, au moins. Vous ne devriez pas avoir faim non plus.
- Ne buvez ni café, ni thé avant de pratiquer le yoga. Les épices fortes et l'ail ne sont pas recommandés non plus.
- Renoncez à votre entraînement si vous avez une maladie aiguë ou si vous vous sentez mal. Si vous souffrez de troubles psychiques ou d'une maladie mentale, que vous avez des problèmes de dos ou de genoux, vous devriez consulter votre médecin ou votre praticien en médecine naturelle avant de commencer à pratiquer.
- Ne forcez pas ! N'attendez pas trop de vous-même, ne vous imposez pas de trop hautes exigences. Évitez à tout prix douleur ou vertiges pendant la pratique du yoga.
- Certains exercices doivent être réalisés avec précaution pendant les règles. Chaque femme déterminera si elle supporte ou pas telle ou telle posture durant cette période. Une prudence particulière est aussi de mise pendant la grossesse. Demandez de préférence conseil à un professeur de yoga expérimenté.

YOGA

La respiration alternée (Nadi Sodhana)

Purifie les voies énergétiques et équilibre le flux de prana. Améliore la respiration cellulaire et détend corps, esprit et âme.

- Prenez la posture du demi-lotus (voir p. 164) ou asseyez-vous simplement en tailleur – selon vos possibilités. Bouchez la narine droite avec le pouce de la main droite et inspirez très lentement par la narine gauche.
- Bouchez la narine gauche avec le petit doigt et l'annulaire de la main droite, retenez votre souffle tant que cela reste agréable, puis ôtez votre pouce et expirez, toujours très lentement, par la narine droite.
- Inspirez lentement par la narine droite, retenez votre souffle comme avant, bouchez de nouveau la narine avec le pouce, ôtez le petit doigt et l'annulaire, et expirez par la narine gauche.
- Pratiquez cet enchaînement respiratoire 20 fois de suite, matin et soir, dans une pièce sèche et bien aérée ou à l'air libre.

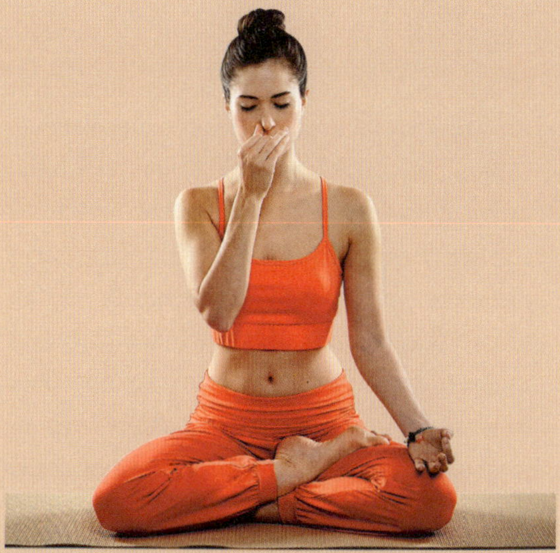

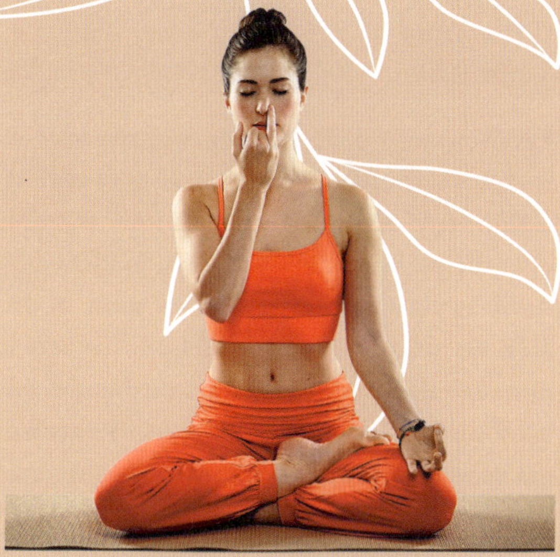

ASANAS ASSIS

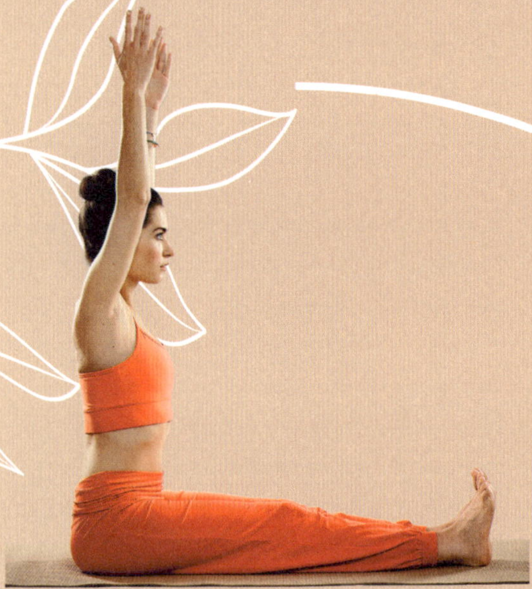

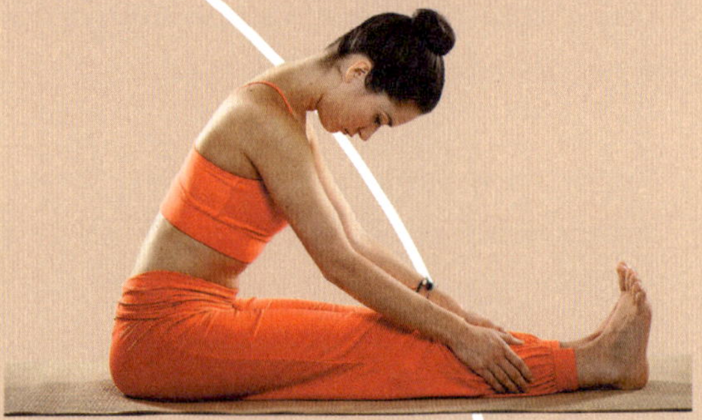

La pince (Paschimottanasana)

Cet étirement permet de décompresser les vertèbres, fortifie épaules, jambes et région abdominale. Stimule le système immunitaire et la digestion, et favorise l'évacuation des déchets via la stimulation des reins et du foie. Attention : si vous souffrez de douleurs dorsales aiguës, de problèmes de disques ou d'inflammation abdominale, cet exercice est inadapté. Cette précaution vaut en cas de grossesse avancée.

- Asseyez-vous sur le sol. Les jambes sont étendues et parallèles. Le dos est droit. Prenez une inspiration et tendez les bras vers le haut.
- Expirez et penchez-vous en avant. Attrapez vos pieds avec vos mains, de l'extérieur. Si vous n'y arrivez pas encore, vous pouvez aussi placer vos mains autour de vos chevilles ou de vos mollets.
- Abaissez tranquillement tronc et tête vers vos jambes. Ne forcez pas, l'étirement doit rester agréable. Détendez vos bras.
- Maintenez la posture et respirez dans le dos, de façon calme et régulière. Ensuite, redressez-vous lentement et doucement.

La demi-tortue (Ardha Kurmasana)

Cette flexion en avant étire la colonne vertébrale, favorise l'irrigation du cerveau et agit contre maux de tête, fatigue, troubles de la mémoire et tensions dans la ceinture scapulaire. Elle dilate aussi les poumons. Attention à ne pas exécuter cet exercice pendant les règles et en cas de grossesse avancée.

- Asseyez-vous sur les talons. Vos pieds sont côte à côte, parallèles. Redressez le dos, levez les bras tendus au-dessus de votre tête puis placez les paumes l'une contre l'autre. Les pouces sont croisés. Rentrez le ventre et regardez droit devant vous.
- Inclinez-vous lentement en avant, jusqu'à ce que front et bout du nez touchent le sol. Penchez-vous un peu plus en avant à chaque expiration. Veillez à garder le dos droit ; fesses et talons doivent aussi rester en contact.
- Si vous n'y arrivez pas encore, allez aussi loin que possible sans que l'étirement devienne désagréable.
- Vos bras sont tendus devant vous, vos petits doigts en contact avec le sol. Les yeux restent ouverts.
- Étirez toujours plus les fesses vers les talons, et le bout des doigts vers l'avant. Le ventre est rentré.
- Maintenez cette posture, inspirez et expirez de façon calme et régulière. Prenez conscience de l'étirement de l'arrière du corps.
- Quittez doucement cette asana en mettant un terme à l'étirement et en vous redressant lentement, puis retrouvez la posture de départ.

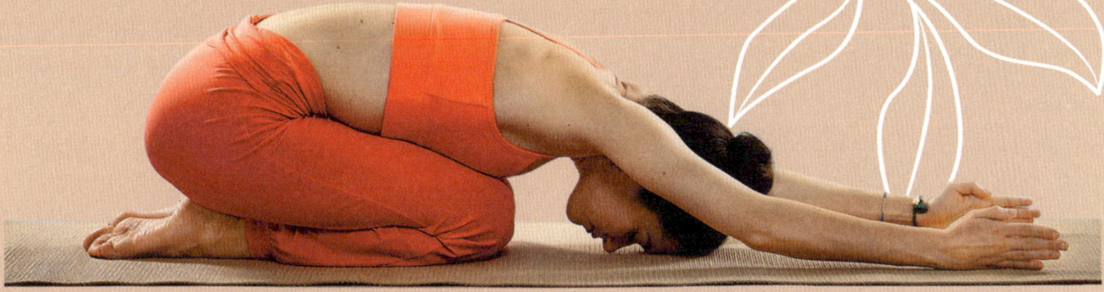

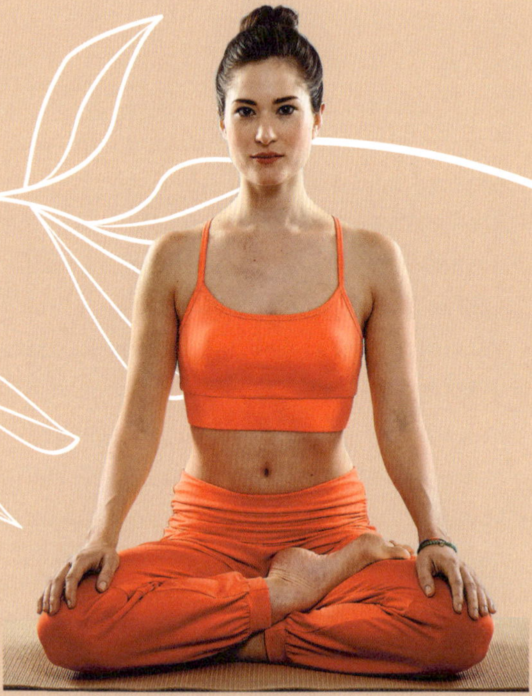

Demi-lotus (Ardha Padmasana)

Comme la posture du lotus (Padmasana), cet exercice stabilise la colonne vertébrale et favorise la concentration. Cependant, le demi-lotus est plus indiqué pour les débutants. Sachez aussi qu'il est beaucoup plus facile de rester assis bien droit sur un coussin.

- Asseyez-vous sur le sol, jambes tendues. Le dos est bien droit.
- Placez un talon contre le périnée ou la face interne de la cuisse opposée. Pliez alors l'autre jambe et posez le pied sur la cuisse en contact avec le sol, de telle sorte que sa plante soit un peu tournée vers le haut. Abaissez le genou de cette jambe, autant que possible. Placez les mains sur les genoux.
- Maintenez cette posture, inspirez et expirez de façon calme et régulière. Trouvez votre propre rythme.

Yoga mudra

Cette posture a une action bénéfique sur la souplesse des hanches et de la colonne vertébrale. Par ailleurs, elle influe positivement sur les organes digestifs et procure une profonde paix spirituelle. Il existe différentes variantes, en voici une forme simple.

- Asseyez-vous sur les talons. Rapprochez les gros orteils et laissez les talons s'écarter. Penchez-vous lentement en avant et laissez le ventre reposer sur les cuisses. Le front touche le sol. Placez les bras en arrière, de part et d'autre du corps ; ils touchent le sol et les paumes des mains sont tournées vers le haut. Sinon, vous pouvez commencer par nouer les mains derrière les fesses, puis approcher lentement le front du sol. Les épaules tombent en avant, détendues.
- Décontractez dos et ventre, fermez les yeux et respirez quelques minutes dans le dos, de façon calme et profonde.
- Pour quitter la posture, mettez les mains près des genoux, repoussez le sol pour redresser lentement le haut du corps, puis ouvrez les yeux.

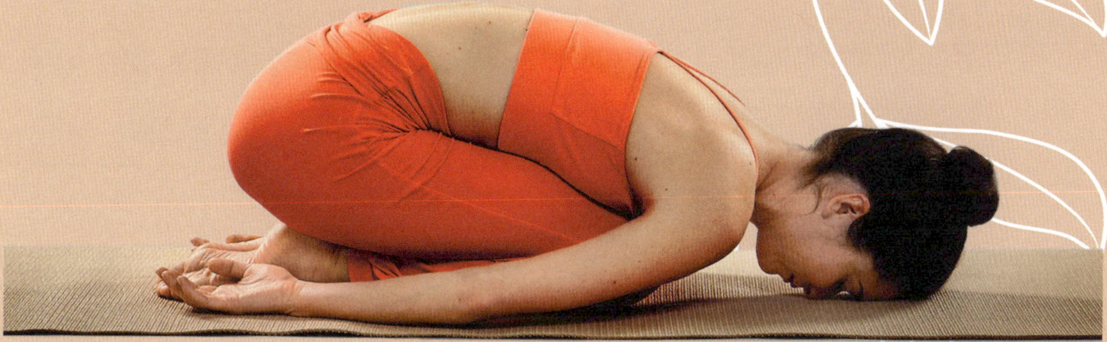

Le lion (Simhasana)

Cette asana favorise l'équilibre émotionnel, car elle dénoue les tensions intérieures. Si vous avez des problèmes de genoux, vous pouvez placer dessous une couverture pliée.

- Asseyez-vous sur les talons. Le dos est droit, les mains reposent sur les cuisses, détendues, les doigts sont écartés. Accrochez les orteils au sol.
- Soulevez les fesses et penchez le haut du corps en avant. Laissez les mains glisser vers le bas et placez les doigts sous les genoux.
- Ouvrez la bouche et tirez la langue le plus possible, vers le menton. Ce faisant, fixez le bout de votre nez ou le point entre les sourcils.
- Restez quelques secondes dans cette posture en inspirant et expirant par la bouche.

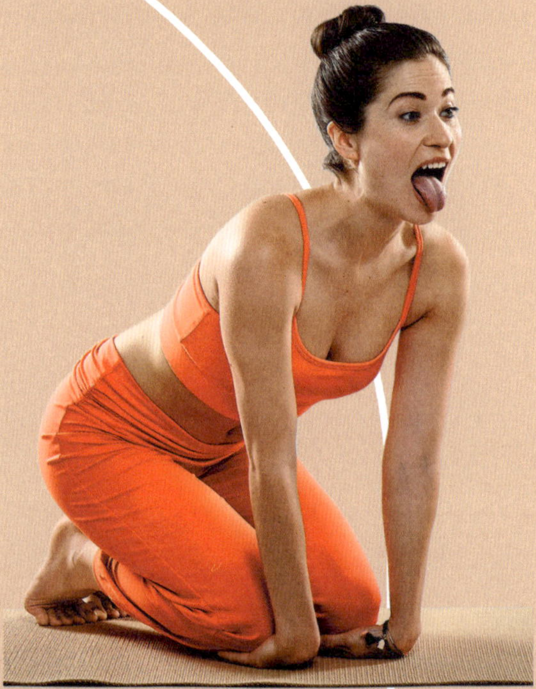

ASANAS SUR LE DOS

Genoux à la poitrine (Apanasana)

Cette asana stimule la digestion, et étire dos et hanches. Attention : en cas de problèmes aux genoux ou durant la grossesse, vous ne devriez pas réaliser cet exercice.

- Allongez-vous sur le dos, placez les mains sur les genoux et montez lentement vos jambes pliées vers le haut du corps. Les doigts pointent vers les orteils.
- À chaque expiration, rapprochez les genoux de la poitrine. À chaque inspiration, vos jambes s'éloignent, aussi loin que la longueur de vos bras le permet. Ce faisant, les mains ne bougent pas. Veillez aussi à ce que dos et épaules restent toujours en contact avec le sol.
- Répétez ce mouvement 10 fois environ, en respirant avec fluidité, avant de mettre doucement un terme à l'exercice.

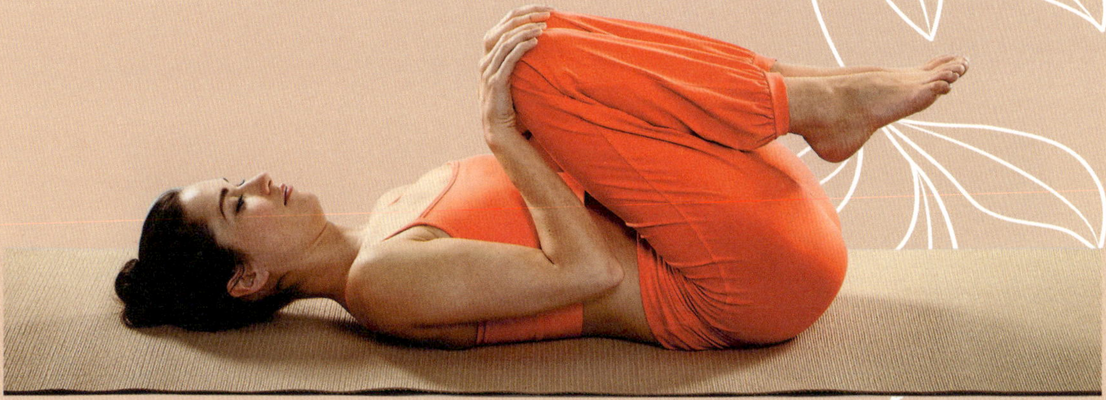

Le cadavre (Savasana)

Une série d'exercices de yoga s'achève souvent dans cette posture détendue. Cette asana combat la fatigue et apaise la psyché.

- Allongez-vous à plat sur le dos, confortablement, bras et jambes légèrement écartés. Abaissez les épaules vers le bassin, allongez le cou et laissez les pieds tomber vers l'extérieur, détendus. Les paumes des mains sont tournées vers le haut.
- Fermez les yeux et prenez conscience de votre corps devant votre œil intérieur, depuis le sommet du crâne jusqu'aux orteils, en passant par le bout des doigts et le coccyx. Inspirez et expirez calmement.
- À chaque inspiration, une nouvelle énergie vitale vous traverse, le flux de vos pensées s'apaise, intérieur et extérieur ne font plus qu'un.
- Restez quelques minutes dans cet éta de calme, avant de retrouver lentement le quotidien en vous étirant. Ouvrez les yeux et redressez-vous tranquillement.

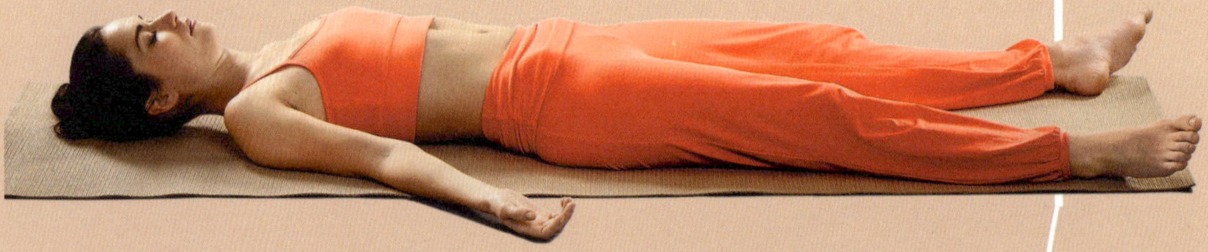

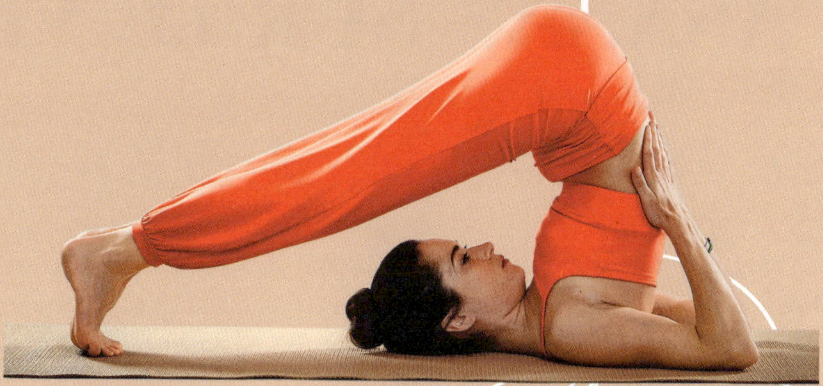

La charrue (Halasana)

Cet exercice de yoga assez exigeant soutient la fonction des organes abdominaux, de la thyroïde, des parathyroïdes, et prévient les refroidissements. Attention : si vous avez tendance à souffrir de saignements de nez ou d'une maladie chronique des yeux, vous ne devriez pas pratiquer cet exercice. Cette précaution vaut pendant les règles ou la grossesse.

- Allongez-vous sur le dos. Les jambes sont légèrement pliées, les bras étendus de part et d'autre du corps, sans tension. Les paumes des mains sont tournées vers le sol.
- Repoussez légèrement le sol avec les mains et les bras, contractez les muscles du ventre et des jambes, approchez les jambes du haut du corps puis tendez-les.
- Laissez les jambes descendre lentement vers l'arrière. Ce faisant, détachez-vous tranquillement du sol, vertèbre après vertèbre, en soutenant le corps de vos deux mains placées au niveau du bassin.
- Continuez à baisser prudemment vos jambes tendues, jusqu'à ce que les orteils touchent le sol derrière la tête.
- Pour achever l'exercice, ramenez le corps dans la posture de départ en exécutant les mêmes mouvements dans l'ordre inverse, sans cesser de respirer de façon lente et régulière. Déroulez doucement la colonne, toujours vertèbre après vertèbre.

Conseil

Vous pouvez placer les mains dans la région des reins ou étendre les bras parallèlement au corps, les paumes des mains touchant le sol. Testez ces options pour trouver ce qui vous convient le mieux.

ASANAS SUR LE VENTRE

La barque (Naukasana)

La barque renforce les muscles du dos, stabilise la colonne vertébrale et améliore la prise de conscience du milieu du corps. Attention : si vous souffrez d'asthme ou d'un glaucome (pression intraoculaire élevée), cet exercice de yoga est déconseillé. Cette précaution vaut pendant les règles ou la grossesse.

- Allongez-vous sur le ventre. Les jambes sont tendues et parallèles, le dos des pieds fait face au sol. Tendez les bras devant vous, les paumes en contact avec le sol.
- Reculez maintenant les bras, jusqu'à ce que les coudes soient fléchis et forment à peu près un angle droit par rapport au sol, à hauteur des épaules. Votre poids repose maintenant sur les coudes. Dos, cou et tête forment une longue ligne oblique par rapport au sol. Vous regardez devant vous.
- Contractez ventre et fesses, et décollez bras et jambes du sol, simultanément. Veillez à ce que dos, cou et tête restent étirés.
- Inspirez et expirez plusieurs fois dans cette posture, avant de mettre un terme à l'exercice.

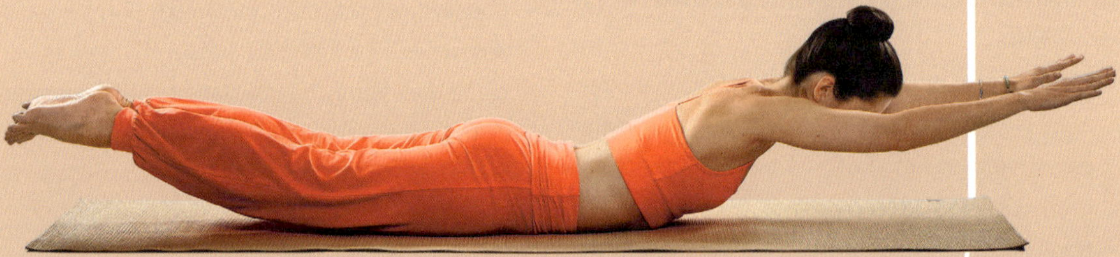

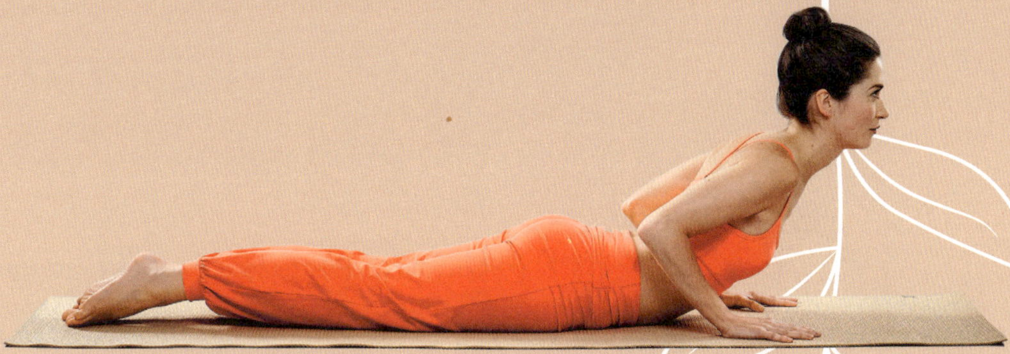

Le cobra (Bhujangasana)

Le cobra, une flexion arrière du dos, améliore la concentration, active la fonction digestive et favorise la détoxication. Elle étire les muscles du ventre et renforce ceux du dos. Attention : en cas de douleurs dans le bas du dos, vous ne devriez pas exécuter cet exercice. Cette précaution vaut pendant les règles ou la grossesse.

- Allongez-vous sur le ventre et placez les mains au sol, à hauteur de poitrine. Le bout des doigts pointe vers l'avant. Le front repose sur le sol. Étirez tout le corps, inspirez et expirez de façon régulière.
- Levez la tête et soulevez le haut du corps depuis le nombril, vertèbre après vertèbre. La force vient du dos, les bras ne soutiennent que légèrement le corps. Allongez le cou, sans le basculer en arrière, et enfoncez le bas-ventre dans le sol. De cette façon, le haut du corps se redresse automatiquement.
- Maintenez cette posture tant qu'elle reste agréable, tout en inspirant et expirant calmement.

Conseil

Détachez plus ou moins le corps du sol, en fonction de votre force physique. La position des bras aussi détermine l'amplitude du mouvement.

ASANA DEBOUT

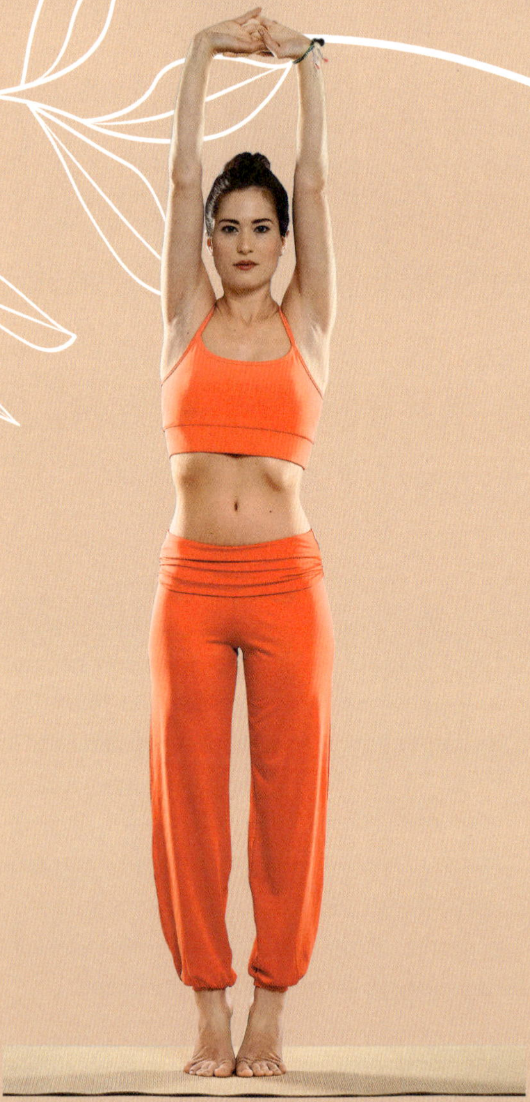

La montagne (Tadasana)

Cet exercice vivifie tout le corps et l'étirement stimule la digestion.

- Vous vous tenez debout. Votre poids est uniformément réparti entre vos deux pieds. Les pieds sont en contact étroit, du gros orteil jusqu'au talon. Entrelacez les doigts et placez les mains sur votre tête, le dos des mains en contact avec le crâne.
- Inspirez et déplacez lentement votre poids vers l'avant, jusqu'à vous retrouver sur la pointe des pieds. Tendez simultanément les bras vers le haut, doigts toujours entrelacés. Veillez à ce que vos épaules restent détendues, à même hauteur.
- Maintenez la posture tant qu'elle reste agréable, en inspirant et expirant de façon calme et régulière.
- Pour achever l'exercice, redescendez lentement sur les talons tout en baissant tranquillement les bras.

ASANAS INVERSÉS

Le pont (Sethu Bandhasana)

Cette asana détend lombaires et nuque, favorise la souplesse de la colonne vertébrale et fortifie les muscles des jambes et des fesses. Elle a une action bénéfique sur les organes digestifs et étire tout l'abdomen. D'un point de vue énergétique, cette posture libère des charges émotionnelles. Elle sert par ailleurs de contre-posture à la charrue et à la chandelle. Attention : cet exercice est déconseillé en cas de problèmes à la nuque, de graves problèmes de thyroïde, de fortes douleurs dans le bas du dos, de maladies oculaires, de troubles cardiaques et d'hypertension. Cette précaution vaut pendant les règles ou la grossesse.

- Allongez-vous sur le dos. Les bras sont tendus de part et d'autre du corps, les paumes des mains tournées vers le sol. Pliez les genoux et placez les pieds près des fesses. Les genoux se touchent.
- Soulevez maintenant le bassin et maintenez cette posture le temps de plusieurs respirations régulières. Si cela s'avère trop difficile, vous pouvez soutenir le corps en plaçant les mains au niveau des lombaires.

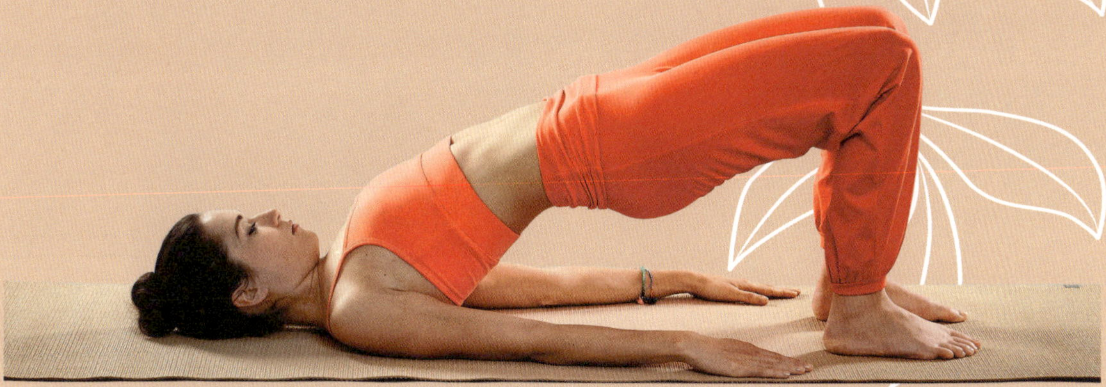

La chandelle (Sarvangasana)

La chandelle est une importante posture de yoga. Elle exerce un effet bénéfique sur toutes les fonctions corporelles, soulage le mal de tête causé par la dilatation des vaisseaux sanguins et contribue à remédier aux troubles du sommeil. Par ailleurs, elle favorise la stabilité de la colonne vertébrale. Attention : si vous avez tendance à souffrir de saignements de nez ou d'une maladie chronique des yeux, vous ne devriez pas pratiquer cet exercice. Cette précaution vaut pendant les règles ou la grossesse.

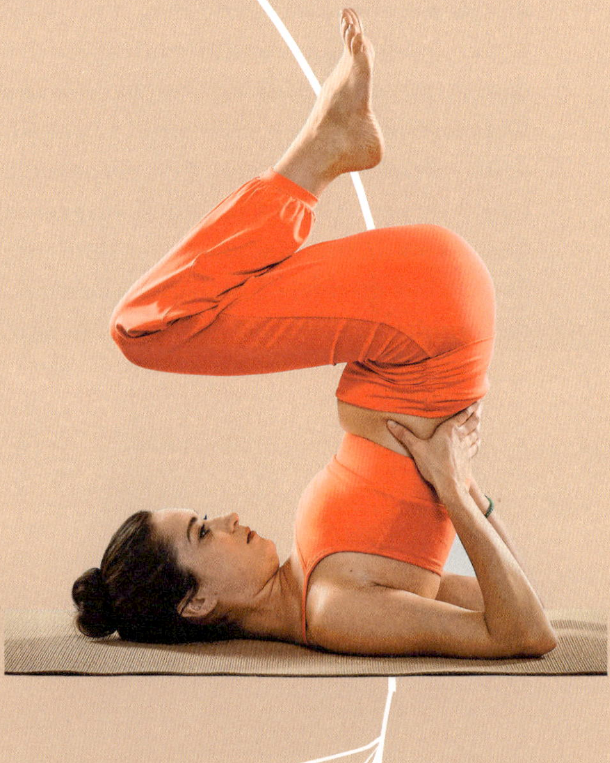

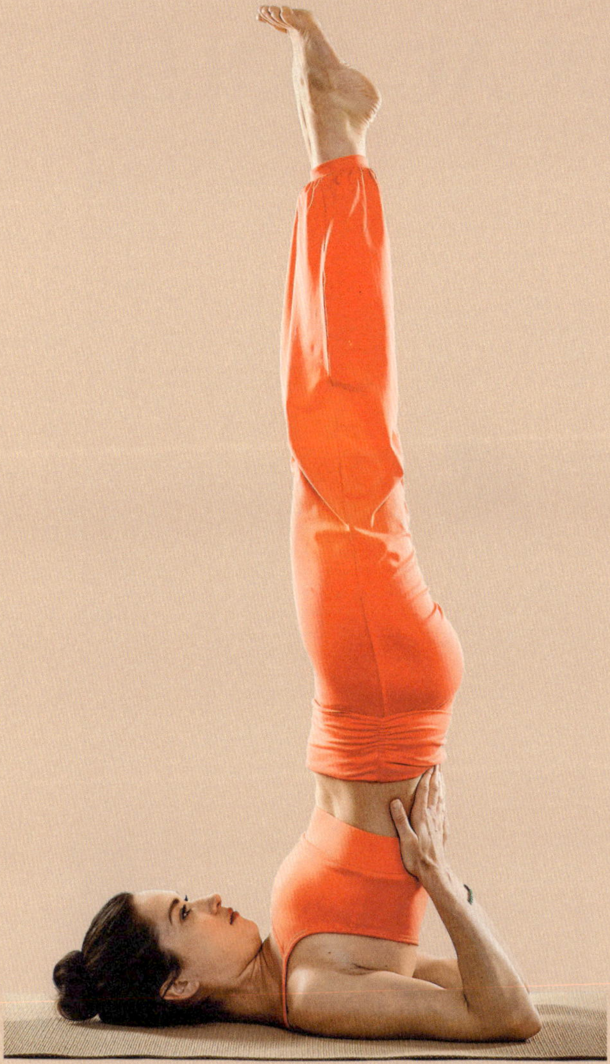

- Allongez-vous sur le dos. Les jambes sont légèrement pliées, les bras étendus le long du corps, sans tension. Les paumes des mains touchent le sol.
- Repoussez légèrement le sol avec les mains et les bras, contractez les muscles du ventre et des jambes, puis approchez les jambes repliées du haut du corps. Ce faisant, les vertèbres se décollent lentement du sol, l'une après l'autre. Soutenez le corps en plaçant les mains au niveau du bassin. La nuque reste allongée.
- Montez toujours plus le corps, jusqu'à ce que dos, bassin et jambes forment une ligne verticale par rapport au sol. Soutenez le corps en plaçant les mains au niveau du thorax.
- Maintenez brièvement la posture, quelques secondes suffisent au début. Respirez de façon calme et régulière.
- Retrouvez la posture de départ en exécutant prudemment les mêmes mouvements dans l'ordre inverse, sans cesser de respirer calmement.

Conseil

Ne réalisez pas ces mouvements de manière brusque. Soulever le corps, de même que l'abaisser, devrait durer 30 secondes au moins.

LA SALUTATION AU SOLEIL

1

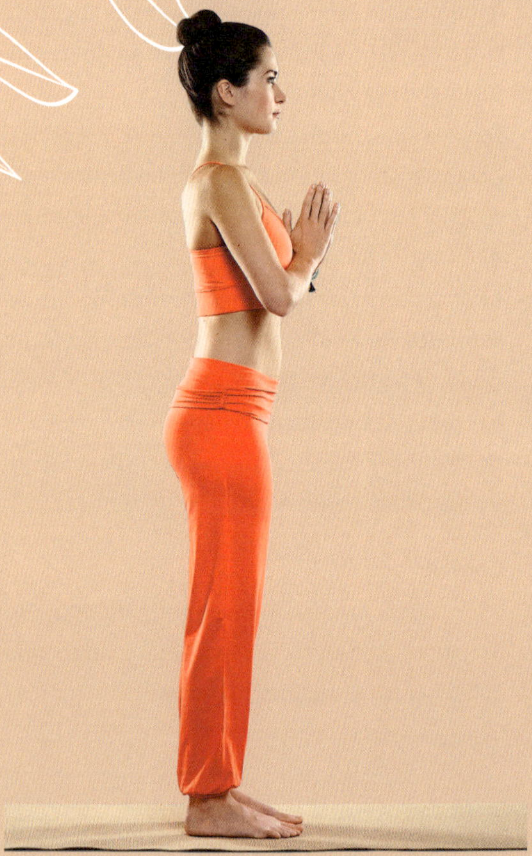

2

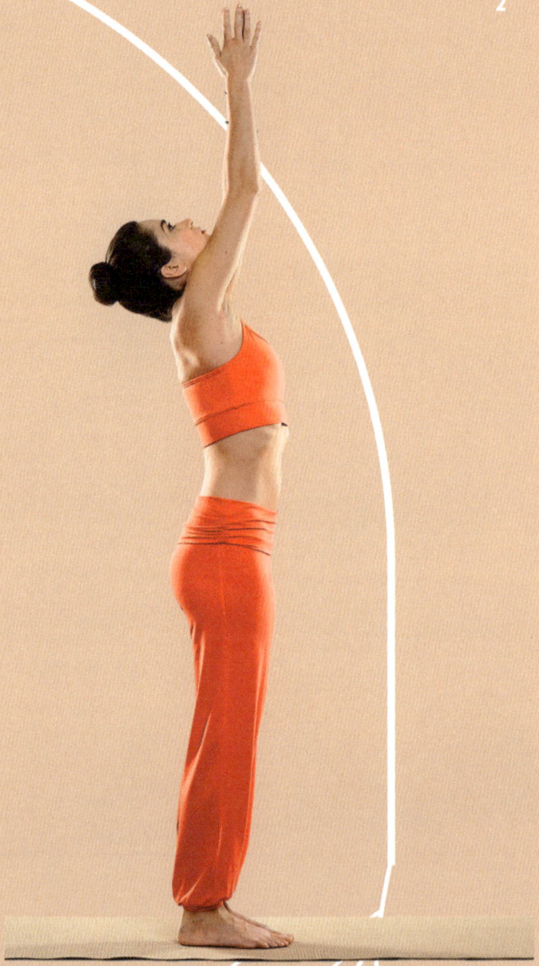

3

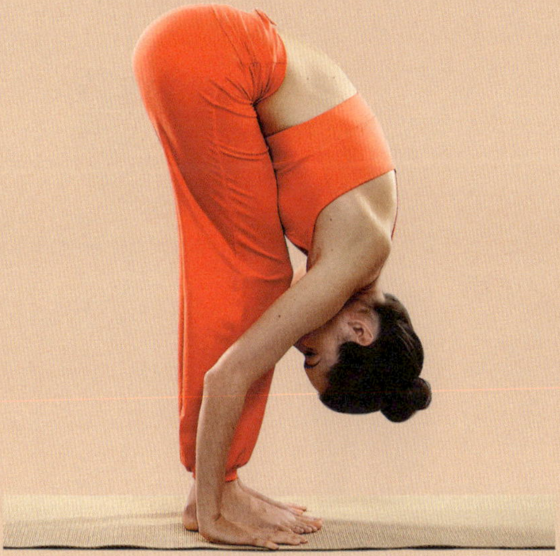

La salutation au soleil peut s'accomplir plusieurs fois de suite. Respirez par le nez et, dès que vous maîtrisez l'enchaînement, exécutez les postures de façon dynamique, en synchronisation avec votre respiration. Attention : en cas de maux de dos aigus ou chroniques, de processus inflammatoires (surtout dans l'abdomen) et de grossesse avancée, la salutation au soleil n'est pas recommandée.

1 Vous vous tenez debout, votre poids uniformément réparti entre les deux pieds. Les paumes des mains sont placées devant la poitrine, l'une contre l'autre, comme pour prier.

2 À l'inspiration, levez les bras en décrivant deux larges arcs de cercle de part et d'autre de votre corps. Le regard se porte vers les pouces. Inspirez de façon calme et profonde. Ce faisant, votre colonne vertébrale s'étire, la région abdominale se dilate et le plexus solaire s'ouvre.

3 Tout en expirant, baissez les bras de part et d'autre du corps, fléchissez légèrement les jambes et penchez lentement la tête vers le sol. En fonction de l'amplitude de mouvement possible, placez le bout des doigts près des pieds ou mettez toute la surface de la paume en contact avec le sol. La tête pend, relâchée. Prenez conscience de l'étirement de l'arrière des cuisses.

4

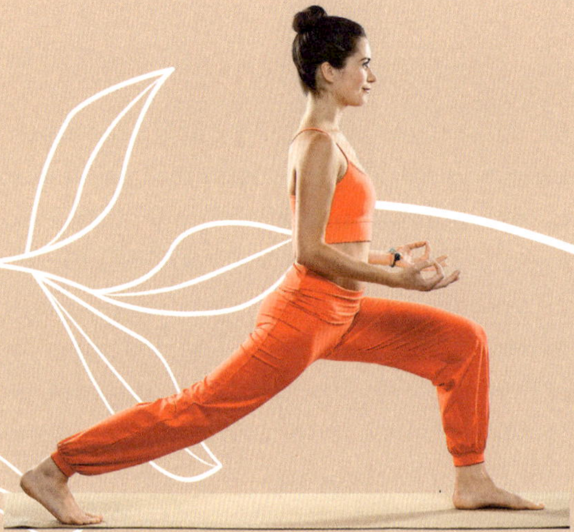

5

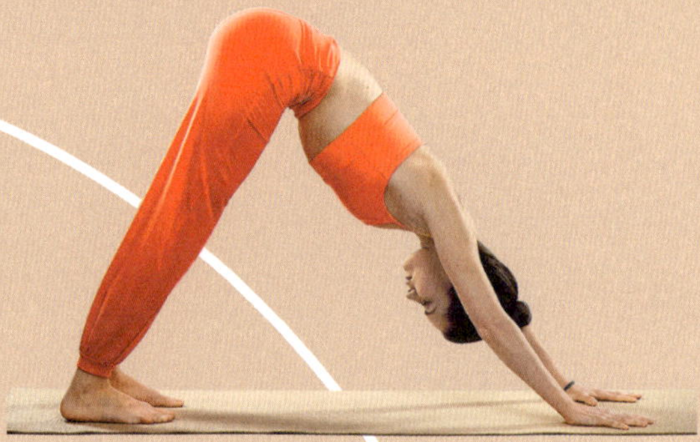

6

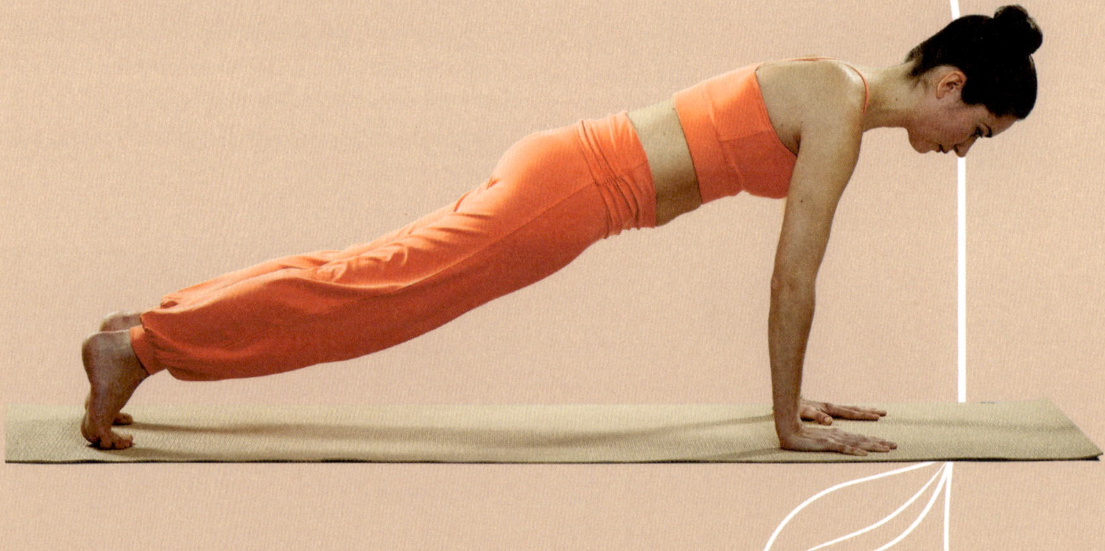

4. Faites un grand pas en arrière avec la jambe droite. Le bas de la jambe de devant est vertical par rapport au sol, le poids du pied droit repose sur les orteils. En inspirant, redressez le tronc. Ouvrez le sternum et montez vos avant-bras au niveau des flancs, paumes des mains tournées vers le haut, les pouces touchant les index. Restez un moment dans la posture du héros.
5. Penchez-vous en avant et placez les mains près des pieds, doigts écartés. Glissez la jambe gauche vers l'arrière. Étalez les orteils au sol. Dos, nuque et tête forment une ligne.
6. Fléchissez les bras, abaissez lentement le corps vers le sol en expirant, jusqu'à vous retrouver à plat ventre. Les mains sont placées près du thorax, le bout des doigts pointe vers l'avant. Front et dos des pieds reposent par terre. En inspirant, soulevez le haut du corps et levez la tête. Les bras sont légèrement pliés, les coudes près du tronc. Les épaules tombent, détendues, le regard monte un peu. Restez un moment dans la posture du cobra.
7. Baissez le front, accrochez les orteils au sol, soulevez et pivotez les hanches vers le haut pour retrouver la posture du chien tête en bas. Montez les talons bien haut puis laissez-les s'enfoncer lentement dans le sol. La tête pend entre les bras, détendue ; le cou est droit, le regard dirigé vers les pieds.
8. Transférez de plus en plus votre poids vers les mains et déplacez la jambe droite vers l'avant. Le pied vient se placer entre les mains, le bas de la jambe est perpendiculaire par rapport au sol. Le poids de la jambe gauche repose sur le genou et le pied, les orteils sont retournés. En inspirant, redressez le tronc. Ouvrez le sternum et pliez les bras. Les paumes des mains sont tournées vers le haut, les pouces touchent les index.

7

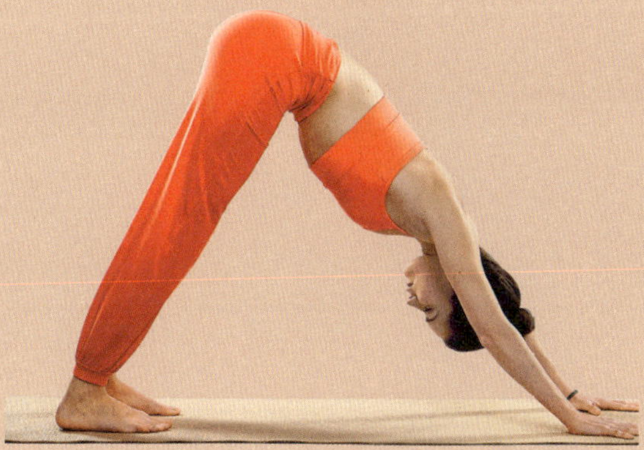

8

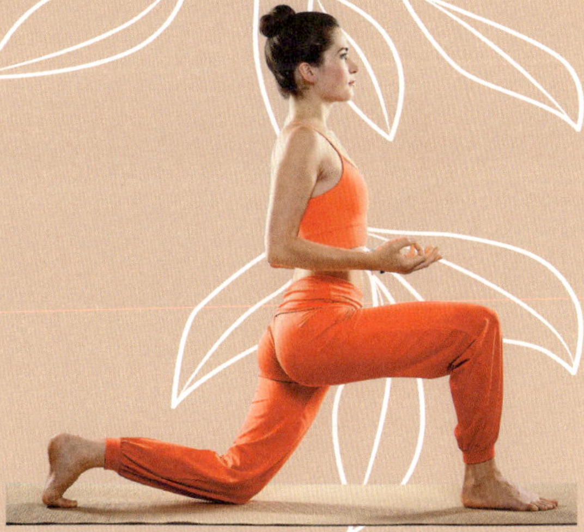

9

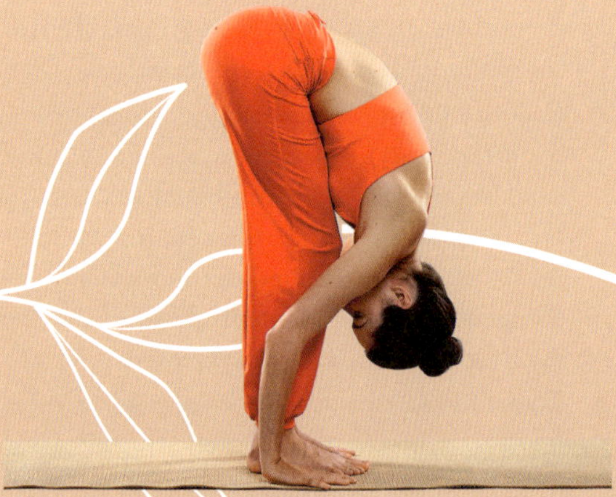

10

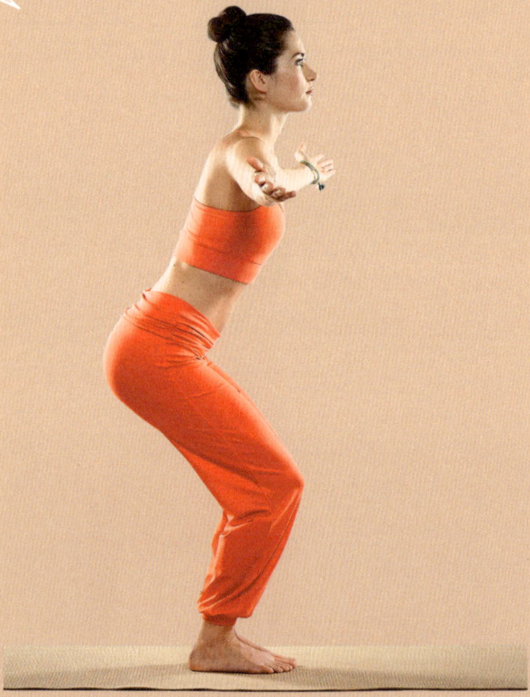

11

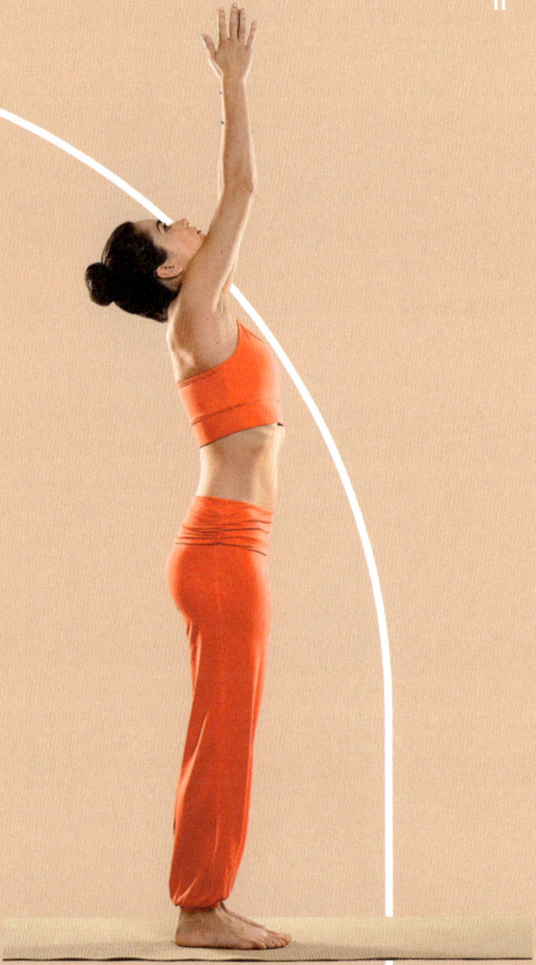

12

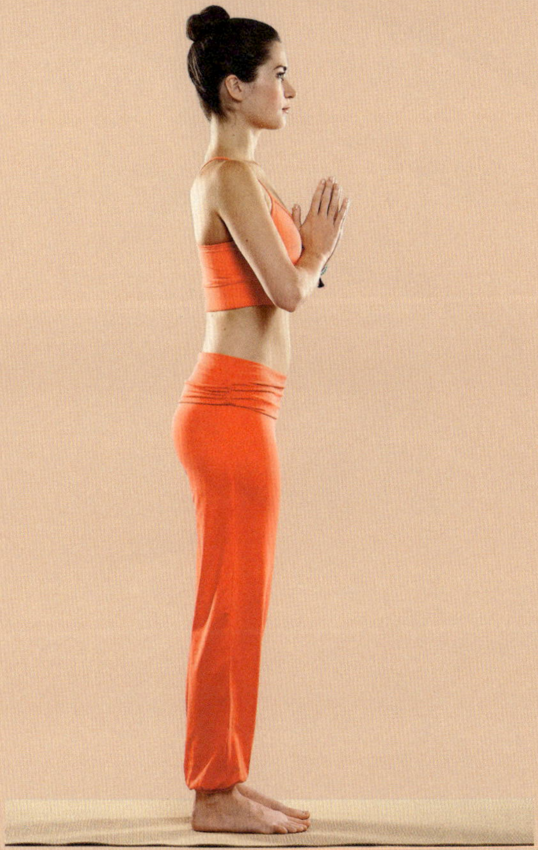

9 Penchez-vous en avant et placez les mains près du pied droit. En expirant, amenez le pied gauche à côté du droit et tendez les jambes. Relâchez la tête. Dos et nuque sont détendus. Selon votre degré de souplesse, vos paumes sont entièrement posées sur le sol, ou vous ne touchez celui-ci que du bout des doigts.

10 Fléchissez légèrement les jambes et, à l'inspiration suivante, écartez les bras et montez-les au-dessus de la tête. Ce faisant, la force des jambes vous permet de retrouver la position verticale.

11 Étirez-vous de tout votre long et laissez votre regard se porter vers vos pouces.

12 À l'expiration, baissez les mains en décrivant deux larges arcs de cercle de part et d'autre de votre corps, et replacez-les devant votre poitrine, l'une contre l'autre, comme pour prier.

Répétez ensuite cet enchaînement, avec ces deux variantes : pour la posture n° 4, faites un grand pas en arrière avec la jambe gauche ; pour la posture n° 8, déplacez-la vers l'avant.

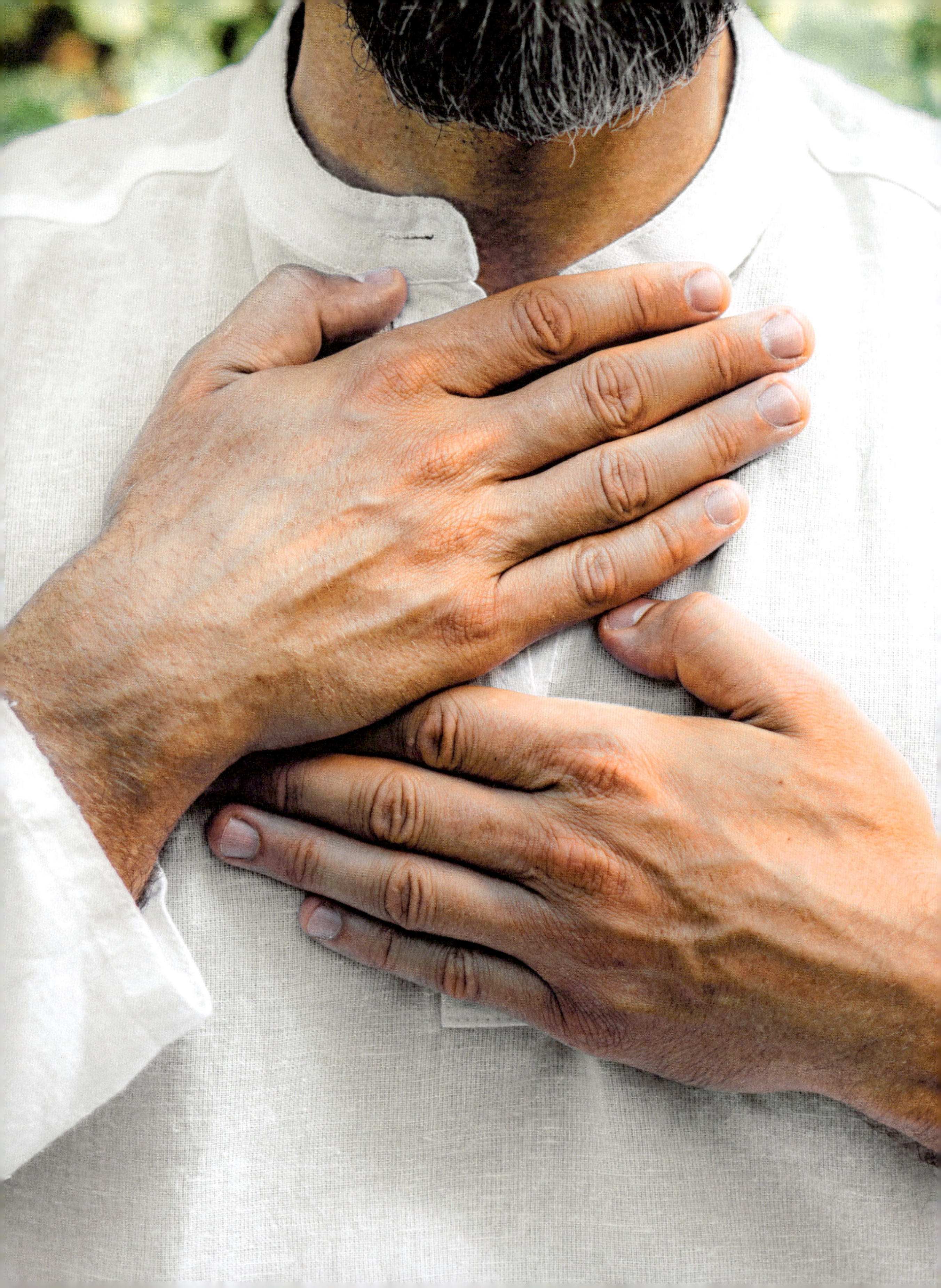

LA MÉDITATION

Notre quotidien est bien trop souvent régi par l'agitation et la pression des délais, ce qui nous empêche de vivre en toute conscience dans l'ici et maintenant. Beaucoup d'entre nous doivent commencer par réapprendre à savourer l'instant. La méditation peut aider à faire une pause et ralentir le cours de la vie. Elle contribue à apaiser l'esprit, à se recueillir et à avancer dans l'existence en étant plus éveillé. S'exercer régulièrement à se relaxer dans le silence permet de mieux surmonter des situations quotidiennes délicates. Il ne s'agit pas d'un simple ressenti subjectif, loin de là : quantité d'études attestent de l'effet positif de la méditation sur l'âme et le corps.

LA MÉDITATION DE PLEINE CONSCIENCE

Si la pleine conscience est une étape primordiale de la pratique bouddhique, la méditation qui porte son nom pourrait être la version non religieuse de la méditation bouddique. Importée aux États-Unis dans les années 1950, elle a mis plus longtemps à s'imposer en France mais a désormais acquis une place importante dans les pratiques de bien-être. Il faut dire que ces bienfaits sont reconnus désormais par la science.

Une analyse menée à la John Hopkins University School of Medicine de Baltimore (États-Unis) a révélé que les méditations de pleine conscience, outre leur action relaxante, pouvaient soulager dépressions, états anxieux ou douleurs. Une étude de 2012, à laquelle ont participé Gaëlle Desbordes, chercheuse au Massachusetts General Hospital, et Eric Schwartz de l'université de Boston, est parvenue à des résultats analogues. Elle a montré que s'entraîner à méditer influait durablement sur le traitement des émotions – même quand le cerveau se trouvait dans un état non-méditatif. Ainsi, chez les cobayes, des étudiants pratiquant la méditation de pleine conscience, on a constaté une diminution de l'activité de l'amygdale droite, une partie du système limbique, surtout impliquée dans l'apparition de la peur. Chez d'autres sujets, s'exerçant à une méditation de la compassion, des régions cérébrales précises ont réagi de façon plus intense à une confrontation avec la souffrance, ce qui est aussi censé atténuer la dépression.

En 2013, une équipe internationale de chercheurs, réunie autour de Perla Kaliman de l'Instituto de Investigaciones Biomédicas de Barcelona, et de Richard J. Davidson de la University of Wisconsin-Madison, a finalement pu déterminer le mécanisme biologique sur lequel reposait l'effet thérapeutique de la méditation de pleine conscience. Elle a constaté que la méditation modifiait l'expression de gènes ciblés par des médicaments anti-inflammatoires et analgésiques. Ceci est corroboré par les résultats de recherches qui ont pu établir les effets positifs de la méditation de pleine conscience sur les inflammations. L'American Heart Association recommande d'ailleurs cette forme de méditation comme mesure préventive contre les inflammations.

POUR PRATIQUER

La détente commence en adoptant la bonne position. Si vous voulez méditer assis, prenez place sur une chaise ou un fauteuil confortable, au dossier droit. Ne croisez pas les jambes, posez les deux pieds bien en contact avec le sol. Vos bras doivent reposer sur vos cuisses, décontractés. Gardez la tête droite et ne l'appuyez pas au dossier.

Pour méditer allongé, couchez-vous sur une couverture épaisse, un tapis de yoga ou une natte moelleuse. Les jambes sont légèrement écartées, les pieds tombent vers l'extérieur, relâchés. Les bras sont étendus de part et d'autre du corps, parallèles, les paumes tournées vers le haut. Vous pouvez glisser un coussin sous votre nuque ou vos genoux, si c'est plus confortable.

Une fois que vous avez trouvé votre position, la séance peut débuter. Pour une simple méditation pratiquée de temps en temps, fermez les yeux et concentrez-vous sur votre respiration. Inspirez et sentez comme l'air circule lentement dans votre nez, faisant se soulever votre paroi abdominale. Expirez tranquillement par le nez et sentez comme votre paroi abdominale s'abaisse. Trouvez votre propre rythme et laissez votre souffle circuler librement. Donnez libre cours à vos pensées et oubliez le quotidien. Lorsqu'une pensée vous retient, acceptez-la puis laissez-la simplement s'éloigner – comme un nuage dans le ciel. Prêtez attention à votre respiration.

Pour mettre un terme à la méditation, étirez bras et jambes, serrez les poings, faites décrire des cercles à vos pieds, et finalement, ouvrez lentement les yeux. Restez assis ou allongé et laissez la méditation exercer ses effets pendant dix minutes encore, avant de vous relever paisiblement. Retrouvez le quotidien sans hâte.

Conseils pour les débutants

- Le calme constitue le premier des prérequis pour que la méditation soit relaxante. Aussi, il vaut mieux neutraliser la sonnette, éteindre votre portable et informer votre famille que vous ne désirez pas être dérangé pendant la demi-heure à venir.
- L'atmosphère, agréable et détendue, compte aussi. Vous pouvez, par exemple, parfumer la pièce à l'aide d'un diffuseur. Mettre un léger fond sonore est aussi utile : la musique relaxante aide les novices à déconnecter plus facilement.
- Portez des vêtements amples et souples.
- Adoptez une position confortable.
- Ne pratiquez que quelques minutes, au début. Plus vous vous exercerez, plus vous pourrez allonger la durée de la méditation.

Méditation de pleine conscience

La pratique de la méditation de pleine conscience consiste à observer et à se détacher de l'objet observé. Voici trois exercices grâce auxquels vous pourrez expérimenter son action bénéfique.

En tant que débutant, consacrer dix minutes par jour à une de ces méditations suffit. Au fil du temps, vous pourrez lentement augmenter la durée de l'exercice et méditer aussi longtemps qu'il vous sera agréable. Ce faisant, prêtez bien attention aux signaux que vous envoie votre corps.

Respiration de pleine conscience

Cette méditation fortifie l'esprit, car elle libère des ruminations et des pensées superflues. Ainsi, force et joie peuvent mieux s'épanouir.

- Asseyez-vous et prenez une position confortable, en restant droit. Décontractez votre corps, inspirez et expirez à un rythme lent et régulier. Fermez les yeux et plongez en vous-même.
- Commencez par observer votre souffle. Sentez comme votre paroi abdominale se soulève à l'inspiration par le nez et s'abaisse à l'expiration, toujours par le nez. Vous pouvez aussi percevoir votre respiration grâce à la température de l'air qui emprunte vos narines : il est encore un peu frais quand vous l'inspirez, mais chaud quand il ressort.
- À l'inspiration, dites-vous : « Je m'ouvre », et à l'expiration : « Je lâche prise ».
- Posez ensuite la question : « Qui suis-je ? ». Reconnaissez que vous êtes la conscience derrière ce corps qui respire.
- Détachez-vous de tout ce qui va et vient. Ne reste que la conscience, sans limites et inobservable. Si des pensées ou des sentiments apparaissent, laissez-les passer et portez de nouveau votre attention sur votre respiration.
- Pour achever cette méditation, ouvrez lentement les yeux et réintégrez le quotidien en douceur.

Pleine conscience du corps

Grâce à cette méditation, vous entrerez en contact avec le présent, car l'expérience sensorielle est toujours liée à l'instant. Le corps favorise la prise de conscience, par l'esprit, de l'ici et maintenant.

- Asseyez-vous et prenez une position confortable, en restant droit. Détendez-vous, inspirez et expirez à un rythme lent et régulier.
- Décontractez en toute conscience les parties de votre corps l'une après l'autre, en les « scannant » devant votre œil intérieur.

- Commencez par le sommet de la tête, puis détendez les yeux, avant de passer à tout le visage et aux mâchoires. Vous découvrirez peut-être de petites régions musculaires dont vous ne connaissiez pas vraiment l'existence.
- Poursuivez votre chemin jusqu'aux épaules et laissez-les tomber, détendues. Descendez le long du dos, vertèbre après vertèbre, et décontractez vos bras. Relâchez vos muscles du ventre, des jambes et des pieds. Acceptez les picotements, les démangeaisons, voire les douleurs qui se manifesteraient.
- Si des sentiments ou des pensées viennent vous distraire, concentrez-vous de nouveau sur votre respiration, puis reprenez votre voyage à travers votre corps.
- Au bout de ce voyage, portez de nouveau votre attention sur votre seule respiration, pendant une minute. Ensuite, ouvrez lentement les yeux et réintégrez le quotidien en douceur.

Pleine conscience des ressentis

Émotions et sensations nous accompagnent toute notre vie. Nous ne pouvons pas leur échapper, mais nous pouvons apprendre à les traiter plus facilement en les percevant en toute conscience. Alors, les sentiments négatifs comme la haine, l'envie et la cupidité ne pourront plus exercer de contrôle sur nous et nous éprouverons une sensation de liberté intérieure.

- Asseyez-vous et prenez une position confortable, en restant droit. Détendez-vous, inspirez et expirez à un rythme lent et régulier.
- Prenez pleinement conscience de vos sentiments, qu'ils soient positifs ou négatifs. Demandez-vous quelles émotions vous avez ressenties, dernièrement. Avez-vous éprouvé de la joie ? De la colère ? De la peur ? Ne jugez pas ces sensations, acceptez-les comme faisant partie intégrante de vous-même.
- Devenez un observateur de vos ressentis : regardez comment ils naissent, s'intensifient puis, finalement, faiblissent. Ne retenez pas vos émotions, mais laissez-les défiler devant votre œil intérieur, comme les nuages dans le ciel.
- Pour achever la méditation, portez votre attention sur votre seule respiration, pendant une minute. Alors, ouvrez lentement les yeux et réintégrez le quotidien en douceur.

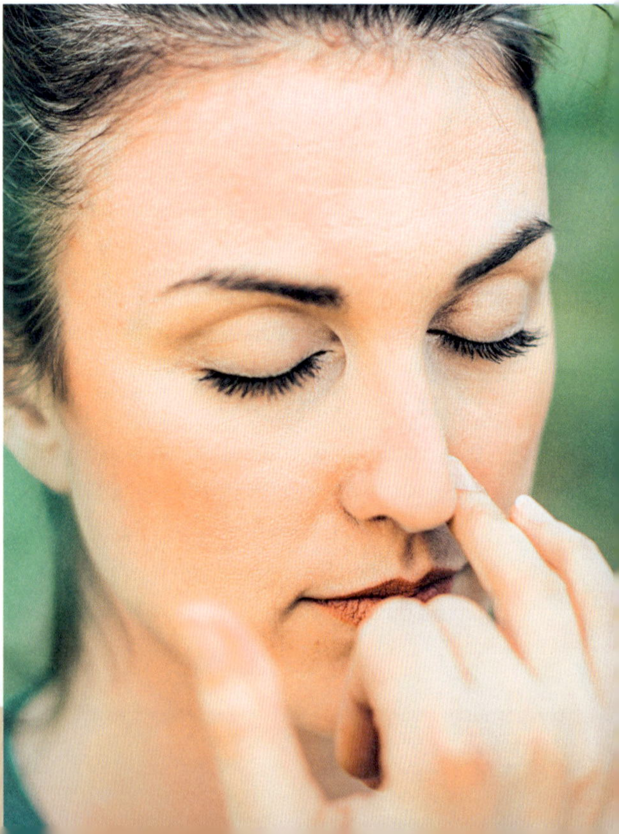

Méditation des cinq éléments

Cette méditation détend et remplit d'énergie et de vitalité. En même temps, elle renforce les cinq éléments en nous, nous permettant de ne faire, de nouveau, plus qu'un avec la nature. Comme vous l'avez appris p. 23 et 24, le bois, le feu, la terre, le métal et l'eau correspondent à des phases de transformation, devenant, croissant et disparaissant, et sont donc soumis à une évolution cyclique. La méditation des cinq éléments suit ce cycle avec cinq exercices méditatifs : « Je suis, je deviens, je m'épanouis, j'appartiens à, je laisse aller ».

Chaque exercice renforce un élément spécifique. Ainsi, si votre élément bois est trop faible, vous harmoniserez les éléments en réalisant la méditation appropriée (voir plus bas). Consacrez toujours suffisamment de temps aux exercices et pratiquez-les dans un environnement calme. À vous de déterminer quand vous méditez, cependant, le matin présente des avantages. Ainsi, corps, esprit et âme sont particulièrement réceptifs et frais. De plus, vous débuterez la journée avec vigueur, en ayant fait le plein d'énergie. Il est recommandé de pratiquer ces méditations allongé sur un tapis.

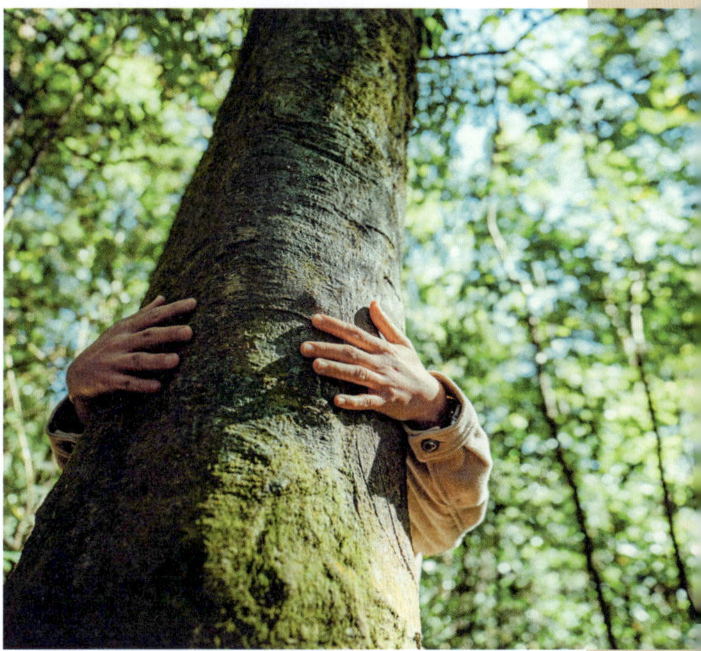

Consacrez toujours suffisamment de temps aux exercices et pratiquez-les dans un environnement calme.

Renforcement de l'élément bois

L'élément bois incarne la créativité et favorise endurance physique et résistance psychique. L'enfance est la phase de la vie qui lui correspond. Les organes associés sont le foie et la vésicule biliaire. Sa couleur est le vert. L'individu de type bois est souple et juvénile, doué d'une remarquable force créatrice et d'un esprit aventurier. Le matin est le meilleur moment de la journée pour lui.

- Allongez-vous sur le dos, détendu, et fermez les yeux. Inspirez et expirez calmement. Frottez les paumes de vos mains l'une contre l'autre, jusqu'à les sentir chaudes et chargées d'énergie. Posez ensuite la main gauche au-dessus du foie (sous la dernière côte, à droite) et placez la main droite sur la gauche.
- Concentrez-vous sur votre respiration et sentez comme, à chaque inspiration, de l'énergie pénètre dans votre corps. Lorsque vous expirez, une énergie vieille et usée vous quitte. Visualisez le qi inspiré comme une pimpante lumière verte se frayant un chemin dans le foie et la vésicule biliaire, pour les emplir finalement.
- Imaginez, devant votre œil intérieur, que vous vous tenez sous un magnifique hêtre, au printemps. Absorbez en vous par les yeux, à chaque inspiration, le spectacle vivifiant des feuilles. Leur vert franc pénètre en vous à travers vos yeux et votre souffle, circule dans tout votre corps, emplit d'énergie foie et vésicule biliaire.
- En pensée, laissez votre regard vaguer au loin, jusqu'à l'horizon. Votre esprit peut ainsi s'élargir et se détendre. Sentez le coup de vent qui fait danser les feuilles du hêtre, dans chacune de vos cellules. Votre organisme tout entier est maintenant empli d'une rafraîchissante lumière verte et votre élément bois est pleinement renforcé.
- Prenez congé du lieu en remerciant l'arbre pour sa vigueur, sa fraîcheur et sa vitalité. Exprimez aussi vos remerciements à l'horizon qui procure la clairvoyance, et au vent.
- Portez de nouveau votre attention sur le rythme de votre respiration, toujours calme. Étirez vos membres et ouvrez les yeux. Reprenez contact avec votre corps et réintégrez lentement le quotidien.

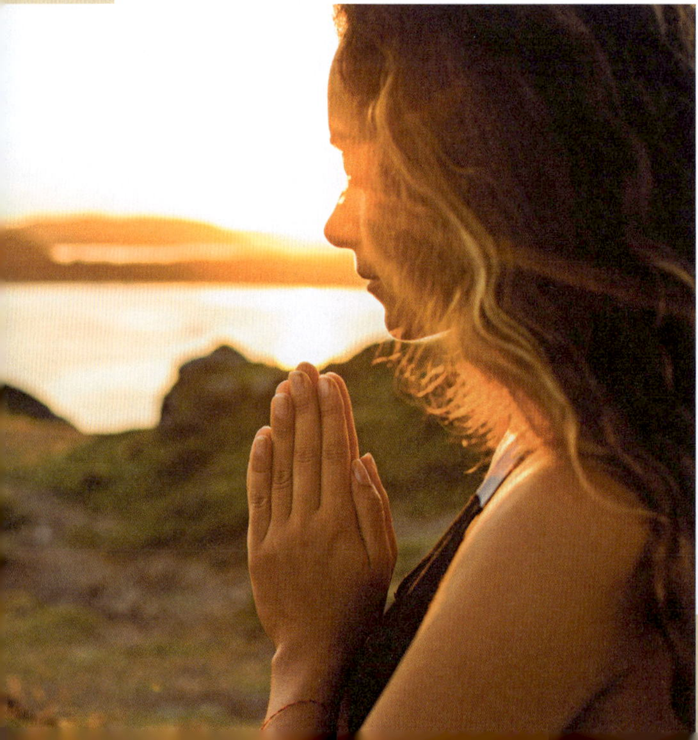

Renforcement de l'élément feu

Le feu incarne la joie de vivre, si bien que l'adolescence et le début de l'âge adulte sont associés à cet élément. Le feu renforce le travail du cœur et de la circulation, les organes lui appartenant sont le cœur et l'intestin grêle. Sa couleur est le rouge. L'individu de type feu va toujours de l'avant, et aime la discussion et l'échange avec les autres. Il se distingue par l'humour et la spontanéité, la légèreté et l'optimisme. Le midi est le meilleur moment de la journée pour lui.

L'été, avec ses températures généralement élevées, est la saison correspondant à l'élément feu.

- Allongez-vous sur le dos, détendu, et fermez les yeux. Inspirez et expirez calmement plusieurs fois. Frottez les paumes de vos mains l'une contre l'autre, jusqu'à les sentir chaudes et chargées d'énergie.
- Placez ensuite la main gauche juste sur le cœur, la droite sous le nombril.
- Concentrez-vous sur votre respiration et sentez comme, à chaque inspiration, de l'énergie pénètre dans votre corps. Lorsque vous expirez, une énergie vieille et usée vous quitte. L'énergie entrant par votre nez circule jusqu'au cœur et à l'intestin grêle, qu'elle vient emplir. Le qi circule jusqu'aux deux organes en passant par vos mains aussi. Sa lumière d'un rouge flamboyant, chaude, palpite sous vos mains.
- Imaginez maintenant que vous êtes assis devant un feu de camp ardent, par une chaude nuit d'été. Vous entendez un éclat de rire joyeux. Le feu dispense chaleur et vitalité. Devant votre œil intérieur, vous percevez les différents tons de rouge des flammes qui dansent. Accueillez leur énergie en vous et sentez comme la joie se répand dans votre cœur.
- À chaque inspiration, la force chaude et flamboyante en vous devient plus intense. La source de lumière rouge et gaie grossit toujours plus, jusqu'à rejoindre finalement, depuis le cœur, la circulation sanguine où elle gagne le moindre recoin de votre corps. Un qi joyeux inonde votre corps, que vous sentez merveilleusement chaud. Votre élément feu est maintenant pleinement renforcé.
- Prenez congé du feu et remerciez-le pour sa chaleur et sa puissance. Portez de nouveau votre attention sur le rythme de votre souffle, toujours calme et régulier. Après quelques respirations, étirez vos membres et ouvrez les yeux. Reprenez contact avec votre corps et réintégrez lentement le quotidien.

Renforcement de l'élément terre

L'élément terre stimule métabolisme et digestion, ses organes sont la rate et l'estomac, sa période l'âge adulte. Son énergie favorise sollicitude et compassion, ses couleurs sont le jaune et le orange. L'individu de type terre est en harmonie avec lui-même, équilibré et loyal, son langage est clair. Le meilleur moment de la journée pour lui est la fin de l'après-midi.

- Allongez-vous sur le dos, détendu, et fermez les yeux. Inspirez et expirez calmement plusieurs fois. Frottez les paumes de vos mains l'une contre l'autre, jusqu'à les sentir chaudes et chargées d'énergie. Placez ensuite les mains l'une près de l'autre, au niveau de l'estomac.
- Concentrez-vous sur votre respiration et sentez comme l'énergie inspirée pénètre dans votre corps et vient emplir l'estomac. Lorsque vous expirez, un qi vieux et usé vous quitte. Vous sentez aussi l'énergie palpiter sous vos mains, sous la forme d'une lumière chaude, jaune-orange. À chaque inspiration, la lumière devient plus forte.
- Imaginez que vous êtes assis dans un endroit magnifique, à la fin de l'été. Le soleil baigne les lieux d'une lumière chaude, jaune-orange. Vous sentez l'odeur de la terre fraîche. La lumière

chaude devient plus intense, et à chaque inspiration, la force chaude et jaune en vous devient aussi plus puissante. La lumière éclatante grandit toujours plus, jusqu'à inonder l'abdomen, et finalement, tout le corps. Votre souffle va et vient, et avec lui, l'énergie terrestre jaune-orange, chaude. Votre élément terre est maintenant pleinement renforcé.

- Portez de nouveau votre attention sur le rythme de votre respiration, toujours calme. Étirez vos membres et ouvrez les yeux. Reprenez contact avec votre corps et réintégrez lentement le quotidien.

Renforcement de l'élément métal

Cet élément symbolise clarté et structure, on lui associe les adultes dans la seconde moitié de leur vie. L'énergie du métal favorise endurance physique et résistance psychique. Les organes qui lui correspondent sont les poumons et le gros intestin. Sa couleur est le gris. L'individu de type métal se montre très discipliné et strict, surtout avec lui-même, ordonné et concentré. Son esprit est vif. Il se distingue par sa droiture, son intégrité, son honnêteté et son élégance, sait élaborer et organiser des projets. Le début de soirée est le meilleur moment de la journée pour lui.

- Allongez-vous sur le dos, détendu, et fermez les yeux. Inspirez et expirez calmement. Frottez les paumes de vos mains l'une contre l'autre, jusqu'à les sentir chaudes et chargées d'énergie. Placez ensuite une main sur la poitrine, l'autre sur le bas-ventre.
- Concentrez-vous sur votre respiration et sentez comme, à chaque inspiration, l'énergie pénètre dans votre corps. Lorsque vous expirez, une énergie vieille et usée vous quitte.
- Visualisez le qi inspiré comme une lumière gris-blanc se frayant un chemin dans votre corps et l'emplissant. Son énergie éclatante afflue depuis vos mains dans les poumons et le gros intestin, se déverse sur toute la surface de votre peau. Elle vous enveloppe et vous protège.
- Imaginez une journée à la fin de l'automne. Vous êtes assis dans un endroit apaisant, qui favorise le recueillement. L'air est frais mais le soleil dispense encore une chaleur agréable, et des nappes de brouillard se déplacent de temps à autre au-dessus du paysage. La nature se repose, elle s'est retirée. Comme vous-même, elle rassemble ses forces après la phase active de la croissance.
- Soyez pleinement conscient de vous-même et détendez-vous. La lumière gris-blanc vous aide à réfléchir. Considérez le présent et le futur. Continuez à respirer calmement et marquez une pause par rapport au quotidien.
- À chaque inspiration, vous accueillez en vous encore plus de force nouvelle. Un qi gris-blanc vous traverse. Tout votre corps est à présent empli de la lumière gris-blanc du calme intérieur et votre élément métal est renforcé.
- Prenez maintenant congé de ce lieu de recueillement et remerciez-le. Portez de nouveau votre attention sur le rythme de votre respiration, toujours calme, étirez vos membres et ouvrez les yeux. Reprenez contact avec votre corps et réintégrez lentement le quotidien.

Renforcement de l'élément eau

L'élément eau renforce le développement spirituel et favorise la capacité de purification du corps, ainsi que la qualité du repos. On lui associe la sagesse qui caractérise l'homme âgé. Les organes correspondants sont les reins et la vessie. Ses couleurs sont le noir et le bleu. L'individu de type eau est en harmonie avec lui-même et extrêmement calme. La fin de soirée et le petit matin sont les meilleurs moments de la journée pour lui.

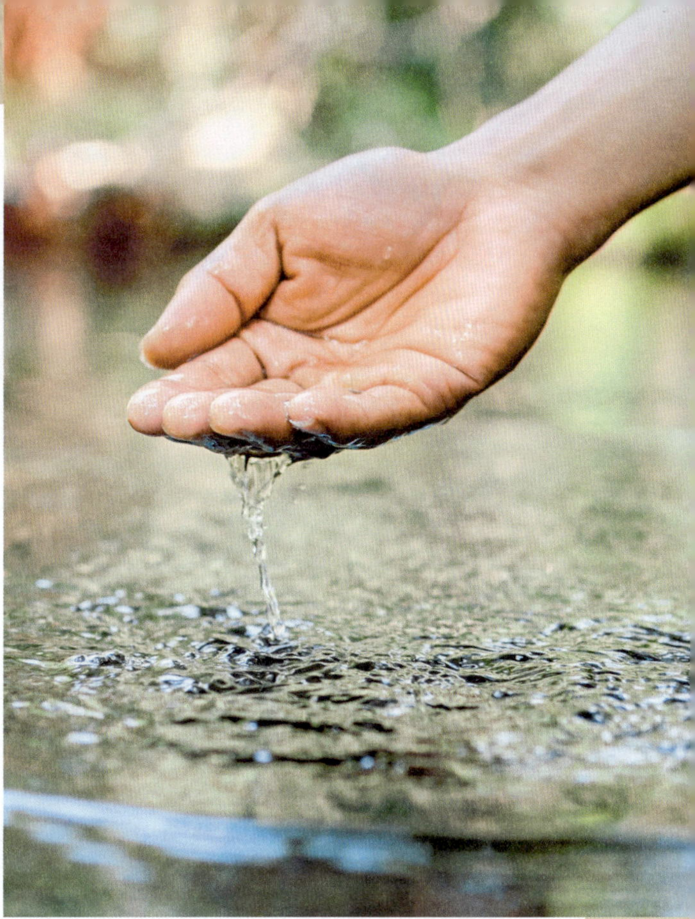

- Allongez-vous sur le dos, détendu, et fermez les yeux. Inspirez et expirez calmement. Frottez les paumes de vos mains l'une contre l'autre, jusqu'à les sentir chaudes et chargées d'énergie. Placez ensuite les deux mains sur le ventre, au niveau de la vessie.
- Concentrez-vous sur votre respiration et sentez comme, à chaque inspiration, l'énergie pénètre dans votre corps. Lorsque vous expirez, une énergie vieille et usée vous quitte. Visualisez le qi inspiré comme une lumière bleue, claire, se frayant un chemin par le nez dans le rein droit, puis le gauche, avant de gagner la vessie et, finalement, d'emplir peu à peu tout votre corps. L'énergie circule aussi directement dans la vessie, en passant par vos mains.
- Imaginez maintenant que vous êtes assis dans un endroit magnifique, près de l'eau – au bord de la mer, d'un lac ou d'un petit ruisseau. Écoutez les bruits que fait l'eau : elle clapote, ou murmure. Tentez de sentir son odeur, et contemplez tous les tons de bleu scintillants.
- Sentez comme l'énergie de l'eau traverse vos reins, votre vessie et le moindre recoin de votre corps. Elle se répand en vous, depuis les orteils jusqu'au crâne et au bout du nez. Savourez la force purificatrice que l'eau dispense à votre corps, votre esprit et votre âme. Tout votre organisme est maintenant empli d'une lumière bleu clair et votre élément eau est pleinement renforcé.
- Écoutez encore l'eau : elle a peut-être un message pour vous. Tendez l'oreille et ouvrez votre âme à ses paroles. Contemplez encore une fois, en toute conscience, ce lieu au bord de l'eau, remerciez-le, ainsi que l'univers, et prenez congé. Portez de nouveau votre attention sur le rythme de votre respiration, toujours calme. Étirez vos membres et ouvrez les yeux. Reprenez contact avec votre corps et réintégrez lentement le quotidien.

3

Traiter les troubles

Dans cette partie, vous trouverez
des méthodes thérapeutiques ayant fait leurs preuves
face à des troubles et maladies fréquents.
Elles vous aideront à restaurer l'équilibre énergétique,
renforceront votre système immunitaire et pourront
soutenir efficacement un traitement.

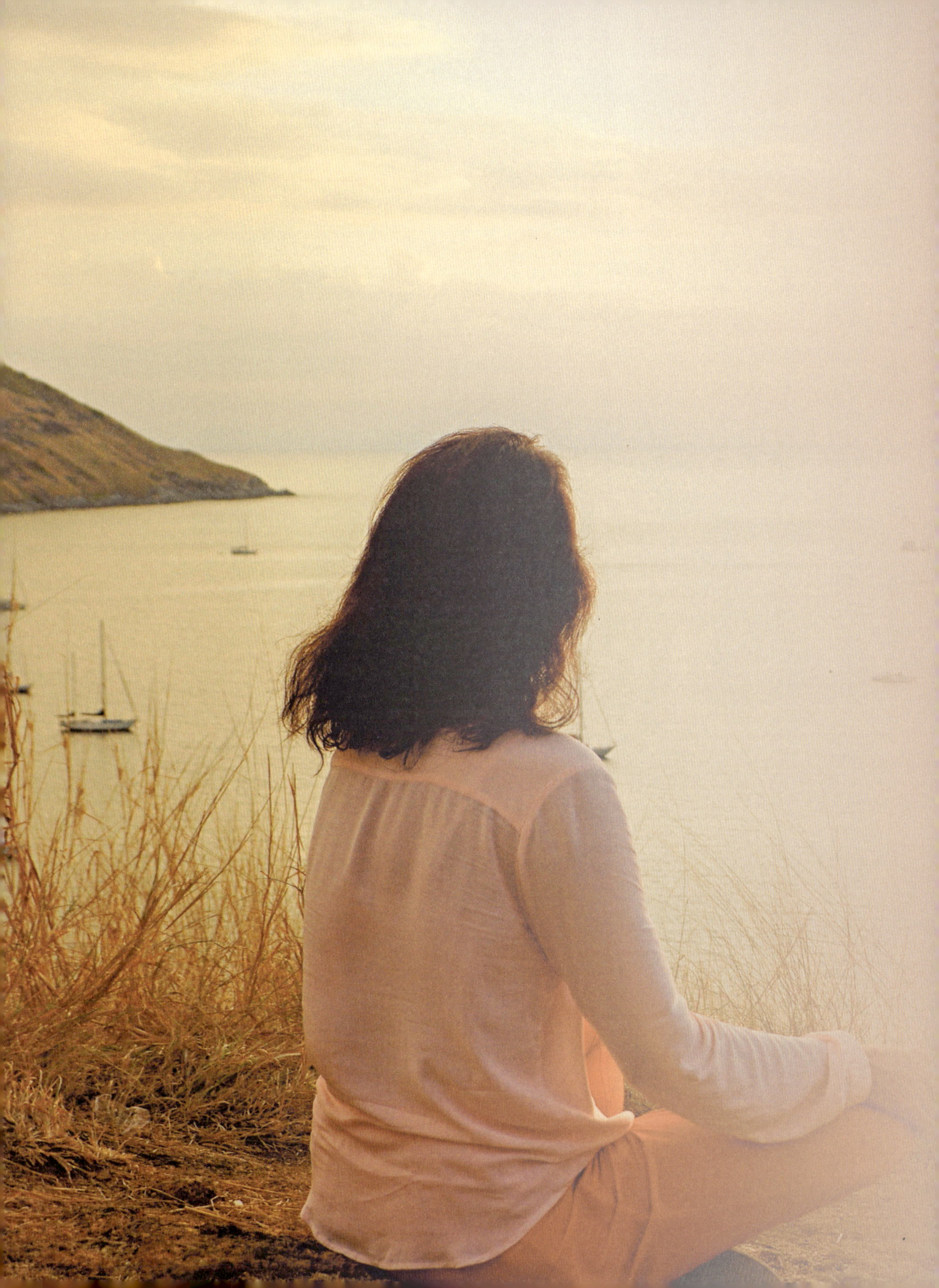

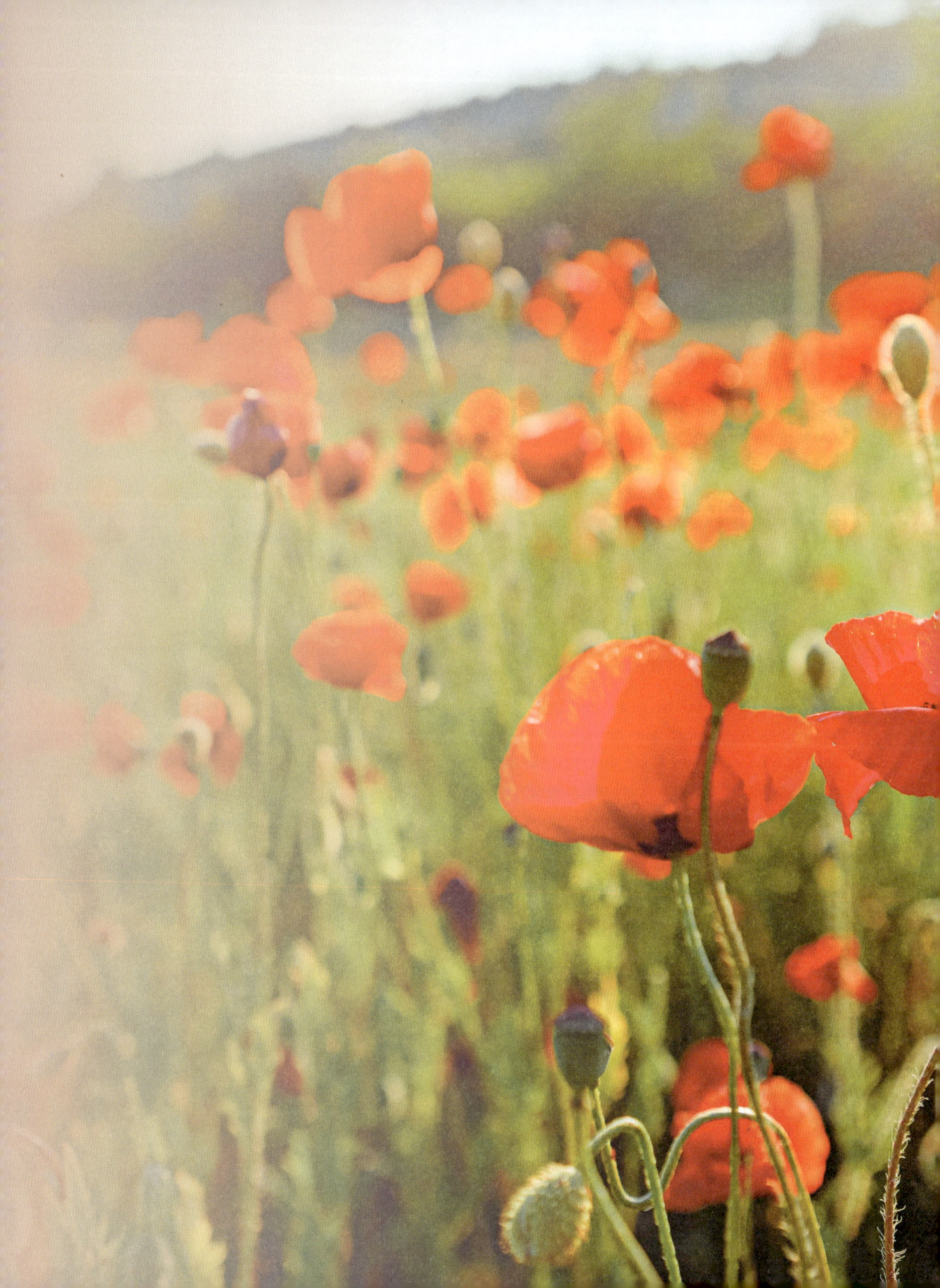

SYSTÈME RESPIRATOIRE

Amygdalite

Les symptômes typiques de l'inflammation douloureuse des amygdales sont : mal de gorge, douleurs à la déglutition, fièvre, maux de tête, abattement, ganglions lymphatiques gonflés dans la région du cou, amygdales rouges et gonflées avec enduit blanc jaunâtre. Vous pouvez traiter vous-même une inflammation légère, mais si les troubles persistent, ou que les amygdales sont purulentes, il faudrait consulter un médecin.

USAGES INTERNES

Pour ne pas irriter davantage les amygdales, vous devriez essentiellement vous nourrir d'aliments mous et frais, et renoncer aux épices fortes ainsi qu'aux saveurs acides. Buvez beaucoup, surtout les tisanes médicinales recommandées. Elles soulagent l'inflammation.

Pharmacopée culinaire

- **Pastèque-poire-camomille :** coupez en gros dés 200 g de pastèque avec l'écorce (lavée). Lavez 1 poire et détaillez-la aussi en gros dés. Réduisez en purée au mixeur les morceaux de fruits et 5 fleurs de camomille. Buvez ce jus au fur et à mesure de la journée, à petites gorgées.
- **Décoction menthe poivrée-asperge :** faites cuire pendant 10 minutes environ, à feu moyen, 5 asperges et 2 cuil. à café de menthe poivrée dans ½ litre d'eau. Filtrez et buvez au fur et à mesure de la journée, à petites gorgées. Sucrez si besoin avec un peu de miel.

Tisanes médicinales

Buvez 2 à 3 tasses d'une de ces tisanes tous les jours. Veuillez respecter les indications relatives à la préparation et au dosage, p. 122.

- **Infusion européenne :** 2 g de fleurs de camomille, 2 g de feuilles de sauge, 2 g de tormentille, 2 g de racine de pimprenelle, 2 g de fleurs de mauve.
- **Infusion chinoise :** 6-12 g de Mai Dong (racine d'ophiopogon), 3-9 g de Jin Yin Hua (fleurs de chèvrefeuille), 3-9 g de She Gan (rhizome d'iris tigré), 3-9 g de Gan Cao (racine de réglisse de l'Oural), 3-9 g de Fa Ban Xia (tubercule de *Pinellia ternata*, préparé).

USAGES EXTERNES

Pour un traitement local, on recommande une **compresse au thé vert** : mélanger 2 cuil. à café de thé vert avec 3 olives hachées, verser dessus ½ litre d'eau bouillante et laisser infuser le tout 15 minutes. Tremper un tissu en coton dans le liquide, l'essorer et le placer autour du cou. Enrouler une écharpe autour et se reposer 30 minutes. Répéter deux à trois fois par jour.

EXERCICE

Évitez absolument tout entraînement intense jusqu'à résolution des symptômes. Marquer une longue pause sera éventuellement nécessaire. En revanche, l'exercice modéré est tout à fait bénéfique. Le qi gong des parfums s'avère particulièrement adapté (voir à partir de la p. 131).

Qi gong des parfums

Pratiquez régulièrement l'exercice « La roue du dharma tournant continuellement » (voir p. 142).

ACUPRESSION

Grâce à la stimulation des points d'acupression suivants, vous pourrez réguler vous-même le flux du qi, et ainsi traiter efficacement certains symptômes. Pour ce faire, veuillez consulter les indications figurant p. 107-113.

- **GI 4 – Vallée fermée ou Hegu :** entre l'index et le pouce, à l'extrémité du pli du pouce.
- **GI 11 – Étang sinueux ou Quchi :** coude plié à angle droit, à l'extrémité externe de la saignée du coude.
- **PO 7 – Séquence cassée ou Lieque :** à 1,5 pouce de large de l'extrémité du pli du poignet, en partant du côté où se trouve le pouce.
- **VB 20 – Piscine du vent ou Fengchi :** à quatre doigts de large derrière le lobe de l'oreille, vous trouverez un petit creux derrière la saillie osseuse.
- **VG 14 – Grande vertèbre ou Dazhui :** entre la septième vertèbre cervicale et la première vertèbre dorsale, dans la région du vaisseau gouverneur.

ACTIVATION DE CHAKRA

Une amygdalite indique une faiblesse de longue date du chakra de la gorge. Adoptez les mesures stimulant ce chakra (voir à partir de la p. 83).

Asthme

L'affection inflammatoire chronique des voies respiratoires est en partie d'origine génétique, en partie influencée par des facteurs environnementaux comme les allergènes alimentaires ou la fumée de cigarette. Lors d'une crise d'asthme, la respiration est sifflante et on voit survenir de violents accès de toux et une sensation d'oppression dans la poitrine, s'accompagnant de difficultés respiratoires, voire de détresse respiratoire.

USAGES INTERNES

La quercétine, métabolite secondaire présent dans différentes plantes, inhibe les hormones ayant une action inflammatoire sur les bronches. Il est donc recommandé de consommer le plus possible de légumes en contenant. L'oignon rouge et l'ail, par exemple, sont particulièrement riches en quercétine. Mais d'autres plantes renferment aussi des substances qui contribuent à l'amélioration des symptômes, notamment le gingembre, le curcuma, l'origan et le romarin. Agrémentez-en vos plats le plus souvent possible. Essayez également de limiter au maximum le gras dans votre alimentation : son excès accroît l'inflammation chronique des voies respiratoires. Ceci vaut pour les additifs et les conservateurs.

Pharmacopée culinaire

- **Pâte de raifort :** épluchez et râpez très finement un morceau de raifort frais, long de 2 cm environ ; il vous en faut à peu près 1,5 cuil. à soupe. Mélangez le raifort râpé avec un peu de jus de citron fraîchement pressé pour obtenir une pâte épaisse, et placez celle-ci dans un bocal en verre propre. Mâchez deux à trois fois par jour ½ cuil. à café de cette pâte.
- **Noix et gingembre :** épluchez un petit morceau de gingembre et mâchez-le bien avec 2 noix pendant 3 minutes environ. Avalez ensuite la pâte obtenue. Renouvelez l'opération de préférence deux fois par jour : le matin et le soir.
- **Jus d'oignon au miel :** épluchez 3 oignons de taille moyenne et coupez-les en petits morceaux. Ajoutez 1 cuil. à café de miel ainsi que 1 pincée de poivre noir moulu, et placez le tout dans un bocal en verre. Laissez reposer toute une nuit, puis prenez-en 1 cuil. à soupe plusieurs fois par jour, jusqu'à sentir une amélioration. Ce mélange aide aussi en cas de toux et de voies respiratoires bouchées.

Tisanes médicinales

Buvez 2 à 3 tasses d'une de ces tisanes tous les jours. Veuillez respecter les indications relatives à la préparation et au dosage, p. 122.

- **Infusion européenne :** 4 g de feuilles de lierre, 1,5 g de fleurs d'éphédra, 0,5 g de feuilles de droséra, 4 g de thym.

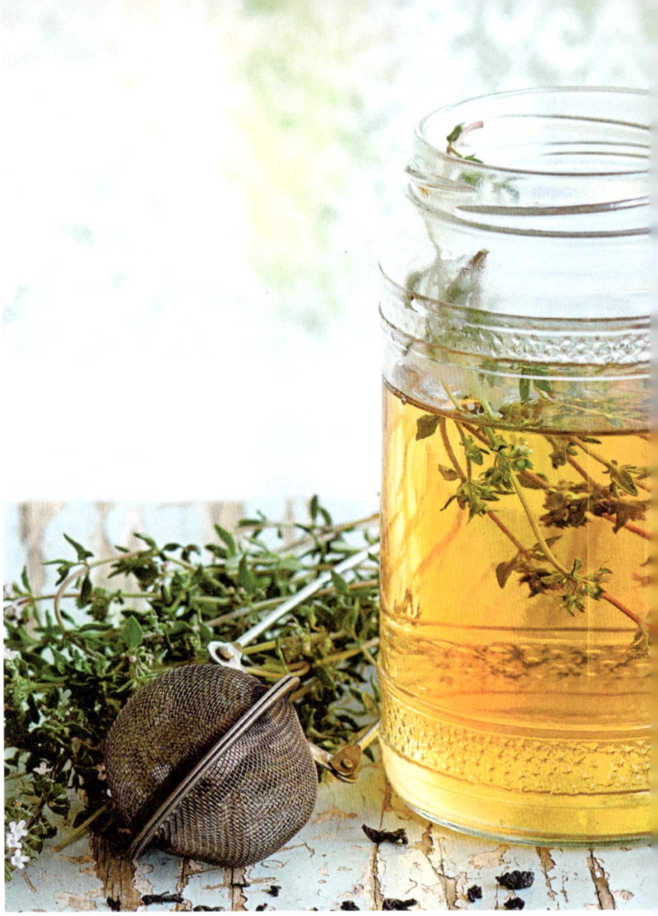

Le thym fluidifie les mucosités, facilite l'expectoration, exerce une action décontractante et désinfectante, et tue les bactéries.

- **Infusion chinoise :** 15-25 g de Yu Xing Cao (houttuynia), 3-9 g de Jie Geng (racine séchée de platycodon), 1,5-3 g de Mu Hu Die (graines d'oroxyli), 3-9 g de Qian Hu (racine de peucédan), 1,5-9 g de Gan Cao (racine de réglisse de l'Oural).
- **Tisane ayurvédique :** ½ cuil. à café de réglisse, ½ cuil. à café de gingembre.

EXERCICE

L'exercice ne renforce pas seulement les muscles, le cœur et les os, il entraîne aussi les poumons, qui seront moins sensibles aux stimuli déclenchants. Les bronches pouvant se resserrer suite à un effort brusque, vous devriez cependant commencer toute séance de sport en douceur, et terminer votre entraînement tout aussi modérément. Sinon, vous pouvez d'ores et déjà vous essayer à des exercices doux comme ceux du qi gong et du yoga. Attention : l'asthme étant régulièrement associé à une carence en vitamine D, vous devriez pratiquer votre activité physique à l'air libre, le plus souvent possible. En effet, notre corps ne peut synthétiser cette vitamine qu'avec une exposition suffisante aux UV.

Qi gong des parfums

- Le dragon d'or déploie sa queue (voir p. 132).
- La pagode bouddhiste d'où émanent les parfums (voir p. 135).
- Ramer à travers l'océan (voir p. 139).
- La traversée du bodhidharma (voir p. 143).

Yoga

Si vous êtes un type Vata ou Kapha, des asanas déterminées peuvent contribuer à votre rétablissement. Avant de commencer à pratiquer, vous devriez donc déterminer votre constitution. Vous trouverez le tableau correspondant p. 58.

- **Asanas pour Vata :** genoux à la poitrine (voir p. 167), le cadavre (voir p. 168), la charrue (voir p. 169).
- **Asanas pour Kapha :** le cobra (voir p. 171), la montagne (voir p. 172), le pont (voir p. 173), la chandelle (voir p. 174).

ACUPRESSION

Grâce à la stimulation des points d'acupression suivants, vous pourrez rééquilibrer vous-même votre qi, et ainsi traiter efficacement certains troubles. Pour ce faire, veuillez consulter les indications figurant p. 107-113.

- **V 12 – Porte du vent ou Fengmen :** entre la deuxième et la troisième vertèbre dorsale, à droite de l'épine dorsale.
- **V 13 – Point shu des poumons ou Feishu :** entre la troisième et la quatrième vertèbre dorsale, à droite de l'épine dorsale.
- **VC 21 – Étoile polaire ou Xuanji :** au-dessus du sternum.
- **PO 9 – Grand abîme ou Taiyuan :** à l'extrémité du radius, sur le pli du poignet.

ACTIVATION DE CHAKRA

Si vous avez de l'asthme, cela indique une faiblesse de longue date du chakra du cœur. Adoptez un maximum de mesures stimulant ce chakra (voir à partir de la p. 79).

SUBSTANCES MÉDICINALES

- **Ginseng** (*Panax ginseng*) : tonique, décoction, poudre, pilules et racine (usage interne). Attention : sa consommation peut entraîner élévation de la tension artérielle et insomnie.
- **Tussilage** (*Tussilago farfara*) : décoction, poudre et pilules (usage interne).
- **Amande** (*Prunus dulcis, Prunus amygdalus*) : tisane (usage interne), huile et pâte (usage externe).

Consultez toujours votre médecin ou praticien en médecine naturelle avant l'emploi de substances médicinales. Vous trouverez plus d'informations p. 116.

Bronchite

La bronchite est l'inflammation aiguë ou chronique de la muqueuse des bronches. Les symptômes typiques sont : toux douloureuse avec expectoration, production accrue de mucus, fièvre, enrouement et, parfois, douleurs dans les membres. Une bronchite aiguë peut dégénérer en pneumonie, et se transforme souvent en affection chronique.

USAGES INTERNES

Pendant une bronchite, vous devriez éviter les produits laitiers et, autant que possible, tous les toxiques tels que nicotine, caféine, sucre et alcool. Buvez beaucoup d'eau pure ou de tisanes, et privilégiez une alimentation basique, fraîche.

Pharmacopée culinaire

- **Jus carotte-radis :** mélangez 11 mesures de jus de carotte avec 5 mesures de jus de radis et buvez-en chaque jour ½ litre. Préparez ce jus de préférence chaque jour, avec une centrifugeuse.
- **Soupe gingembre-haricot :** épluchez puis râpez 120 g de gingembre frais. Rincez sous l'eau froide 30 g de haricots noirs (en conserve) et laissez égoutter dans une passoire. Mettez haricots et gingembre dans une poêle chaude avec un peu d'huile, et faites colorer. Ajoutez 2 tasses d'eau et laissez réduire, de moitié environ, à feu moyen. Retirez du feu. Cette soupe fait transpirer et liquéfie les sécrétions. Mangez-la de préférence avant le coucher.
- **Liqueur poire-gingembre :** épluchez et coupez en dés 3 poires mûres. Lavez et coupez en fines rondelles 5 g de poireau. Épluchez 10 g de gingembre frais, hachez très fin ou râpez. Mélangez le tout dans un bol et ajoutez ¼ litre d'alcool à 70° (disponible en pharmacie). Couvrez le mélange et laissez macérer cinq jours dans un endroit sombre. Buvez-en chaque jour un verre à liqueur, le matin à jeun ou avant le coucher.

Tisanes médicinales

Buvez chaque jour environ 2 à 3 tasses d'une de ces tisanes. Veuillez respecter les indications relatives à la préparation et au dosage, p. 122.

- **Infusion européenne :** 2 g de feuilles de menthe, 1 g de feuilles de lierre, 3 g de saponaire, 2 g de racine de réglisse, 2 g d'achillée millefeuille.
- **Infusion chinoise :** 4,5-9 g de Zhe Bei Mu (bulbe de fritillaire), 4,5-9 g de Zhu Ru (copeaux de tiges de bambou), 9-15 g de Fu Ling (pachyme), 1,5-9 g de Gan Cao (racine de réglisse de l'Oural).
- **Tisane ayurvédique :** ½ cuil. à café d'écorce d'orange fraîchement râpée, ½ cuil. à café de gingembre.

EXERCICE

En cas de bronchite aiguë, le sport est totalement contre-indiqué car il peut entraîner de graves complications (myocardite, affections rénales ou pulmonaires). Il en va autrement si vous souffrez d'une bronchite chronique ou d'une broncho-pneumopathie chronique obstructive (BPCO). Dans ce cas, pratiquer une activité physique ciblée compte parmi les principales mesures de prise en charge autonome – à condition que cette thérapie par le mouvement soit la plus adaptée à votre condition physique. Les exercices doux du qi gong et le yoga constituent aussi un choix idéal, de préférence en plein air.

Qi gong des parfums

- Le dragon d'or déploie sa queue (voir p. 132).
- Tourner la roue du dharma à gauche (voir p. 140).

Yoga

Si vous êtes un type Kapha, des asanas déterminées peuvent contribuer à votre rétablissement. Avant de commencer à pratiquer, vous devriez déterminer votre constitution (tableau p. 58).

- **Asanas pour Kapha :** la demi-tortue (voir p. 163), la charrue (voir p. 169), le pont (voir p. 173).

Les huiles essentielles et les substances piquantes du gingembre ont une action antibiotique et renforcent le système immunitaire.

ACUPRESSION

Grâce à la stimulation des points d'acupression suivants, vous pourrez réguler vous-même le flux du qi, et ainsi traiter efficacement certains symptômes. Pour ce faire, veuillez consulter les indications figurant p. 107-113.

- **GI 4 – Vallée fermée ou Hegu :** entre l'index et le pouce, à l'extrémité du pli du pouce.
- **GI 11 – Étang sinueux ou Quchi :** coude plié, à l'extrémité externe de la saignée du coude.

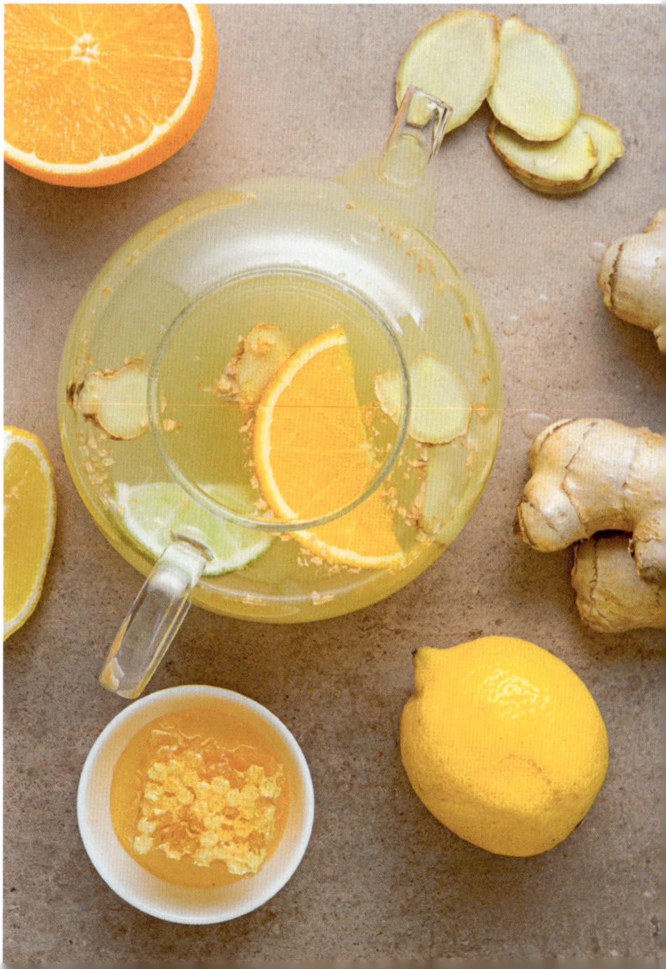

- **VB 20 – Piscine du vent ou Fengchi :** à quatre doigts de large derrière le lobe de l'oreille, vous trouverez un petit creux derrière la saillie osseuse. Pressez-le des deux côtés, simultanément, pendant une minute.
- **VG 14 – Grande vertèbre ou Dazhui :** entre la septième vertèbre cervicale et la première vertèbre dorsale, dans la région du vaisseau gouverneur.
- **PO 7 – Séquence cassée ou Lieque :** à 1,5 pouce de large de l'extrémité du pli du poignet, en partant du côté où se trouve le pouce.

ACTIVATION DE CHAKRA

La bronchite indique une faiblesse de longue date du chakra du cœur. Adoptez un maximum de mesures stimulant celui-ci (voir à partir de la p. 79).

SUBSTANCES MÉDICINALES

- **Grenade** (*Punica granatum L.*) : fruit frais et poudre (usage interne). Attention : un surdosage peut provoquer diarrhée et vertiges.
- **Tussilage** (*Tussilago farfara*) : décoction, poudre et pilules (usage interne).
- **Orange** (*Citrus sinensis*) : écorce non traitée et huile (usage externe).

Consultez toujours votre médecin ou praticien en médecine naturelle avant l'emploi de substances médicinales. Vous trouverez plus d'informations p. 116.

Fièvre

L'élévation de la température au-dessus de 37,5 °C constitue une réaction naturelle du corps à une infection, et peut être provoquée par toutes sortes d'inflammations. Le plus souvent, en cas de troubles respiratoires, la fièvre est causée par une inflammation des muqueuses. La fièvre s'accompagne souvent de symptômes tels que frissons, pouls rapide, respiration accélérée, sensation de soif accrue, manque d'appétit, maux de tête et douleurs dans les membres, transpiration abondante.

USAGES INTERNES

En cas de fièvre, on recommande généralement des aliments rafraîchissants comme le cassis, la baie de sureau, le melon, le citron, le chou chinois, le concombre, le céleri ou la courgette. Évitez en revanche la viande, les protéines stimulant la production de chaleur.

Pharmacopée culinaire

Salade de pissenlit : dressez sur une assiette un peu de salade de pissenlit avec 2 gousses d'ail fraîchement haché, et versez dessus un peu d'huile de sésame.

Vitamine C : prenez de la vitamine C en quantité. Les aliments qui en renferment le plus sont les légumes comme le chou-fleur, le brocoli, le chou vert, la pomme de terre, le chou-rave, la blette, le raifort, le radis, le chou de Bruxelles, l'épinard, la tomate, le chou blanc et le chou frisé ; les fruits comme la pomme, la banane, la mûre, la fraise, le pamplemousse, la goyave, la myrtille, la framboise, la cerise, le kiwi, la mandarine, la mangue, l'orange, la papaye, la pêche, la groseille rouge, la baie d'argousier, la groseille à maquereau et le citron.

Tisanes médicinales

Buvez 2 à 3 tasses d'une de ces tisanes tous les jours. Veuillez respecter les indications relatives à la préparation et au dosage, p. 122.

- **Infusion européenne :** 1,5 g de fleurs de tilleul, 1,5 g d'écorce de saule, 2 g d'herbe de plantain, 1 g de fleurs de sureau, 3 g de thym, 1 g d'achillée millefeuille.
- **Infusion chinoise :** 9-15 g de Ban Lan Gen (racine d'isatis), 3-9 g de Jie Geng (racine de platycodon), 4,5-9 g de Ju Hua (fleurs de chrysanthème), 6-15 g de Jin Yin Hua (fleurs de chèvrefeuille).
- **Tisane ayurvédique :** ½ cuil. à soupe de gingembre haché, 2 grains de poivre, 5 feuilles de basilic frais, ¼ cuil. à café de cardamome.

USAGES EXTERNES

Pour un traitement local, on recommande une **compresse d'oignon** : éplucher 1-2 oignon(s) cru(s), le(s) couper en fines rondelles, envelopper dans un tissu en coton et placer celui-ci sur le front ou le ventre. Répéter plusieurs fois par jour si besoin.

ACUPRESSION

Grâce à la stimulation des points d'acupression suivants, vous pourrez réguler vous-même le flux du qi, et ainsi traiter efficacement certains symptômes. Pour ce faire, veuillez consulter les indications figurant p. 107-113.

- **GI 4 – Vallée fermée ou Hegu :** entre l'index et le pouce, à l'extrémité du pli du pouce.
- **GI 11 – Étang sinueux ou Quchi :** coude plié à angle droit, à l'extrémité externe de la saignée du coude.
- **VB 20 – Piscine du vent ou Fengchi :** à quatre doigts de large derrière le lobe de l'oreille, vous trouverez un petit creux derrière la saillie osseuse.
- **VG 14 – Grande vertèbre ou Dazhui :** entre la septième vertèbre cervicale et la première vertèbre dorsale, dans la région du vaisseau gouverneur.

SUBSTANCES MÉDICINALES

- **Chrysanthème des jardins** (*Chrysanthemum indicum*) : tisane, décoction et fleurs séchées (usage interne), cataplasme et jus frais (usage externe). Attention : en cas de prédisposition, des réactions allergiques peuvent apparaître.
- **Chèvrefeuille du Japon** (*Lonicera japonica sinensis*) : décoction (usages interne et externe), poudre (usage externe). Attention : une consommation importante peut entraîner maux d'estomac et troubles du sommeil.
- **Marjolaine** (*Origanum majorana L.*) : poudre et jus (usage interne). Attention : un excès peut provoquer nausées, vertiges et problèmes circulatoires.

Consultez toujours votre médecin ou praticien en médecine naturelle avant l'emploi de substances médicinales. Vous trouverez plus d'informations p. 116.

Mal de gorge, pharyngite

Dans la plupart des cas, l'inflammation est causée par des virus, puis des bactéries peuvent s'accumuler sur la muqueuse lésée. Dans des cas plus rares, celles-ci sont, dès le départ, responsables de l'inflammation. Ensuite, cette dernière se manifeste par une sensation de sécheresse et des grattements dans la gorge. Plus tard, déglutition pénible, mal de gorge et élocution douloureuse viennent s'ajouter. Un pharynx rouge, ainsi que des troubles respiratoires occasionnels, résultant du gonflement des muqueuses du larynx et de la trachée, sont aussi typiques.

USAGES INTERNES

Il existe des substances végétales qui peuvent soulager efficacement les maux. La sauge, par exemple, a une action désinfectante tout en apaisant les muqueuses. Le curcuma est considéré comme un anti-inflammatoire et la carotte a des vertus antiseptiques. Pour éliminer les germes et réduire leur nombre au niveau du pharynx, vous devriez aussi boire beaucoup.

Pharmacopée culinaire

- **Curcuma et sel :** mélangez ¼ cuil. à café de poudre de curcuma et 1 pincée de sel dans un verre d'eau chaude et gargarisez-vous avec plusieurs fois par jour. Cela soulage le mal de gorge.
- **Pois mange-tout et carotte :** lavez 1 poignée de pois mange-tout et 2 carottes, nettoyez-les et coupez-les en petits morceaux. Faites-les revenir l'un après l'autre dans un peu d'huile d'olive, à feu doux, pour qu'ils restent croquants. Mangez le plus souvent possible de ces légumes, de préférence en association avec du raisin et des litchis.
- **Décoction fenouil-ginseng :** faites bouillir pendant 5 minutes 5 g de graines de fenouil séchées et 2 g de ginseng dans ¼ litre d'eau. Buvez cette décoction à petites gorgées. Répétez plusieurs fois par jour, de préférence.

Tisanes médicinales

Buvez 2 à 3 tasses d'une de ces tisanes tous les jours. Veuillez respecter les indications relatives à la préparation et au dosage, p. 122.

- **Infusion européenne :** 3 g de feuilles de sauge, 2 g de racine de primevère, 1,5 g de fleurs de mauve, 2 g de fleurs de camomille, 1,5 g de racine de pimprenelle.
- **Infusion chinoise :** 6-12 g de Mai Dong (racine d'ophiopogon), 6-15 g de Jin Yin Hua (fleurs de chèvrefeuille), 3-9 g de She Gan (rhizome d'iris tigré).
- **Tisane ayurvédique :** 1 cuil. à café de feuilles de sauge séchées.

EXERCICE

En cas de mal de gorge ou de pharyngite, vous devriez absolument éviter tout entraînement intense, et, selon la gravité de la maladie, ne reprendre le sport qu'après résolution des symptômes, quitte à marquer une longue pause. Autrement, vous courez le risque que l'infection se déclare de façon particulièrement violente, voire se propage au cœur. En revanche, l'exercice modéré, comme pratiquer qi gong ou yoga, est tout à fait profitable.

Qi gong des parfums

Pratiquez régulièrement l'exercice « La roue du dharma tournant continuellement » (voir p. 142).

Yoga

Si vous êtes un type Kapha, des asanas déterminées peuvent contribuer à votre rétablissement. Avant de commencer à pratiquer, vous devriez donc déterminer votre constitution (voir tableau p. 58).

- **Asanas pour Kapha :** le lion (voir p. 166), la chandelle (voir p. 174).

ACUPRESSION

Grâce à la stimulation des points d'acupression suivants, vous pourrez réguler vous-même le flux du qi, et ainsi traiter efficacement certains symptômes. Pour ce faire, veuillez consulter les indications figurant p. 107-113.

- **GI 4 – Vallée fermée ou Hegu :** entre l'index et le pouce, à l'extrémité du pli du pouce.
- **GI 11 – Étang sinueux ou Quchi :** coude plié à angle droit, à l'extrémité externe de la saignée du coude.
- **VB 20 – Piscine du vent ou Fengchi :** à quatre doigts de large derrière le lobe de l'oreille, vous trouverez un petit creux derrière la saillie osseuse.
- **VG 14 – Grande vertèbre ou Dazhui :** entre la septième vertèbre cervicale et la première vertèbre dorsale, dans la région du vaisseau gouverneur.

ACTIVATION DE CHAKRA

Si vous souffrez d'un mal de gorge ou d'une pharyngite, cela indique une faiblesse de longue date du chakra de la gorge. Adoptez les mesures stimulant ce chakra (voir à partir de la p. 83).

SUBSTANCES MÉDICINALES

- **Menthe des champs** (*Mentha arvensis, Mentha haplocalyx*) : tisane (usage interne), décoction (usages interne et externe), cataplasme (usage externe). Attention : en cas de prédisposition, des réactions allergiques au menthol peuvent apparaître.
- **Ciboule** (*Allium fistulosum*) : décoction (usage interne), purée/cataplasme (usages interne et externe). Attention : peut provoquer irritations cutanées et ballonnements.

Consultez toujours votre médecin ou praticien en médecine naturelle avant l'emploi de substances médicinales. Vous trouverez plus d'informations p. 116.

Refroidissement, infection grippale

Une infection aiguë des muqueuses du nez, de la gorge et des bronches est qualifiée de refroidissement ou de grippe dans le langage populaire. Elle s'accompagne de symptômes typiques : rhume, maux de gorge, enrouement, toux et abattement. On peut aussi voir apparaître température élevée, frissons, maux de tête et courbatures.

USAGES INTERNES

Votre corps a besoin de forces pour neutraliser les agents infectieux. Procurez-lui surtout de la vitamine C en quantité. En plus des salades et des fruits frais, bouillons de légumes ou de poule chauds devraient être à votre menu.

Pharmacopée culinaire

- **Inhalation au gingembre :** portez à ébullition 1 cuil. à café de poudre de gingembre dans 1 litre d'eau, puis inhalez-en la vapeur bienfaisante.
- **Ail et melon miel :** coupez en petits morceaux la chair de ½ melon miel. Lavez et coupez en quatre 1 pomme, enlevez le trognon, coupez la chair en petits morceaux. Lavez et coupez en dés 2 baies d'églantier. Épluchez et hachez finement 4 gousses d'ail et 15 g de gingembre frais. Faites cuire le tout à la vapeur 30 minutes environ avec peu d'eau, à feu moyen. Au cours de la journée, consommez régulièrement 1 cuil. à soupe de ce mélange.
- **Purée de citron :** lavez 1 citron non traité, coupez-le en gros morceaux et réduisez-le en purée. Ajoutez petit à petit 1 tasse d'eau environ. Absorbez cette purée à petites gorgées.

Tisanes médicinales

Buvez 2 à 3 tasses d'une de ces tisanes tous les jours. Veuillez respecter les indications relatives à la préparation et au dosage, p. 122.

- **Infusion européenne :** 1,5 g de fleurs de sureau, 1,5 g de racine de primevère, 1 g d'ortie, 2 g d'herbe de plantain, 2 g d'écorce de saule, 2 g d'achillée millefeuille.
- **Infusion chinoise :** 3-9 g de Qiang Huo (racine de *Notopterygium incisium*), 9-15 g de Ban Lan Gen (racine d'isatis), 6-9 g de Chuan Xin Lian (feuilles d'échinacée d'Inde).

EXERCICE

Vous devrez plutôt vous ménager en cas d'infection grippale, mais il est important de se livrer à une activité physique légère, de préférence en plein air. Vous pouvez ainsi aller vous promener lentement. Cependant, ne vous surmenez pas, pour éviter que les virus se propagent au muscle cardiaque ou aux valves cardiaques.

Qi gong des parfums

Pratiquez régulièrement l'exercice « La roue du dharma tournant continuellement » (voir p. 142).

ACUPRESSION

Voir toux (p. 211) et sinusite (p. 209-110).

SUBSTANCES MÉDICINALES

- **Menthe des champs** (*Mentha arvensis, Mentha haplocalyx*) : tisane (usage interne), décoction (usages interne et externe), cataplasme (usage externe). Attention : en cas de prédisposition, le menthol peut provoquer des réactions allergiques.
- **Aneth** (*Anethum graveolens*) : décoction et pilules (usage interne), poudre et huile (usages interne et externe).
- **Gingembre** (*Zingiber officinale*) : jus pressé, plante cuite et décoction de racines séchées (usage interne), purée/cataplasme (usages interne et externe).

Consultez toujours votre médecin ou praticien en médecine naturelle avant l'emploi de substances médicinales. Vous trouverez plus d'informations p. 116.

Rhume

Le rhume apparaît souvent en lien avec un refroidissement. Les symptômes typiques sont : difficultés à respirer correctement par le nez, nez bouché, qui coule, qui démange ou brûle. La muqueuse nasale est en général gonflée et irritée.

USAGES INTERNES

Quand vous êtes enrhumé, votre corps a grand besoin de vitamines, de minéraux et d'oligo-éléments, précieux pour votre santé. Mangez donc fruits et légumes en quantité. Buvez aussi abondamment.

Pharmacopée culinaire

- **Sirop de carotte :** passez à la centrifugeuse 250 g de carottes lavées et faites réduire le jus avec un peu de sucre candi pour obtenir un sirop. Coupez 250 g d'oignons en rondelles et enduisez-les de miel. Superposez ces rondelles dans un saladier et laissez reposer 24 heures. Filtrez le sirop d'oignon ainsi obtenu et mélangez-le avec le sirop de carotte. Conservez le mélange au réfrigérateur de préférence et prenez-en 1 cuil. à soupe toutes les deux heures.
- **Oignon :** épluchez 1 à 2 oignon(s), coupez-le(s) en petits morceaux et versez dessus 1 litre d'eau bouillante. Après que la tisane d'oignon a infusé quelques minutes, sucrez-la à votre goût avec un peu de miel et buvez-la à petites gorgées.

Tisanes médicinales

Buvez 2 à 3 tasses d'une de ces tisanes tous les jours. Veuillez respecter les indications relatives à la préparation et au dosage, p. 122.

- **Infusion européenne :** 2 g de fleurs de camomille, 2 g de feuilles de sauge, 1,5 g de feuilles d'eucalyptus, 1,5 g de feuilles de menthe, 3 g de racine de primevère.
- **Infusion chinoise :** 3-9 g de Bai Bu (racine de stemona), 3-9 g de Qiang Huo (racine de *Notopterygium incisium*), 3-10 g de Ting Li Zi (graines de lépidie), 9-15 g de Ban Lan Gen (racine d'isatis).
- **Tisane ayurvédique :** 1 cuil. à café de gingembre frais, 2-3 graines de clous de girofle ; ou encore, ½ cuil. à café de réglisse et 1 cuil. à café de gingembre frais.

USAGES EXTERNES

Un bain chaud détend, bien sûr, mais si vous employez les bons additifs, les vapeurs aromatiques soutiendront aussi le processus de guérison.

- **Bain thérapeutique :** le soir, avant le coucher, prenez un bain intégral de 15 minutes. Vous pouvez très facilement préparer vous-même les additifs : mélangez dans une tasse 2 cuil. à soupe d'huile d'amande avec 10 gouttes d'huile d'aiguilles de pin, puis versez dans une eau à 35-37 °C. Après le bain, couchez-vous tout de suite et couvrez-vous bien.

EXERCICE

En cas de rhume, il est très important de pratiquer une activité physique légère, de préférence en plein air.

Qi gong des parfums

- La pagode chinoise d'où émanent les parfums (voir p. 134).
- La roue du dharma tournant continuellement (voir p. 142).

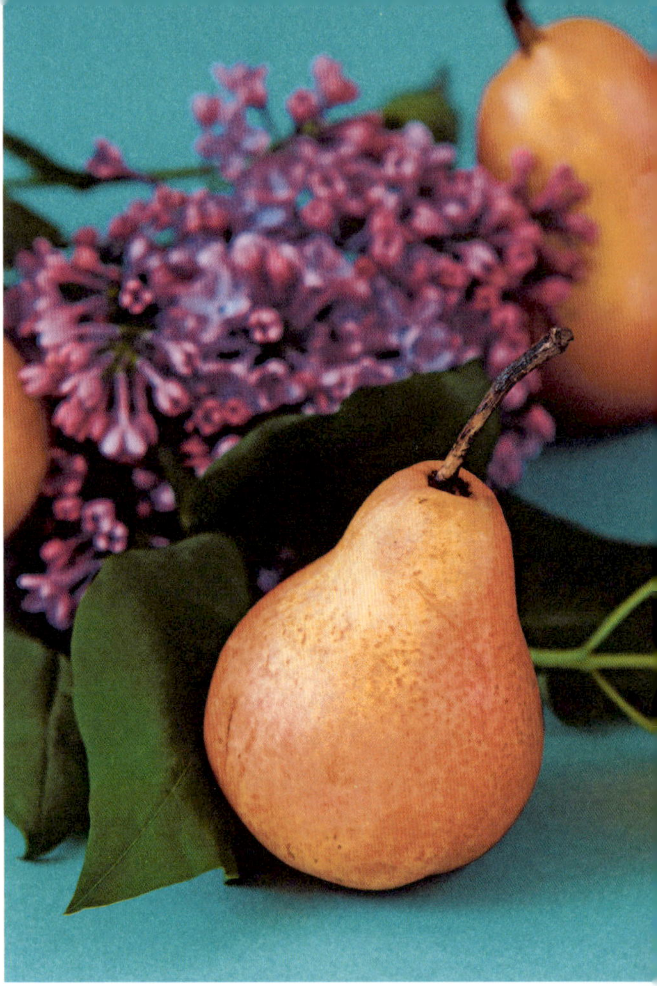

Fruits et légumes sont riches en vitamines, minéraux, oligo-éléments et substances végétales secondaires.

ACUPRESSION

Grâce à la stimulation des points d'acupression suivants, vous pourrez réguler vous-même le flux du qi, et ainsi traiter efficacement certains symptômes. Pour ce faire, veuillez consulter les indications figurant p. 107-113.

- **GI 20 – Accueil des parfums ou Yingxiang :** pressez le point à côté de l'aile du nez, 30 fois du côté gauche et 30 fois du côté droit.
- **PO 7 – Séquence cassée ou Lieque :** à 1,5 pouce de large de l'extrémité du pli du poignet, en partant du côté où se trouve le pouce.
- Pressez également le point situé derrière la naissance des cheveux, sur la ligne médiane du front (dans le prolongement de l'arête du nez), et massez cette zone pendant une demi-minute environ.

ACTIVATION DE CHAKRA

Si vous souffrez d'un rhume, cela indique une faiblesse de longue date du chakra frontal. Adoptez un maximum de mesures stimulant ce chakra (voir à partir de la p. 86).

Sinusite

En cas de sinusite, les symptômes ne s'arrêtent pas à une muqueuse nasale gonflée et un nez bouché. Les personnes touchées souffrent de violents maux de tête et de douleurs dans tout le visage. Les maux s'intensifient quand elles se penchent en avant. Les sécrétions nasales sont purulentes, on voit souvent apparaître fièvre et abattement. La plupart du temps, l'inflammation est précédée d'un rhume « inoffensif ». Dès les premiers signes, suivez donc les conseils à partir de la p. 207.

USAGES INTERNES

Beaucoup de plantes médicinales ont un effet positif sur l'inflammation. Le thym, par exemple, est un antibiotique naturel ; il dégage les voies respiratoires. Camomille et sauge exercent des effets anti-inflammatoires. Le gingembre, lui, renforce les défenses immunitaires et combat les bactéries.

Pharmacopée culinaire

Poudre de racine d'acore : aspirez-en par le nez une pincée. Vous pouvez aussi mélanger la poudre à un peu d'huile et vous nettoyer le nez avec.

Tisanes médicinales

Buvez 2 à 3 tasses d'une de ces tisanes tous les jours. Veuillez respecter les indications relatives à la préparation et au dosage, p. 122.

- **Infusion européenne :** 3 g de thym, 2 g de feuilles de sauge, 1 g de feuilles d'eucalyptus, 2 g de fleurs de primevère.
- **Infusion chinoise :** 4,5-9 g de Ju Hua (fleurs de chrysanthème), 2-5 g de Huang Lian (rhizome de savoyane), 6-9 g de Dan Zhu Ye (feuilles de bambou), 6-15 g de Jin Yin Hua (fleurs de chèvrefeuille), 3-9 g de Huang Qin (racine de scutellaire du Baïkal).
- **Tisane ayurvédique :** ¼ cuil. à café de racine de primevère en poudre.

USAGES EXTERNES

Pour un traitement local, on recommande :

- **Cataplasme de gingembre :** dans un récipient, versez ¼ litre d'eau bouillante sur 2 à 3 cuil. à café bombées de poudre de gingembre. Laissez refroidir un peu, puis appliquez la pâte sur la zone concernée.
- **Inhalation thym-camomille-lavande :** portez à ébullition 3 branches de thym frais (ou 1 cuil. à café de thym séché), 1 cuil. à café de fleurs de camomille et 1 cuil. à café de fleurs de lavande (fraîches ou séchées) dans 1 litre d'eau.

Versez le liquide obtenu, avec les herbes, dans un grand saladier. Penchez-vous au-dessus, placez une serviette sur votre tête et inspirez profondément les vapeurs bienfaisantes. Si le liquide est encore trop chaud, au début, soulevez de temps en temps la serviette.

EXERCICE

En cas de sinusite, le moindre mouvement provoque des douleurs, le plus souvent. Si vous vous sentez en mesure de le faire, vous devriez toutefois exécuter de temps à autre les asanas de yoga suivantes. Ils contribuent à la guérison.

Yoga

Si vous êtes un type Kapha, des asanas déterminées peuvent contribuer à votre rétablissement. Avant de commencer à pratiquer, vous devriez donc déterminer votre constitution. Vous trouverez le tableau correspondant p. 58.

- **Asanas pour Kapha :** la pince (voir p. 131, en cas de mal de tête sinus), le lion (voir p. 166), la charrue (voir p. 169).

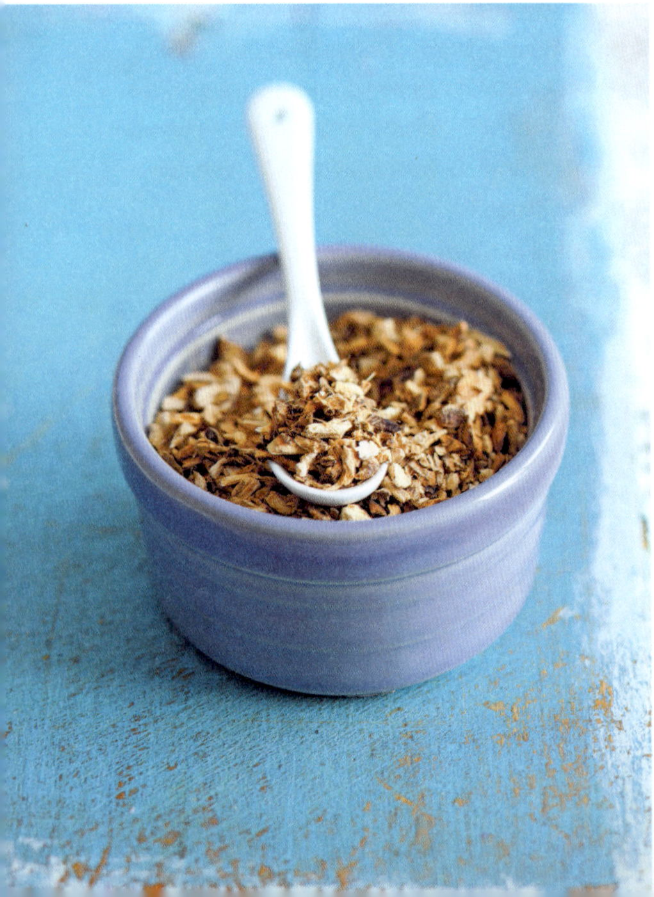

ACUPRESSION

Grâce à la stimulation des points d'acupression suivants, vous pourrez réguler vous-même le flux du qi, et ainsi traiter efficacement certains symptômes. Pour ce faire, veuillez consulter les indications figurant p. 107-113.

- **GI 4 – Vallée fermée ou Hegu :** entre l'index et le pouce, à l'extrémité du pli du pouce.
- **GI 11 – Étang sinueux ou Quchi :** coude plié à angle droit, à l'extrémité externe de la saignée du coude.
- **GI 20 – Accueil des parfums ou Yingxiang :** dans le pli entre aile du nez et lèvre supérieure.

Par ailleurs, malaxez avec le bout des index pendant une demi-minute au moins, simultanément, les deux points au coin des ailes du nez, au-dessus de la commissure des lèvres.

ACTIVATION DE CHAKRA

Si vous souffrez d'une sinusite, cela indique une faiblesse de longue date du chakra frontal. Adoptez le plus souvent les mesures stimulant ce chakra. Vous trouverez des suggestions à partir de la p. 86.

La racine d'acore décongestionne et permet aux sécrétions nasales de mieux s'évacuer.

SUBSTANCES MÉDICINALES

- **Chrysanthème des jardins** (*Chrysanthemum indicum*) : tisane, décoction et fleurs séchées (usage interne), cataplasme et jus frais (usage externe). Attention : en cas de prédisposition, des réactions allergiques peuvent apparaître.
- **Thym** (*Thymus vulgaris*) : décoction, poudre et jus (usage interne), huile (usages interne et externe).

Consultez toujours votre médecin ou praticien en médecine naturelle avant l'emploi de substances médicinales. Vous trouverez plus d'informations

Toux

La toux peut être causée par différentes maladies. Quand elle s'accompagne d'expectorations, il s'agit le plus souvent d'une toux dite bronchique, avec production accrue de mucosités. La toux d'irritation (se manifestant par des quintes), elle, est sèche.

USAGES INTERNES

La pharmacie « verte » connaît quelques plantes bénéfiques contre la toux. Ainsi, le thym a une action expectorante et fortifie le corps. Les clous de girofle combattent les bactéries et l'ananas frais renforce le système immunitaire.

Pharmacopée culinaire

- **Clou de girofle et sucre candi :** sucez un clou de girofle et un morceau de sucre candi.
- **Ananas :** coupez un ananas mûr en petits morceaux et mâchez-les longuement. Avalez le jus ainsi produit et recrachez les éléments solides restants.
- **Compote de banane :** épluchez 400 g de bananes mûres et écrasez-les avec une fourchette pour obtenir une masse homogène. Faites chauffer 2 minutes environ 100 g de miel avec un verre d'eau, à basse température. Ensuite, incorporez les bananes écrasées. Ajoutez petit à petit ½ litre de lait et laissez cuire la compote 10 minutes environ, à feu doux. Remuez de temps en temps. Mangez chaud.

Tisanes médicinales

Buvez 2 à 3 tasses d'une de ces tisanes tous les jours. Veuillez respecter les indications relatives à la préparation et au dosage, p. 122.

- **Infusion européenne :** 2 g de racine de guimauve, 2 g de feuilles de sauge, 2 g de thym, 2 g de fleurs de sureau, 1 g de feuilles de rossolis, 1 g de racine de primevère.
- **Infusion chinoise :** 6-9 g de Gan Cao (racine de réglisse de l'Oural), 6-12 g de Mai Dong (racine d'ophiopogon), 1,5-3 g de Mu Hu Die (graines d'oroxyli), 4,5-9 g de Zhe Bei Mu (bulbe de fritillaire), 3-9 g de Bai Bu (racine de stemona), 3-9 g de Jie Geng (racine de platycodon).
- **Tisane ayurvédique :** 1 pointe de couteau de poudre de clous de girofle, 1 pointe de couteau de poudre de cannelle, ½ cuil. à café de poudre de gingembre.

EXERCICE

Évitez tout effort physique, surtout si la toux se manifeste dans le cadre d'une infection grippale. En revanche, l'exercice modéré à l'air frais, comme se promener lentement, fait beaucoup de bien.

Qi gong des parfums

Pratiquez régulièrement l'exercice « La roue du dharma tournant continuellement » (voir p. 142).

ACUPRESSION

Grâce à la stimulation des points d'acupression suivants, vous pourrez réguler vous-même le flux du qi, et ainsi traiter efficacement certains symptômes. Pour ce faire, veuillez consulter les indications figurant p. 107-113.

- **GI 4 – Vallée fermée ou Hegu :** entre l'index et le pouce, à l'extrémité du pli du pouce.
- **GI 11 – Étang sinueux ou Quchi :** coude plié à angle droit, à l'extrémité externe de la saignée du coude.

ACTIVATION DE CHAKRA

Si vous souffrez de toux, cela indique une faiblesse de longue date du chakra du cœur. Adoptez un maximum de mesures stimulant celui-ci (voir à partir de la p. 79).

SUBSTANCES MÉDICINALES

- **Balsamine des jardins** (*Impatiens balsamia*) : décoction et poudre (usage interne), cataplasme (usage externe). Attention : pour éviter les lésions dentaires, il est recommandé de faire un bain de bouche après ingestion.
- **Tussilage** (*Tussilago farfara*) : décoction, poudre et pilules (usage interne).
- **Amande** (*Prunus dulcis, Prunus amygdalus*) : tisane (usage interne), huile et pâte (usage externe).

Consultez toujours votre médecin ou praticien en médecine naturelle avant l'emploi de substances médicinales. Vous trouverez plus d'informations p. 116.

ORGANES SENSORIELS

Acouphènes, chute auditive

Les acouphènes se traduisent par des bruits gênants (bourdonnements ou sifflements, tintements, bruissements ou crépitements), ne provenant pas d'une source extérieure. Tandis que la chute auditive se manifeste le plus souvent par une déficience subite et unilatérale, la perte auditive peut aussi prendre l'ampleur de la surdité. Tous ces maux sont souvent précédés par une sensation de pression dans une oreille ou un bourdonnement occasionnel. Les symptômes associés sont vertiges et diplacousie.

USAGES INTERNES

Les acouphènes sont souvent provoqués par un processus d'inflammation chronique dans le corps. Privilégiez donc une alimentation à visée anti-inflammatoire, basée sur des aliments riches en substances essentielles et en antioxydants. Mangez en quantité légumes, avocats, noix, salades et oléagineux, ainsi que matières grasses et huiles de qualité supérieure. Certains aromates et épices, comme le gingembre, l'origan, l'ail, le clou de girofle et le curcuma, ont aussi des propriétés anti-inflammatoires. En parallèle, réduisez la consommation de sucre, de céréales et de produits laitiers.

En cas d'acouphènes, vous devriez faire attention à votre taux de lipides dans le sang et ne consommer qu'en petites quantités graisses animales, sucre et produits à base de farine blanche.

Tisanes médicinales

Buvez 2 à 3 tasses d'une de ces tisanes tous les jours. Veuillez respecter les indications relatives à la préparation et au dosage, p. 122.

- **Infusion européenne :** 5 g de feuilles de ginkgo, 3 g de racine de ginseng, 2 g de feuilles de mélisse.
- **Infusion chinoise :** 6-12 g de Gou Qi Zi (baies de goji), 3-9 g de Hai Feng Teng (tiges de poivre de Kadsura), 10-15 g de Shan Zha (baies d'aubépine), 3-10 g de Xi He Liu (rameaux de tamaris).

USAGES EXTERNES

Pour un traitement local, on recommande :

- **Oreiller chinois aux herbes :** pour lutter contre les vertiges, il est bénéfique de dormir pendant trois mois environ sur un oreiller en coton ou en lin, rempli du mélange suivant : 120 g d'angélique chinoise, 50 g de racine de digitale chinoise, 500 g de racine de gentiane, 100 g d'astragale (*Astragalus mongholicus, Astragalus* *membranaceus*), 50 g de nard, 50 g d'aigremoine et 50 g de pachyme.

- **Huile aux clous de girofle :** pour lutter contre les acouphènes, instillez dans l'oreille touchée 3 gouttes d'huile aux clous de girofle. Pour cela, portez à ébullition 5 clous de girofle entiers dans 1 cuil. à soupe d'huile de sésame et laissez le tout refroidir. Faites chauffer brièvement l'huile avant emploi.

EXERCICE

L'exercice est un merveilleux moyen de prévenir les acouphènes liés au stress. De plus, il permet de supprimer les causes organiques provoquant les maux d'oreille, par exemple des articulations de la colonne cervicale incorrectement sollicitées ou une mâchoire tendue.

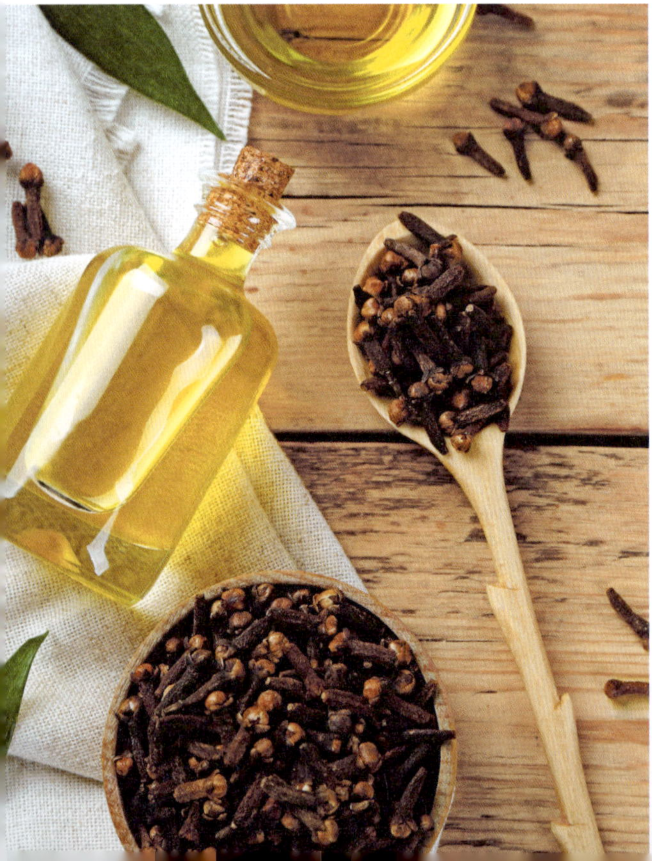

Qi gong des parfums

Pratiquez régulièrement l'exercice « Le souffle divin du bouddha sur les oreilles » (voir p. 144).

ACUPRESSION

Grâce à la stimulation du point d'acupression suivant, vous pourrez réguler vous-même le flux du qi, et ainsi traiter efficacement certains symptômes. Pour ce faire, veuillez consulter les indications figurant p. 107-113.

- **VB 20 – Piscine du vent ou Fengchi :** à quatre doigts de large derrière le lobe de l'oreille, vous trouverez un petit creux derrière la saillie osseuse. Pressez-le des deux côtés, simultanément, pendant une minute.

SUBSTANCES MÉDICINALES

- **Chrysanthème des jardins** (*Chrysanthemum indicum*) : décoction, tisane et fleurs séchées (usage interne), jus frais et cataplasme (usage externe). Attention : des réactions allergiques peuvent apparaître.

La naturopathie occidentale utilise surtout le clou de girofle contre les maux de dents et les inflammations de la cavité buccale. Cependant, son huile aide aussi à lutter contre les sensations auditives gênantes.

- **Sésame noir** (*Sesamum indicum L.*) : pilules (usage interne), décoction et poudre (usages interne et externe), cataplasme (usage externe).

Consultez toujours votre médecin ou praticien en médecine naturelle avant l'emploi de substances médicinales. Vous trouverez plus d'informations p. 116.

Inflammation oculaire

Des yeux rouges, qui brûlent et démangent, indiquent souvent une inflammation oculaire. Les autres symptômes typiques sont : larmoiements fréquents, hypersensibilité à la lumière et douleurs accompagnées d'une sensation de corps étranger dans l'œil. Les paupières gonflent aussi, en général. En cas d'infection bactérienne, l'œil est souvent collé.

USAGES INTERNES

Cela peut paraître surprenant, mais vos choix alimentaires comptent aussi en cas d'inflammation oculaire : évitez par exemple les aliments contenant du sucre et de l'amidon, comme le pain blanc ou les sucreries, de même que les viandes grasses. L'huile de poisson, en revanche, favorise le fonctionnement des glandes lacrymales et soutient donc le processus de guérison.

Pharmacopée culinaire

- **Jus pissenlit-carotte :** si l'inflammation est la conséquence d'une fatigue oculaire, mélangez jus de pissenlit et jus de carotte à proportions égales, et buvez-en chaque jour 0,5-1 litre.

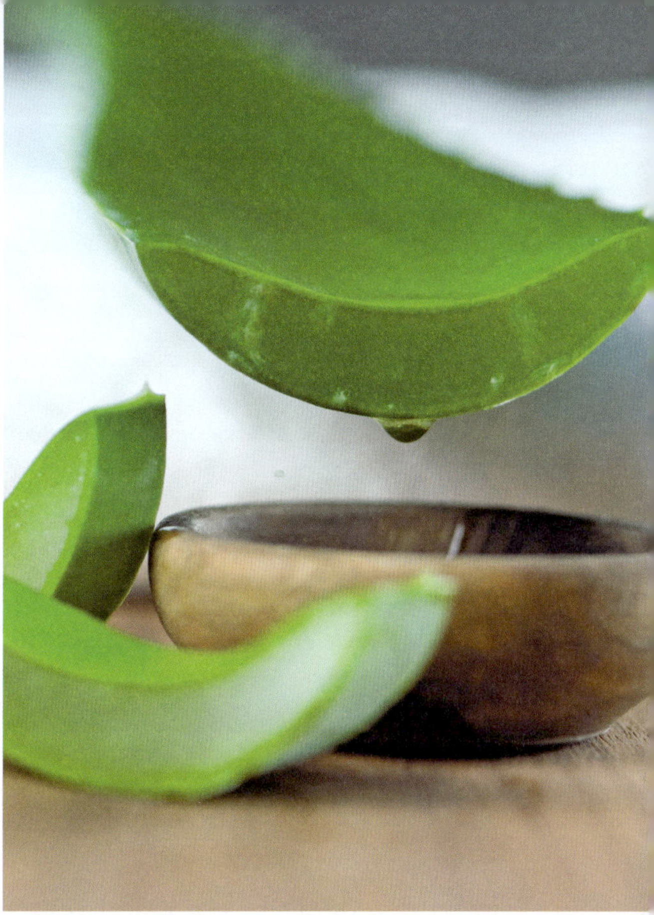

Utilisez un nouveau morceau d'aloé véra chaque fois que vous traitez la conjonctive, pour éviter de réinfecter l'œil.

Tisanes médicinales

Buvez 2 à 3 tasses d'une de ces tisanes tous les jours. Veuillez respecter les indications relatives à la préparation et au dosage, p. 122.

- **Infusion européenne :** 5 g de fleurs d'euphraise, 5 g de fleurs de camomille.
- **Infusion chinoise :** 6-9 g de Dan Zhu Ye (feuilles de bambou), 6-9 g de E Bu Shi Cao (*Herba centipedae*), 3-9 g de Gui Zhi (rameaux de cannelle), 4,5-9 g de Ju Hua (fleurs de chrysanthème).

- **Tisane ayurvédique :** 1/2 cuil. à café de racine de ricin, 1/2 cuil. à café de fleurs de camomille.

USAGES EXTERNES

Pour un traitement local, on recommande les deux remèdes suivants :

- **Huile de ricin :** frictionnez vos plantes de pied avec de l'huile de ricin. Cela soulage la sensation de brûlure oculaire.
- **Gel d'aloé véra :** en cas de conjonctivite, appliquez directement sur l'extérieur de la paupière le gel provenant de l'intérieur d'un morceau d'aloé véra : il a un effet anti-inflammatoire.

EXERCICE

Écoutez votre corps : si vous vous sentez bien dans l'ensemble et ne souffrez pas de symptômes associés vous affaiblissant, fièvre par exemple, vous pouvez tout à fait avoir une activité sportive. Attention : évitez tout type de sport de contact, comme le judo, car vous pourriez contaminer quelqu'un, en cas de conjonctivite notamment.

Qi gong des parfums

Pratiquez régulièrement l'exercice « Les yeux éblouis par la lumière éclatante du bouddha » (voir p. 145).

ACUPRESSION

Grâce à la stimulation des points d'acupression suivants, vous pourrez réguler vous-même le flux du qi. Pour ce faire, veuillez consulter les indications figurant p. 107-113.

- **VB 20 – Piscine du vent ou Fengchi :** à quatre doigts de large derrière le lobe de l'oreille, vous trouverez un petit creux derrière la saillie osseuse.
- **EX 2 – Yang suprême (point hors méridien) ou Taiyang :** à l'extérieur de la queue des sourcils.
- **VB 14 – Yang blanc ou Yangbai :** un centimètre au-dessus du point situé entre les deux sourcils.

ACTIVATION DE CHAKRA

Si vous souffrez d'une inflammation oculaire, cela indique une faiblesse de longue date du chakra frontal. Adoptez les mesures stimulant ce chakra (voir à partir de la p. 86).

SUBSTANCES MÉDICINALES

- **Concombre** (*Cucumis sativus*) : décoction et comprimés (usage interne), cataplasme (usage externe). Attention : une forte consommation peut entraîner une diarrhée.

Consultez toujours votre médecin ou praticien en médecine naturelle avant l'emploi de substances médicinales. Vous trouverez plus d'informations p. 116.

Oreilles douloureuses

Cet organe parcouru de nombreux nerfs est particulièrement sensible et certains troubles peuvent provoquer d'intenses douleurs. Dans la plupart des cas, celles-ci sont causées par une inflammation dans l'oreille elle-même, dans les sinus, ou encore dans la cavité du pharynx. Des problèmes de dents et de mâchoire, ainsi que des troubles au niveau de la colonne cervicale, peuvent aussi se répercuter sur les oreilles. Les symptômes typiquement associés aux maux d'oreilles sont : vertiges, acouphènes (bourdonnements) et sensation de corps étranger, fièvre en cas d'inflammation.

USAGES INTERNES

Pharmacopée culinaire

En cas de douleurs aux oreilles, on recommande en général les plantes médicinales faisant office d'antibiotiques naturels. Le persil, par exemple, exerce une action désinfectante et purifiante ; l'ail a des propriétés antibactériennes. Le miel aussi fait du bien.

Tisanes médicinales

Buvez 2 à 3 tasses d'une de ces tisanes tous les jours. Veuillez respecter les indications relatives à la préparation et au dosage, p. 122.

- **Infusion européenne :** 1,5 g de fleurs de camomille, 2,5 g de feuilles de sauge, 4 g de pelures d'oignon, 1 g de gousse d'ail, 1 g de racine de bardane.
- **Infusion chinoise :** 3-9 g de Du Huo (racine d'angélique pubescente), 9-15 g de Ban Lan Gen (racine d'isatis), 6-15 g de Jin Yin Hua (fleurs de chèvrefeuille).

USAGES EXTERNES

Pour un traitement local, on recommande :

- **Ail :** pressez quelques gousses d'ail frais et instillez avec une pipette 3 gouttes du jus ainsi obtenu dans l'oreille touchée.
- **Oignon et miel :** mélangez 1 cuil. à café de jus d'oignon fraîchement pressé avec ½ cuil. à café de miel et versez-en avec une pipette 10 gouttes dans l'oreille douloureuse, plusieurs fois par jour. Nous conseillons de réchauffer avant, dans la main, la pipette remplie.
- **Lavage auriculaire à la tisane de mélisse :** versez ½ tasse d'eau chaude sur 1 cuil. à café de feuilles de mélisse. Laissez refroidir la tisane et versez-la, tiède, dans l'oreille douloureuse. Si vous n'avez pas de mélisse, la tisane de camomille est aussi appropriée.

EXERCICE

Le sport est généralement contre-indiqué en cas de maux d'oreilles. Ceci vaut surtout quand les douleurs sont provoquées par une inflammation. Dans tous les autres cas, et à condition que les mouvements doux n'entraînent pas de sensations trop pénibles, l'exercice du qi gong des parfums suivant est recommandé. Il soulage les troubles et rééquilibre le qi.

Qi gong des parfums

Pratiquez régulièrement l'exercice « Le souffle divin du bouddha sur les oreilles » (voir p. 144).

ACUPRESSION

Grâce à la stimulation des points d'acupression suivants, vous pourrez réguler vous-même le flux du qi, et ainsi traiter efficacement certains symptômes. Pour ce faire, veuillez consulter les indications figurant p. 107-113.

- **TR 21 – Porte de l'oreille ou Ermen :** dans le creux juste devant l'oreille.
- **VG 18 – Espace fortifié ou Qiangjian :** à l'arrière de la tête, sur la ligne réunissant sommet du crâne et colonne vertébrale, un peu au-dessus de la ligne traversant horizontalement le milieu du crâne.
- **VG 20 – Réunions par centaines ou Baihui :** au milieu de la calotte crânienne, au niveau du vertex.
- **VB 2 – Réunion de l'ouïe ou Tinghui :** sur le côté de la pommette, dans le creux au-dessus du lobe de l'oreille, bouche ouverte.
- **TR 17 – Écran du vent ou Yifeng :** derrière le lobe de l'oreille.

ACTIVATION DE CHAKRA

Si vous souffrez de douleurs aux oreilles, cela indique une faiblesse de longue date du chakra frontal. Adoptez un maximum de mesures stimulant ce centre énergétique et le rééquilibrant (voir à partir de la p. 86).

Rhume des foins

Le rhume des foins est une réaction allergique qui voit le nez et les yeux réagir à des stimuli extérieurs comme le pollen, les poils d'animaux ou la poussière domestique. Les conséquences en sont des éternuements subits, un rhume avec sécrétions nasales claires, un nez bouché ainsi qu'une muqueuse nasale gonflée et qui démange. Souvent, les yeux pleurent et démangent aussi. Dans les cas particulièrement aigus, toux, fatigue, fièvre et troubles asthmatiques comptent aussi parmi les symptômes typiques de cette maladie.

USAGES INTERNES

Évitez noix, lait et produits laitiers, et renoncez à l'avoine et au maïs. Ces aliments provoquent bien souvent des réactions allergiques. Dattes, figues et poires, en revanche, ont une action bénéfique. Ne les mangez toutefois pas crues, mais faites-les cuire à la poêle ou à la vapeur (ceci vaut pour tous les autres fruits). Utilisez une petite quantité d'huile, celle de sésame étant la plus délicate.

Tisanes médicinales

Buvez 2 à 3 tasses d'une de ces tisanes tous les jours. Veuillez respecter les indications relatives à la préparation et au dosage, p. 122.

- **Infusion européenne :** 2 g d'acérola, 2 g de fruit de fenouil, 2 g de paprika, 2 g de feuilles de chou vert (séchées), 2 g de rhizome d'impératoire.

- **Infusion chinoise :** 3-9 g de Cang Er Zi (fruits de la lampourde de Sibérie), 9-15 g de Xin Yi (fleurs de magnolia), 4,5-9 g de Zhu Ru (copeaux de tiges de bambou), 6-12 g de Mu Dan Pi (écorce de la racine de pivoine arbustive).
- **Tisane ayurvédique :** ½ cuil. à café de poudre de racine de salsepareille (iramusu).

USAGES EXTERNES

Pour un traitement local, on recommande :

- **Eau de rose :** 3 gouttes d'eau de rose pure, à instiller dans l'œil touché, sont bénéfiques contre la gêne occasionnée par la brûlure.
- **Huile de sésame :** avant de sortir, instillez 1 à 2 goutte(s) d'huile de sésame dans chaque narine.

EXERCICE

Les personnes sujettes au rhume des foins ne devraient pas renoncer à l'activité physique habituel, car faire régulièrement de l'exercice – y compris en plein air – renforce le système immunitaire et contribue au bien-être général.

Qi gong des parfums

Pratiquez régulièrement l'exercice « Les yeux éblouis par la lumière éclatante du bouddha » (voir p. 145).

Yoga

Les exercices du Pranayama comme la respiration alternée (voir p. 161) purifient et dégagent les voies respiratoires.

ACUPRESSION

Grâce à la stimulation des points d'acupression suivants, vous pourrez réguler vous-même le flux du qi, et ainsi traiter efficacement certains symptômes. Pour ce faire, veuillez consulter les indications figurant p. 107-113.

- **GI 20 – Accueil des parfums ou Yingxiang :** massez le point à côté de l'aile du nez, en traitant 30 fois le côté gauche, puis 30 fois le côté droit.
- **EX 1 – Hall du sceau (point hors méridien) ou Yintang :** pliez la peau entre les deux sourcils et tirez-la 20 fois vers l'avant.
- **EX 2 – Yang suprême (point hors méridien) ou Taiyang :** à l'extérieur de la queue des sourcils.

SUBSTANCES MÉDICINALES

- **Poivre long** (*Piper longum*) : décoction (usage interne), comprimés (usage interne).
- **Curcuma** (*Curcuma longa*) : tisane, décoction, pilules et poudre (usage interne). Attention : une consommation importante entraîne la diarrhée.
- **Salsepareille** (*Sarsaparilla officinalis*)**, salsepareille indienne** : tisane et pilules (usage interne), teinture (usage externe).

Consultez toujours votre médecin ou praticien en médecine naturelle avant l'emploi de substances médicinales. Vous trouverez plus d'informations p. 116.

Troubles visuels

Il existe différentes sortes de troubles visuels. La vue peut apparaître brouillée, déformée, floue ou voilée. Hypersensibilité à la lumière, éblouissements, vision double ou champ visuel restreint indiquent eux aussi un trouble oculaire. Démangeaisons, sensation de brûlure, larmoiements fréquents ou douleurs derrière les yeux sont également possibles. Parfois, les problèmes oculaires provoquent des maux de tête permanents ou une sensation de douleur locale. Si les troubles persistent, vous devriez consulter un ophtalmologue.

USAGES INTERNES

Le traitement des troubles visuels n'est pas exclusivement externe : les soins à usage interne se révèlent aussi judicieux.

Tisanes médicinales

Buvez 2 à 3 tasses d'une de ces tisanes tous les jours. Veuillez respecter les indications relatives à la préparation et au dosage, p. 122.

- **Infusion européenne :** 1,5 g de fleurs d'euphraise, 2 g de feuilles de myrtille, 5 g de pissenlit, 1,5 g d'herbe de plantain.
- **Infusion chinoise :** 3-9 g de Huang Qin (racine de scutellaire du Baïkal), 3-6 g de Ju Hua (fleurs de chrysanthème), 9-15 g de Ban Lan Gen (racine d'isatis).

USAGES EXTERNES

Le Netra Tarpana, un bain oculaire ayurvédique à base de ghee (beurre clarifié), fait des merveilles. Au début, il faut se forcer un peu pour ouvrir les yeux après que la matière grasse liquide a été versée, mais vous ne craignez rien.

- Préparez tout d'abord une pâte ferme avec de la farine de pois chiche et de l'eau.
- Formez deux anneaux avec cette pâte, placez-les autour des yeux et pressez-les légèrement sur la peau. Cette « baignoire » est ensuite délicatement remplie de ghee tiède (placez sous la tête une serviette dont vous ne vous servez plus).

Massage des yeux

- Tenez-vous droit. Gardez la tête droite et regardez vers le sol, puis en l'air, vers le ciel.
- Maintenant, dirigez votre regard très loin vers la gauche, puis laissez-le se déplacer très loin vers la droite. Votre tête ne bouge pas.
- Regardez de côté vers le haut, puis vers le bas, et de nouveau vers le haut du coin de l'autre œil – commencez par l'œil droit, et poursuivez avec le gauche.
- « Roulez » maintenant les globes oculaires cinq fois dans le sens inverse des aiguilles d'une montre, et cinq fois dans le sens des aiguilles d'une montre.
- Fixez un point éloigné de deux mètres maximum, puis un point très lointain. Passez 10 fois de l'un à l'autre – cela détend les muscles des yeux.

- Après un court temps de pose, ouvrez les yeux et savourez les fabuleux effets de ce bain oculaire.

Vous pouvez aussi avoir recours à ce bain oculaire sans souffrir de troubles. Il procure un bel éclat naturel aux yeux et à la peau qui les entoure.

Conseil : vous trouverez du ghee dans les magasins bio ou certaines épiceries, mais vous pouvez fabriquer vous-même ce produit très facilement. Pour cela, faites chauffer 500 g de beurre non salé dans une petite casserole, à feu moyen. Une fois que le beurre a fondu, laissez-le mijoter 12 minutes supplémentaires. Ne débarrassez pas le liquide de l'écume qui monte. Baissez le feu et attendez que le beurre fondu prenne une couleur dorée. Le ghee est prêt lorsque quelques gouttes d'eau que vous projetez sur le beurre qui cuit produisent un crépitement. Ôtez alors la casserole du feu et versez la masse dans un récipient en utilisant une passoire. Il n'est pas nécessaire de conserver ce beurre clarifié au frais.

EXERCICE

L'exercice renforce le système immunitaire et accroît le bien-être. En cas de trouble visuel, renoncez à enchaîner des mouvements rapides.

Qi gong des parfums

Pratiquez régulièrement l'exercice « Les yeux éblouis par la lumière éclatante du bouddha » (voir p. 145).

ACUPRESSION

Grâce à la stimulation du point d'acupression suivant, vous pourrez réguler vous-même le flux du qi, et ainsi traiter efficacement certains symptômes (voir p. 107-113).

- **V 2 – Amas de bambous ou Zanzhu :** au-dessus du canal lacrymal, dans le creux au niveau de l'angle interne de l'œil.

ACTIVATION DE CHAKRA

Les troubles visuels indiquent une faiblesse de longue date du chakra frontal. Adoptez les mesures stimulant ce chakra (voir à partir de la p. 86).

SUBSTANCES MÉDICINALES

- **Chrysanthème des jardins** (*Chrysanthemum indicum*) : tisane, décoction et fleurs séchées (usage interne), cataplasme et jus frais (usage externe). Attention : des réactions allergiques peuvent apparaître.
- **Ginseng** (*Panax ginseng*) : tonique, décoction, poudre, pilules et racine (usage interne). Attention : une consommation importante peut entraîner vertiges et diarrhée.
- **Bourse-à-pasteur** (*Capsella bursa-pastoris*) : décoction à partir de l'herbe, poudre et pilules (usage interne).

Consultez toujours votre médecin ou praticien en médecine naturelle avant l'emploi de substances médicinales. Vous trouverez plus d'informations p. 116.

SYSTÈME CARDIOVASCULAIRE

Arythmies

Notre cœur bat normalement à un rythme régulier, 60 à 80 fois par minute environ. En cas d'arythmies ou troubles du rythme cardiaque, en revanche, les battements du cœur se produisent à un rythme irrégulier – trop rapide ou trop lent. Les symptômes typiques sont: agitation, palpitations, vertiges, ratés du cœur, emballement cardiaque, angoisses, syncopes, étourdissements, troubles visuels et du langage.

USAGES INTERNES

Buvez beaucoup tout au long de la journée, de préférence de l'eau, de la tisane ou du jus. Renoncez au café et à l'alcool. Vos repas devraient être riches en hydrates de carbone, protéines et fibres. Les matières grasses et les sucreries, à l'inverse, ne font pas de bien au cœur et devraient être consommées avec parcimonie.

Pharmacopée culinaire

Eau aromatisée céleri-melon amer: lavez et coupez en gros morceaux 500 g de céleri et 60 g de melon amer. Faites cuire le tout à feu moyen dans ½ litre d'eau pendant 15 minutes environ. Filtrez et buvez plusieurs fois par jour – tiède, de préférence.

- **Raisin noir:** ne mangez que du raisin noir pendant cinq jours. Cela fortifie les valves cardiaques et les muscles du cœur.
- **Huile de germes de blé à l'ail:** épluchez 2 à 3 gousses d'ail, pressez et mélangez avec 1 cuil. à soupe d'huile de germes de blé. Consommez 1 à 2 fois par jour. Cela renforce les vaisseaux sanguins.

Tisanes médicinales

Buvez 2 à 3 tasses d'une de ces tisanes tous les jours. Veuillez respecter les indications relatives à la préparation et au dosage, p. 122.

- **Infusion européenne:** 2 g de feuilles d'agripaume, 2 g de baies d'aubépine, 2 g de cactus, 2 g de gui (attention à ne pas dépasser cette dose), 2 g de feuilles de verge d'or.
- **Infusion chinoise:** 3-9 g de Ren Shen (racine de ginseng), 3-9 g de Dan Shen (racine de sauge rouge), 3-9 g de Yuan Zhi (racine du *Polygala tenuifolia*).

EXERCICE

Pratiquez une activité physique régulière, en contrôlant votre pouls : 100 à 120 battements à la minute constituent un rythme idéal. Les exercices du yoga, du tai-chi-chuan ou du qi gong, particulièrement doux, favorisent une bonne circulation.

Qi gong des parfums

- Le bodhisattva joue de la cithare chinoise (voir p. 136).
- Tourner la roue du dharma à gauche (voir p. 140).
- La roue du dharma tournant continuellement (voir p. 142).

ACUPRESSION

Grâce à la stimulation du point d'acupression suivant, vous pourrez réguler vous-même le flux du qi, et ainsi traiter efficacement certains symptômes. Pour ce faire, veuillez consulter les indications figurant p. 107-113.

- **C 4 – Voie de l'éveil ou Lingdao :** à trois doigts de large du pli du poignet, sur la face interne de l'avant-bras.

ACTIVATION DE CHAKRA

Si vous souffrez de troubles du rythme cardiaque, cela indique une faiblesse de longue date du chakra du cœur. Adoptez les mesures stimulant ce chakra (voir à partir de la p. 79).

Important

Toutes les « palpitations » ne présentent pas de danger pour votre santé. Le stress, le surmenage, trop de caféine ou d'alcool peuvent aussi faire perdre la cadence à votre cœur. Il se met alors à battre plus vite, ou des battements se produisent en dehors du rythme cardiaque régulier (extrasystoles). Vous devriez toutefois, par mesure de précaution, prendre rendez-vous chez un cardiologue pour faire examiner votre cœur de manière approfondie.

Coup de chaleur

Le coup de chaleur entraîne une élévation de la température corporelle à 40 °C, voire plus. Les autres symptômes sont : nausées, vertiges, maux de tête, étourdissements ainsi que confusion et agitation. La peau est chaude et sèche, présente parfois des rougeurs sur tout le corps. La tension baisse, le pouls est accéléré. Le coup de chaleur est souvent assimilé, à tort, à l'insolation (voir encadré). Il nécessite un traitement médical intensif, car il n'est pas rare qu'il ait des conséquences mortelles. Les indications suivantes doivent donc être uniquement considérées comme des mesures préventives ou complémentaires.

USAGES INTERNES

Si la victime est consciente et lucide, qu'elle n'a pas la nausée et ne vomit pas, la perte de liquide devrait être compensée le plus rapidement possible par l'absorption d'eau ou de tisanes revigorantes et rafraîchissantes.

Pharmacopée culinaire

- **Décoction de tamarin :** faites cuire 15-20 g de tamarin dans 1 litre d'eau, à feu moyen, pour faire réduire le liquide au tiers. Filtrez, puis buvez la décoction à petite gorgées. Elle prévient la nausée due à la chaleur.

> **Insolation**
>
> Exposer la tête et la nuque trop longtemps au soleil, sans protection, peut provoquer une insolation. La chaleur irrite le cerveau et les méninges, ce qui déclenche des réactions inflammatoires dans tout le corps. De violents maux de tête peuvent apparaître dans le même temps. En cas d'insolation, amenez sans tarder la victime à l'ombre, surélevez légèrement le haut de son corps et rafraîchissez sa tête. Si elle est consciente, elle devrait également boire quelque chose de froid. Si elle vomit ou se montre apathique, il faut immédiatement demander le secours d'un médecin.

Tisanes médicinales

Buvez 2 à 3 tasses d'une de ces tisanes tous les jours. Veuillez respecter les indications relatives à la préparation et au dosage, p. 122.

- **Infusion européenne :** 4 g d'ortie, 3 g d'achillée millefeuille, 2 g de fleurs de camomille, 1 g de gousse d'ail.
- **Infusion chinoise :** 1,5-6 g de Wu Wei Zi (baies de schisandra), 6-15 g de Yin Chen (armoise à balais), 4,5-9 g de Zi Cao (racine de grémil), 6-9 g de Dan Zhu Ye (feuilles de bambou).
- **Tisane ayurvédique :** 1 cuil. à café de thym séché. Buvez-en trois tasses par jour à titre préventif.

USAGES EXTERNES

Pour un traitement local, on recommande :

- **Enveloppements rafraîchissants :** amenez immédiatement la victime au frais ou à l'ombre et mettez-la en position de choc, jambes surélevées. Compresses humides ou poches réfrigérantes (jamais sur la peau nue), placées sur les bras, les jambes et la nuque, font baisser la température corporelle.
- **Pastèque :** rafraîchissez le front avec l'écorce d'une pastèque. Ôtez la chair du fruit et placez l'intérieur de l'écorce sur le front.

Évanouissements

Une courte perte de conscience a beau être préoccupante, elle relève, dans la plupart des cas, d'origines anodines comme une tension trop basse. Souvent, la syncope est alors précédée de pâleur, de vertiges, de tremblements, de sueurs, de scintillements et d'un voile noir devant les yeux, ou d'acouphènes. Si l'évanouissement est dû à un trouble de la fonction cardiaque, en revanche, il survient sans signes avant-coureurs. Quoi qu'il en soit, une fois revenu(e) à vous, vous devriez consulter un médecin afin de déterminer les causes possibles.

USAGES INTERNES

Si vous avez tendance à vous évanouir, vous devriez veiller à rester suffisamment hydraté. Commencez par ailleurs la journée avec du thé ou du café, pour stimuler la circulation. Évitez les aliments gras et ne fumez pas, pour prévenir le rétrécissement des vaisseaux sanguins.

Pharmacopée culinaire

- **Café en grains :** 1 tasse d'un café fort fraîchement moulu, au réveil, fait monter la tension.

Tisanes médicinales

Buvez 2 à 3 tasses d'une de ces tisanes tous les jours. Veuillez respecter les indications relatives à la préparation et au dosage, p. 122.

- **Infusion européenne :** 4 g de feuilles de romarin, 2 g de fleurs de camomille, 4 g de feuilles de mélisse.
- **Infusion chinoise :** 3-9 g de Dan Shen (racine de sauge rouge), 9-15 g de Xia Ku Cao (épis de fleurs de brunelle), 6-12 g de Gou Qi Zi (baies de goji), 6-9 g de Ze Xie (rhizome de plantain d'eau).

ACUPRESSION

Grâce à la stimulation du point d'acupression suivant, vous pourrez réguler vous-même le flux du qi, et ainsi traiter efficacement certains symptômes. Pour ce faire, veuillez consulter les indications figurant p. 107-113.

- **VG 26 – Milieu de l'homme ou Renzhong :** pressez fortement avec l'ongle du pouce le point situé à mi-chemin entre lèvre supérieure et nez.

Hypertension

Au début, l'hypertension ou pression artérielle trop élevée est rarement associée à des troubles. En règle générale, les symptômes tels que maux de tête, vertiges, bourdonnements d'oreille, abattement général, saignements de nez ou troubles visuels, ne commencent à se faire sentir que lorsqu'il existe déjà des séquelles à long terme. Prenez donc des mesures en temps opportun pour réguler votre tension artérielle.

USAGES INTERNES

Utilisez beaucoup d'aromates quand vous cuisinez, pour réduire la quantité de sel. Privilégiez également les aliments contenant du potassium, comme le chou de Bruxelles, l'épinard ou la banane. Eux aussi aident à diminuer la tension artérielle, exactement comme la vitamine C.

Pharmacopée culinaire

- **Citron :** ajoutez le plus souvent possible un peu de jus de citron dans vos plats, et buvez chaque jour de l'eau citronnée.
- **Huile de maïs :** prenez avant chaque repas 1 cuil. à soupe d'huile de germes de maïs.
- **Jus de céleri :** buvez chaque jour un verre de jus de céleri fraîchement pressé.

Tisanes médicinales

Buvez 2 à 3 tasses d'une de ces tisanes tous les jours. Veuillez respecter les indications relatives à la préparation et au dosage, p. 122.

- **Infusion européenne :** 4 g de gousse d'ail, 2 g de fleurs d'aubépine, 1 g de fruits de gui (attention à ne pas dépasser cette dose), 3 g de riz.
- **Infusion chinoise :** 3-9 g de Huang Qin (racine de scutellaire du Baïkal), 3-30 g de Da Huang (racine de rhubarbe de Chine), 4,5-5 g de Ju Hua (fleurs de chrysanthème).
- **Tisane ayurvédique :** 1 cuil. à café d'agripaume.

EXERCICE

Une activité physique régulière aide à garder la tension artérielle sous contrôle.

Qi gong des parfums

- Le bodhisattva joue de la cithare chinoise (voir p. 136).
- Tourner la roue du dharma à gauche (voir p. 140).
- La roue du dharma tournant continuellement (voir p. 142).

Yoga

Si vous êtes un type Pitta, des asanas déterminées peuvent contribuer à votre rétablissement. Avant de commencer à pratiquer, vous devriez donc déterminer votre constitution. Vous trouverez le tableau correspondant p. 58.

- **Asanas pour Pitta :** la barque (voir p. 170), le cobra (voir p. 171), la chandelle (voir p. 174).

Attention

Évitez tout effort physique en plein air entre onze et seize heures, une activité pénible associée à une forte chaleur pouvant entraîner une défaillance du système de régulation de la température corporelle. La surcharge thermique qui s'ensuit favorise le coup de chaleur. Passez de préférence les heures les plus chaudes de la journée dans une pièce fraîche ou à l'ombre. Veillez surtout à ce que les enfants respectent ce créneau de protection : leur système circulatoire est encore plus sensible.

ACUPRESSION

Grâce à la stimulation des points d'acupression suivants, vous pourrez réguler vous-même le flux du qi, et ainsi traiter efficacement certains symptômes. Pour ce faire, veuillez consulter les indications figurant p. 107-113.

- **F 3 – Battement extrême ou Taichong :** juste sous la peau entre le gros orteil et le deuxième orteil, aux extrémités des métatarsiens.
- **F 2 – Intermédiaire temporaire ou Xingjian :** entre le gros orteil et le deuxième orteil, à la surface de la peau.
- **E 36 – Trois milles du pied ou Tsusanli :** à quatre doigts de large sous la rotule, sur le bord externe du tibia.
- **VG 20 – Réunions par centaines ou Baihui :** sur la calotte crânienne, à l'intersection de la ligne médiane du crâne et d'une ligne réunissant le haut des oreilles.

ACTIVATION DE CHAKRA

L'hypertension indique une faiblesse de longue date du chakra du cœur. Adoptez les mesures stimulant ce chakra (voir à partir de la p. 79).

SUBSTANCES MÉDICINALES

- **Chrysanthème des jardins** (*Chrysanthemum indicum*) : tisane, décoction et fleurs séchées (usage interne), cataplasme et jus frais (usage externe). Attention : des réactions allergiques peuvent apparaître.
- **Grenade** (*Punica granatum L.*) : fruit frais et poudre (usage interne). Attention : une consommation importante peut entraîner diarrhée et vertiges.
- **Tussilage** (*Tussilago farfara*) : décoction, poudre et pilules (usage interne).

Consultez toujours votre médecin ou praticien en médecine naturelle avant l'emploi de substances médicinales. Vous trouverez plus d'informations p. 116.

Hypotension

Une hypotension ou pression artérielle trop basse, avec des valeurs inférieures à 105-60 mmHg, se fait sentir assez vite. Elle s'accompagne de fatigue, d'agitation, de troubles du sommeil, d'un manque d'élan, de maux de tête et d'abattement. La personne hypotendue a souvent un voile noir devant les yeux, elle est frileuse et sa peau est pâle. Les autres symptômes sont : vertiges, bourdonnements d'oreille et troubles cognitifs. Compte tenu de la diminution de la pression sanguine, des troubles circulatoires peuvent aussi se manifester. Si l'hypotension n'est pas dangereuse en soi, ces symptômes secondaires peuvent porter atteinte au bien-être.

USAGES INTERNES

Différents aromates, plantes, fruits et légumes, mais aussi les bouillons de poule et de viande stimulent la circulation. Ils augmentent le tonus vasculaire, donc la pression sanguine.

Pharmacopée culinaire

- **Bouillon de poule :** prenez régulièrement un bol de bouillon de poule chaud, de préférence le matin.
- **Gingembre et ginseng :** relevez vos plats le plus souvent possible avec du ginseng et du gingembre. Tous deux fortifient les reins.
- **Cardamome :** saupoudrez votre tisane ou vos légumes d'un peu de cardamome. Elle stimule l'activité du cœur.

Tisanes médicinales

Buvez 2 à 3 tasses d'une de ces tisanes tous les jours. Veuillez respecter les indications relatives à la préparation et au dosage, p. 122.

- **Infusion européenne :** 3 g de feuilles de romarin, 6 g de feuilles de thé noir (*Thea nigra*), 1 g de café (*Coffea*) finement moulu.
- **Infusion chinoise :** 6-12 g de Mai Dong (racine d'ophiopogon), 6-15 g de Jin Yin Hua (fleurs de chèvrefeuille), 9-15 g de Sang Shen (fruits du mûrier blanc), 3-9 g de Huang Qin (racine de scutellaire du Baïkal).
- **Tisane ayurvédique :** 3 g de safran.

Prendre sa tension

Mesurez votre tension le matin, assis. Ne buvez pas de café et n'absorbez pas de médicaments avant. Prenez une nouvelle mesure au bout d'une minute ; c'est la valeur la plus basse qui compte. Si cette valeur est supérieure à 135-85 mmHg plusieurs jours durant, on peut parler d'hypertension.

USAGES EXTERNES

Contrairement aux bains chauds, qui sont dans ce cas un vrai poison pour la circulation, les bains alternés et les bains froids ont des effets positifs.

- **Bain de pieds progressif :** versez de l'eau chaude dans une bassine, placez-y vos pieds puis ajoutez peu à peu de l'eau plus chaude, jusqu'à ce que la température atteigne 40 °C. Veillez à ce que le niveau d'eau ne monte pas au-dessus des chevilles. Ce type de bain réchauffe tout l'organisme et dilate les vaisseaux sanguins.
- **Bain de bras ou de poignet rafraîchissant :** remplissez le lavabo d'eau froide et immergez les deux avant-bras – ou juste les poignets – dix secondes environ. Pendant ce temps, faites aller et venir doucement vos mains. Ensuite, laissez l'eau s'égoutter ou essuyez-la avec vos mains, puis séchez-vous. Le bain de bras constitue aussi une bonne mesure contre les vertiges.

EXERCICE

Pratiquer une activité physique régulière permet d'agir efficacement contre l'hypotension et les problèmes circulatoires. Vous donnerez ainsi un coup de fouet à votre circulation, renforcerez vos vaisseaux sanguins et améliorerez leur élasticité.

Qi gong des parfums

- Le bodhisattva joue de la cithare chinoise (voir p. 136).
- Tourner la roue du dharma à gauche (voir p. 140).
- La roue du dharma tournant continuellement (voir p. 142).

ACUPRESSION

Grâce à la stimulation des points d'acupression suivants, vous pourrez réguler vous-même le flux du qi, et ainsi traiter efficacement certains symptômes. Pour ce faire, veuillez consulter les indications figurant p. 107-113.

En cas d'hypotension

- **R 1 – Source bouillonnante ou Yongquan :** point situé sous le pied, au milieu de l'éminence formée sur la plante antérieure.
- **E 36 – Trois milles du pied ou Tsusanli :** à quatre doigts de large sous la rotule, sur le bord externe du tibia.
- **VC 6 – Mer du qi ou Qihai :** à quatre doigts de large au-dessus du pubis, un peu au-dessous du nombril.

En cas de problèmes circulatoires

- **E 36 – Trois milles du pied ou Tsusanli :** à quatre doigts de large sous la rotule, sur le bord externe du tibia.
- **RP 6 – Croisement des trois yin ou Sanyinjiao :** à quatre doigts de large au-dessus de la cheville, sur la face interne de la jambe.
- **RP 9 – Source de la colline yin ou Yinlingquan :** pliez le genou et palpez la jambe jusqu'au pli du genou. Le point se situe un peu au-dessus de la saillie osseuse ronde que vous sentirez dans cette zone.
- **R 2 – Vallée en feu ou Rangu :** sur le bord interne du pied, au point le plus haut de la voûte plantaire.

Premiers soins

En cas de suspicion d'un évanouissement imminent, surélevez les jambes sans tarder pour favoriser le retour du sang vers le cœur. Face à une syncope aiguë, aspergez le visage de la victime avec un peu d'eau froide. Passez un tissu humide ou un glaçon sur son front et ses tempes. Mettez la personne inconsciente sur le dos, placez ses jambes plus haut que sa tête et tournez légèrement son visage sur le côté. Desserrez ses vêtements et accessoires, surtout cravate, ceinture... Veillez à ce qu'elle ait de l'air frais.

ACTIVATION DE CHAKRA

Une tension artérielle trop basse en permanence ainsi que des problèmes circulatoires fréquents indiquent une faiblesse de longue date du chakra du cœur. Adoptez le plus souvent possible les mesures stimulant ce centre énergétique et le rééquilibrant (voir à partir de la p. 79).

SUBSTANCES MÉDICINALES

- **Ginseng** (*Panax ginseng*) : tonique, décoction, poudre, pilules et racine (usage interne). Attention : sa consommation peut entraîner des insomnies.
- **Pêche** (*Prunus persica*) : fruit frais et poudre (usages interne et externe). Attention : une consommation importante peut provoquer la diarrhée.

- **Cannelle de Chine** (*Cinnamomum aromaticum, Cinnamomum cassia*) : décoction et tisane (usage interne), poudre (usages interne et externe). Attention : la cannelle de Chine est légèrement toxique. La coumarine qu'elle contient peut nuire au foie, aux reins et à la vessie.

Consultez toujours votre médecin ou praticien en médecine naturelle avant l'emploi de substances médicinales. Vous trouverez plus d'informations p. 116.

Premiers soins

En attendant l'arrivée du médecin, enveloppez la personne en hypothermie dans des couvertures chaudes. Si elle est encore consciente, il est recommandé de lui faire absorber une boisson chaude et sucrée. Si elle a perdu connaissance, placez-la en position latérale de sécurité.

Hypothermie

Tremblements et frissons violents, peau pâle ainsi que respiration profonde associée à des battements de cœur rapides indiquent une hypothermie. Si celle-ci est avancée, la tension chute, le pouls ralentit, la respiration devient irrégulière et les muscles se raidissent. La sensibilité à la douleur diminue aussi. Tout ceci rend la victime de plus en plus léthargique.

USAGES INTERNES

Les mélanges pour tisane suivants stimulent le métabolisme, favorisent la circulation et équilibrent le système sanguin.

Tisanes médicinales

Buvez 2 à 3 tasses d'une de ces tisanes tous les jours. Veuillez respecter les indications relatives à la préparation et au dosage, p. 122.

- **Infusion européenne :** 2 g de feuilles de romarin, 2 g de fleurs de camomille, 3 g de pissenlit, 3 g de feuilles de menthe.
- **Infusion chinoise :** 9-15 g de gingembre, 2-5 g de poivre blanc (en poudre), 9-15 g d'oignon de printemps (le bulbe), 3-9 g de Cang Zhu (rhizome d'atractylode), 6-9 g de Dan Zhu Ye (feuilles de bambou).
- **Tisane ayurvédique :** 2 grains de poivre, 1-2 rondelle(s) de gingembre ; sucrer avec un peu de miel.

EXERCICE

Il faudrait absolument éviter tout type d'activité physique. Massages et frictions sont aussi contre-indiqués car ils peuvent faire se mélanger sang froid et sang chaud, ce qui provoque un choc circulatoire.

Inflammation veineuse

L'inflammation locale d'une veine superficielle est souvent la conséquence de la présence de varices, mais elle peut aussi être due à une insuffisance cardiaque ou à un alitement prolongé. Dans tous les cas, le retour veineux vers le cœur est insuffisant et le sang stagne. Suite à cette inflammation, la zone de peau correspondante rougit, gonfle, devient chaude et sensible. À un stade avancé, on voit se former un cordon douloureux. Les symptômes associés sont fièvre et ganglions lymphatiques enflés. En cas d'inflammation d'une veine profonde, une embolie pulmonaire peut se produire.

USAGES INTERNES

Les plantes médicinales des mélanges pour tisane suivants ont des vertus anti-inflammatoires, décontractantes ou analgésiques.

Pharmacopée culinaire

- **Cardamome :** elle soulage aussi la douleur. Saupoudrez vos tisanes ou relevez vos plats avec de petites quantités de cette épice.

Tisanes médicinales

Buvez 2 à 3 tasses d'une de ces tisanes tous les jours. Veuillez respecter les indications relatives à la préparation et au dosage, p. 122.

- **Infusion européenne :** 2,5 g de marron d'Inde, 1,5 g de feuilles de romarin, 2 g de sarrasin, 1 g d'ortie, 2 g d'aspérule odorante, 1 g d'achillée millefeuille.
- **Infusion chinoise :** 3-9 g de Su Mu (bois de sappan), 3-9 g de Hong Hua (safran bâtard), 4,5-9 g de Dang Gui (racine d'angélique chinoise), 3-6 g de Ru Xiang (résine de l'arbre à encens).

USAGES EXTERNES

Pour un traitement local, on recommande :

- **Poche de sel :** le sel est utile contre les tuméfactions ; il soulage aussi la douleur. Faites chauffer le sel dans une poêle et remplissez-en une poche en lin que vous appliquerez à l'endroit correspondant.
- **Enveloppement des mollets :** une fois par jour, immergez un tissu en lin dans de l'eau froide, essorez-le soigneusement et enroulez-le autour de la jambe en serrant. Placez un tissu en lin sec par-dessus et, pour finir, enveloppez le tout d'un tissu en laine chaud. Vous pouvez conserver cet enveloppement jusqu'à 20 minutes.

EXERCICE

Pratiquer une activité physique régulière stimule la circulation sanguine. Évitez donc à tout prix le repos au lit, de même que la station debout ou assise prolongée.

ACTIVATION DE CHAKRA

Si vous souffrez d'inflammation veineuse, cela indique une faiblesse de longue date du chakra de base. Adoptez le plus souvent possible les mesures stimulant ce chakra (voir à partir de la p. 67).

Œdèmes

La rétention d'eau dans les tissus peut se produire dans tout le corps et entraîner des gonflements visibles. L'augmentation de pression provoque par ailleurs des douleurs.

USAGES INTERNES

Les plantes des mélanges pour tisane suivants ont des vertus stimulantes, apaisantes et équilibrantes.

Tisanes médicinales

Buvez 2 à 3 tasses d'une de ces tisanes tous les jours. Veuillez respecter les indications relatives à la préparation et au dosage, p. 122.

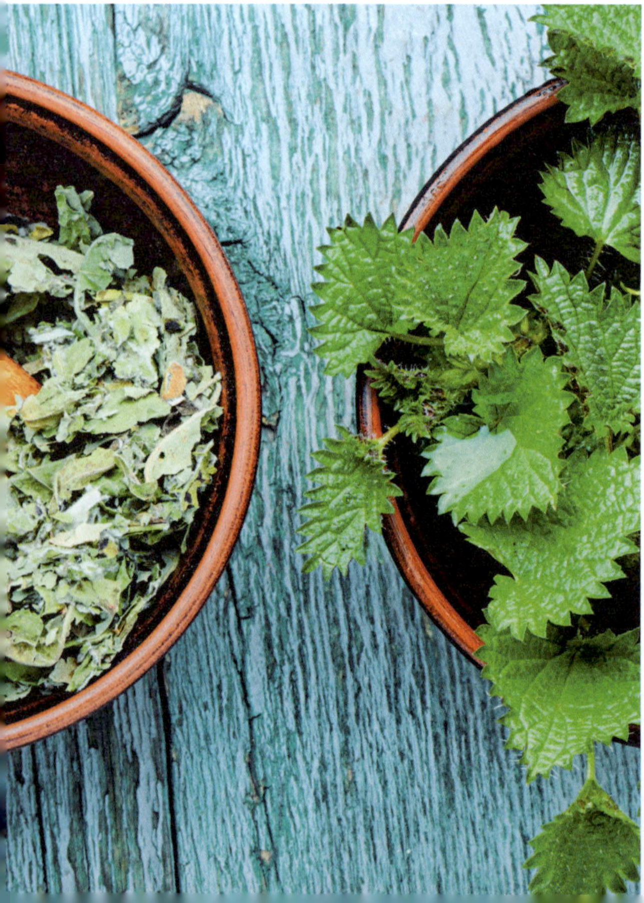

- **Infusion européenne :** 4 g d'ortie, 4 g d'églantier, 2 g de prêle.
- **Infusion chinoise :** 9-5 g de Bian Xu (renouée des oiseaux), 6-9 g de Dan Zhu Ye (feuilles de bambou), 6-15 g de Ge Gen (racine de kudzu), 6-9 g de Ze Xie (rhizome de plantain d'eau).
- **Tisane ayurvédique :** 1-3 rondelle(s) de gingembre.

EXERCICE

L'activité physique régulière, le sport et la physiothérapie ciblée sont indispensables dans le cadre d'une prise en charge à long terme de l'œdème, en particulier quand les maux sont causés par des troubles de la circulation sanguine. Nager ou faire du vélo se prêtent remarquablement à cette fin.

ACUPRESSION

Grâce à la stimulation des points d'acupression suivants, vous pourrez réguler vous-même le flux du qi, et ainsi traiter efficacement certains symptômes. Pour ce faire, veuillez consulter les indications figurant p. 107-113.

Les principes actifs de l'ortie soutiennent de façon particulièrement efficace le drainage du corps.

- **V 21 – Point shu de l'estomac ou Weishu :** sur le dos, entre la douzième vertèbre dorsale et la première vertèbre lombaire.
- **V 23 – Point shu des reins ou Shenshu :** entre la deuxième et la troisième vertèbre lombaire.
- **VB 41 – Proche des larmes ou Zulinqi :** près du quatrième et du petit orteil, entre les deux extrémités supérieures des métatarsiens.
- **E 36 – Trois milles du pied ou Tsusanli :** à quatre doigts de large sous la rotule, sur le bord externe du tibia.
- **PO 7 – Séquence cassée ou Lieque :** à 1,5 pouce de large de l'extrémité du pli du poignet, en partant du côté où se trouve le pouce.

SUBSTANCES MÉDICINALES

- **Ananas** (*Ananas comosus (L.) Merr.*) : jus (usage interne), poudre et fruit frais (usages interne et externe). Attention : une consommation excessive peut causer des maux de ventre.
- **Cresson de fontaine** (*Nasturtium officinale*) : tiges et feuilles fraîches ou séchées, généralement en décoction (usage interne). Attention : le cresson de fontaine cru peut entraîner une irritation des muqueuses et de la peau.
- **Bourse-à-pasteur** (*Capsella bursa-pastoris*) : décoction à base d'herbe, poudre et pilules (usage interne). Attention : si cette plante est bénéfique contre les problèmes circulatoires, un surdosage peut provoquer l'effet inverse.

Consultez toujours votre médecin ou praticien en médecine naturelle avant l'emploi de substances médicinales. Vous trouverez plus d'informations p. 116.

Saignements de nez

Dans la plupart des cas, le saignement de nez est provoqué par une cause anodine. Il ne s'accompagne pas de douleurs.

USAGES INTERNES

Il existe toute une série de plantes aux vertus hémostatiques. Vous devriez en consommer régulièrement, sous forme de tisanes par exemple, surtout si vous saignez souvent du nez.

Tisanes médicinales

Buvez 2 à 3 tasses d'une de ces tisanes tous les jours. Veuillez respecter les indications relatives à la préparation et au dosage, p. 122.

- **Infusion européenne :** 10 g de bourse-à-pasteur.
- **Infusion chinoise :** 3-30 g de Da Huang (racine de rhubarbe de Chine), 1,5-9 g de Gan Cao (racine de réglisse de l'Oural), 4,5-9 g de Sang Ye (feuilles de mûrier blanc).
- **Tisane ayurvédique :** 1 cuil. à café d'achillée millefeuille, séchée ou fraîche.

Premiers soins

Remplissez un gant de toilette ou un tissu en coton avec des glaçons et placez cette compresse à la racine du nez. Ne renversez pas la tête en arrière. Gardez-la droite ou penchez-la légèrement en avant et respirez calmement.

USAGES EXTERNES

Pour un traitement local, on recommande :

- **Ail :** pressez une gousse d'ail, formez une petite galette et placez-la au milieu de la plante du pied : sous le pied gauche si vous saignez à gauche, sous le pied droit si vous saignez à droite, et sous les deux pieds si vous saignez des deux narines.

ACUPRESSION

Grâce à la stimulation du point d'acupression suivant, vous pourrez réguler vous-même le flux du qi, et ainsi traiter efficacement certains symptômes. Pour ce faire, veuillez consulter les indications figurant p. 107-113.

- **VG 23 – Étoile supérieure ou Shangxing :** à un doigt de large environ au-dessus de la naissance des cheveux, au milieu du crâne.

SUBSTANCES MÉDICINALES

- **Ciboule** (*Allium fistulosum*) : décoction (usage interne), purée/cataplasme (usages interne et externe). Attention : irritations cutanées et ballonnements peuvent se produire.

Consultez toujours votre médecin ou praticien en médecine naturelle avant l'emploi de substances médicinales. Vous trouverez plus d'informations p. 116.

Varices

Quand le tissu conjonctif est affaibli, les parois des veines peuvent se distendre et les valvules ne ferment plus correctement. Le sang ne remonte plus complètement jusqu'au cœur mais stagne dans les veines, surtout au niveau des jambes et de la région du bassin. Les cordons veineux noueux et fortement saillants qui en résultent augmentent le risque d'inflammations ou de caillots. Les varicosités, de fines veines superficielles dilatées, constituent une forme de varices « atténuée ». Elles ne présentent pas de danger pour la santé et constituent, dans le pire des cas, un problème d'ordre esthétique.

USAGES INTERNES

Privilégiez une alimentation principalement basique et consommez matières grasses et huiles de qualité, ainsi que vitamine C. Les bioflavonoïdes renforcent les cellules des vaisseaux sanguins, la rutine (substance végétale présente dans le chou, l'épinard, la betterave) favorise la solidité des parois veineuses. Évitez en revanche sucre, produits à base de farine de blé, alcool et nicotine. Important : adoptez une alimentation pauvre en sel, mais pas sans sel.

Pharmacopée culinaire

- **Jus épinard-carotte :** extrayez le jus de 3 mesures d'épinards pour 5 mesures de carottes et buvez chaque jour 0,5-1 litre de ce mélange. Il a des propriétés détoxifiantes.

Tisanes médicinales

Buvez 2 à 3 tasses d'une de ces tisanes tous les jours. Veuillez respecter les indications relatives à la préparation et au dosage, p. 122.

- **Infusion européenne :** 3 g de marron d'Inde, 2 g de feuilles d'hamamélis, 2 g de baies d'églantier, 1 g de fleurs de reine-des-prés, 2 g de feuilles de vigne.
- **Infusion chinoise :** 6-9 g de Xiang Fu (rhizome de souchet rond), 9-15 g de Shu Di Huang (racine de rehmannia, préparée), 6-9 g de Ze Xie (rhizome de plantain d'eau), 3-9 g de Yan Hu Suo (rhizome de corydale).
- **Tisane ayurvédique :** 1 cuil. à café de feuilles de basilic séchées. Peut aussi servir en usage externe.

USAGES EXTERNES

En usage externe, le lait a des effets positifs sur les varices. L'acide lactique qu'il contient contribue à évacuer des veines les substances provoquant douleur et inflammation, et favorise la circulation.

- **Bain de pieds :** versez 1 verre de lait, ½ verre de vinaigre de fruit et 1 cuil. à soupe de sel marin dans 3 litres d'eau chaude. Baignez-y vos pieds pendant 15 à 20 minutes. Séchez-les bien et enfilez aussitôt des chaussettes épaisses, pour qu'ils restent chauds. Ce bain a une action relaxante et décontractante.

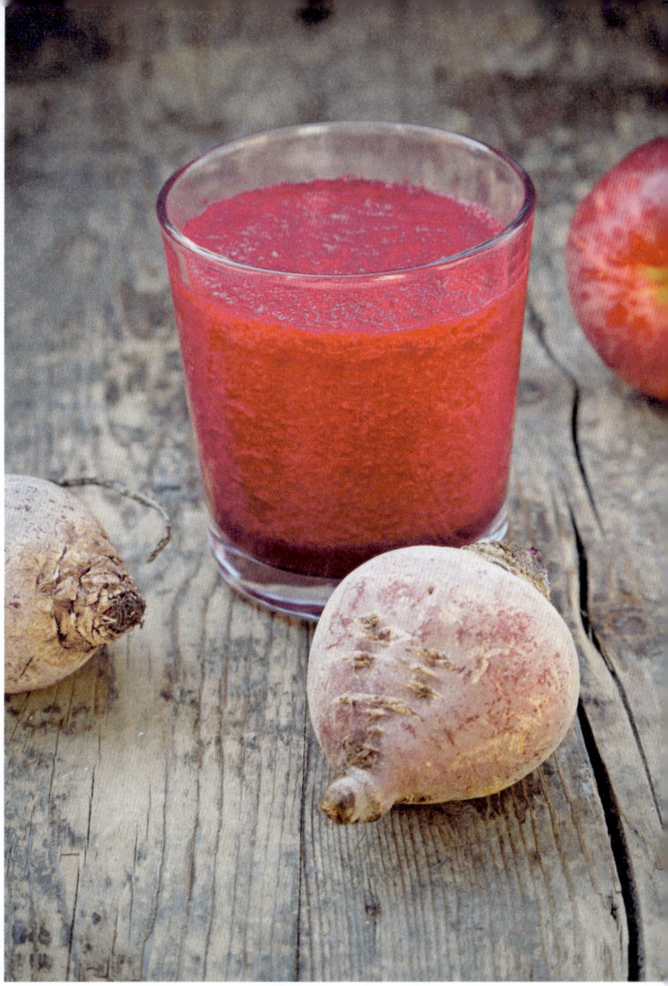

La betterave, comme l'épinard et la carotte, contient un taux élevé de rutine, qui a fait ses preuves en cas de maladie veineuse.

EXERCICE

L'exercice physique stimule les muscles des mollets et favorise le retour veineux.

Qi gong des parfums

- Le bodhisattva joue de la cithare chinoise (voir p. 136).
- Tourner la roue du dharma à gauche (voir p. 140).
- La roue du dharma tournant continuellement (voir p. 142).

Yoga

Si vous êtes un type Vata, des asanas déterminées peuvent contribuer à votre rétablissement. Avant de commencer à pratiquer, vous devriez donc déterminer votre constitution. Vous trouverez le tableau correspondant p. 58.

- **Asana pour Vata :** le cadavre (voir p. 168).

ACUPRESSION

Grâce à la stimulation des points d'acupression suivants, vous pourrez réguler vous-même le flux du qi, et ainsi traiter efficacement certains symptômes. Pour ce faire, veuillez consulter les indications figurant p. 107-113.

- **VB 34 – Source de la colline yang ou Yanglingquan :** dans un creux antérieur et inférieur à la tête du péroné.
- **VB 39 – Cloche suspendue ou Xuanzhong :** sur la face externe de la jambe, à quatre doigts de large au-dessus de l'os du pied.

ACTIVATION DE CHAKRA

Les varices indiquent une faiblesse de longue date du chakra de base. Adoptez les mesures stimulant ce chakra (voir à partir de la p. 67).

SYSTÈME DIGESTIF

Ballonnements

Sensation de trop-plein, ventre tendu, évacuation de gaz intestinaux et douleurs abdominales ne sont pas dangereux, mais peuvent nuire grandement au bien-être. Pourtant, il est possible de bien traiter le problème en modifiant un peu sa façon de manger. Dans les cas sévères, toutefois, des intolérances alimentaires ou des pathologies comme un côlon irritable ou une pancréatite peuvent aussi être à l'origine des troubles digestifs. Consultez donc un médecin si l'autotraitement ne produit pas d'effets. Il pourra, si nécessaire, mettre en place la thérapie ad hoc.

USAGES INTERNES

En matière d'alimentation, de petits changements produisent généralement de grands effets : ne mangez pas à la hâte, mais prenez votre temps et mâchez bien. Ce faisant, vous avalerez moins d'air. Limitez les plats qui ballonnent et difficiles à digérer ; fractionnez votre apport alimentaire tout au long de la journée, plutôt que d'avaler de grosses portions aux trois repas.

Veillez également à ce que vos plats contiennent assez de fibres, qui favorisent une flore intestinale saine. Dans les cas sévères, les tisanes et conseils suivants peuvent vous aider.

Pharmacopée culinaire

Bananes au sésame : épluchez 2 bananes et coupez-les en dés. Dans un bol, mélangez 1 cuil. à soupe de graines de sésame et 1 cuil. à soupe de graines de fenouil avec du miel. Incorporez la banane et laissez macérer 20 minutes. Prenez-en régulièrement 1 cuillerée, tout au long de la journée.

Noix de muscade : en cuisinant, utilisez souvent une petite quantité de noix de muscade fraîchement râpée, dans la purée de pomme de terre par exemple. Ou buvez, avant le coucher, du lait chaud avec un peu de muscade.

Bicarbonate de soude : en faites-en fondre 1 pointe de couteau dans une tasse d'eau chaude, ajoutez le jus de ½ citron et buvez ce mélange à petites gorgées.

Tisanes médicinales

Buvez 2 à 3 tasses d'une de ces tisanes tous les jours. Veuillez respecter les indications relatives à la préparation et au dosage, p. 122.

- **Infusion européenne :** 1,5 g de fruits de fenouil, 1,5 g de fruits de coriandre, 2 g de racine d'angélique, 1,5 g de cumin, 2 g de racine d'acore, 1,5 g de racine de gentiane.
- **Infusion chinoise :** 5-9 g de Lai Fu Zi (graines de radis), 6-12 g de Gou Qi Zi (baies de goji), 2-5 g de fenouil (fruits), 10-15 g de Shan Zha (baies d'aubépine), 15-25 g de Shan Yao (racine d'igname chinoise).
- **Tisane ayurvédique :** 1 cuil. à café de graines de coriandre.

EXERCICE

Pratiquez une activité physique modérée allège l'intestin, évitant ainsi les ballonnements ou contribuant à les chasser. Une courte promenade après le repas peut déjà y remédier. Cela est notamment dû au fait que le sport permet de réduire le taux des hormones du stress. De plus, comme chacun sait, le stress peut avoir des effets très néfastes sur l'estomac. Des exercices doux comme ceux du qi gong ou du yoga sont donc utiles à double titre contre les ballonnements : ils conjuguent mouvement et détente.

Qi gong des parfums

- Le phénix de jade hochant la tête (voir p. 133).
- Ramer à travers l'océan (voir p. 139).

ACUPRESSION

Grâce à la stimulation des points d'acupression suivants, vous pourrez réguler vous-même le flux du qi, et ainsi traiter efficacement certains symptômes. Pour ce faire, veuillez consulter les indications figurant p. 107-113.

- **V 20 – Point shu de la rate ou Pishu :** dans le dos, entre la onzième et la douzième vertèbre dorsale.
- **GI 4 – Vallée fermée ou Hegu :** entre l'index et le pouce, à l'extrémité du pli du pouce.
- **F 3 – Battement extrême ou Taichong :** juste sous la peau entre le gros orteil et le deuxième orteil, aux extrémités des métatarsiens des deux orteils.
- **E 36 – Trois milles du pied ou Zusanli :** à quatre doigts de large sous la rotule, sur le bord externe du tibia.
- **RP 6 – Croisement des trois yin ou Sanyinjiao :** à quatre doigts de large au-dessus de la cheville, sur la face interne de la jambe.
- **PC 6 – Passe intérieure ou Neiguan :** à quatre doigts de large au-dessus des tendons à l'extrémité du pli du poignet.

SUBSTANCES MÉDICINALES

- **Basilic** (*Ocimum basilicum*) : décoction et poudre (usages interne et externe).
- **Fenouil** (*Foeniculum vulgare*) : tisane, décoction et poudre (usage interne), graines et huile (usages interne et externe). Attention : en cas de prédisposition, l'huile de fenouil peut entraîner des irritations cutanées et provoquer des allergies.

- **Noix de muscade** (*Myristica fragrans*) : graines de noix de muscade séchées (usage interne). Attention : une consommation importante peut causer hallucinations, nausées, désorientation, tachycardie ainsi que maux d'estomac.

Consultez toujours votre médecin ou praticien en médecine naturelle avant l'emploi de substances médicinales. Vous trouverez plus d'informations p. 116.

Brûlures d'estomac

Des remontées acides occasionnelles et une désagréable sensation de brûlure sont généralement inoffensives. Toutefois, si vous avez régulièrement des brûlures d'estomac, vous devriez demander conseil à votre médecin ou praticien en médecine naturelle.

USAGES INTERNES

Des portions trop importantes, trop de gras, de sucre et d'épices fortes peuvent favoriser les brûlures d'estomac.

Pharmacopée culinaire

- **Eau :** 1 verre d'eau tiède atténue la brûlure. Vous pouvez lui adjoindre 1 cuil. à soupe de vinaigre de cidre.
- **Flocons d'avoine :** mâchez 1 cuil. à café de flocons d'avoine. Recrachez au bout d'environ 1 minute.
- **Jus de carotte :** buvez-en chaque jour 1 à 2 verre(s).

Tisanes médicinales

Buvez 2 à 3 tasses d'une de ces tisanes tous les jours. Veuillez respecter les indications relatives à la préparation et au dosage, p. 122.

- **Infusion européenne :** 2 g de pimprenelle, 2 g de fleurs de camomille, 2 g de feuilles de mélisse, 1,5 g de feuilles de menthe, 2,5 g de racine de réglisse.
- **Infusion chinoise :** 3-9 g de Zi Su Geng (rameaux de ballote noire), 20 g de Chi Xiao Dou (graines de haricot azuki), 4,5-9 g de Bei Sha Shen (racine de *Glehnia littoralis*), 6-12 g de Mai Dong (racine d'ophiopogon), 6-9 g de Dan Zhu Ye (feuilles de bambou).
- **Tisane ayurvédique :** ½ pointe de couteau de cannelle, 1 rondelle de gingembre, 1 clou de girofle.

EXERCICE

L'activité physique réduit le stress et favorise ainsi le calme intérieur, ce qui exerce des effets positifs sur l'estomac. Cela concerne particulièrement les formes de mouvement qui présentent aussi un caractère méditatif, comme le qi gong.

Qi gong des parfums

- Le phénix de jade hochant la tête (voir p. 133).
- La pagode bouddhiste d'où émanent les parfums (voir p. 135).
- Tourner la roue du dharma à gauche (voir p. 140).
- Ramer à travers l'océan (voir p. 139).
- La traversée du bodhidharma (voir p. 143).

ACUPRESSION

Grâce à la stimulation des points d'acupression suivants, vous pourrez réguler vous-même le flux du qi, et ainsi traiter efficacement certains symptômes. Pour ce faire, veuillez consulter les indications figurant p. 107-113.

- **E 36 – Trois milles du pied ou Zusanli :** à quatre doigts de large sous la rotule, sur le bord externe du tibia.
- **PC 6 – Passe intérieure ou Neiguan :** à quatre doigts de large au-dessus des tendons à l'extrémité du pli du poignet.

ACTIVATION DE CHAKRA

Si vous souffrez de brûlures d'estomac, cela indique une faiblesse de longue date du chakra de l'estomac. Adoptez le plus souvent possible les mesures stimulant ce chakra (voir à partir de la p. 75).

SUBSTANCES MÉDICINALES

- **Basilic** (*Ocimum basilicum*) : décoction et poudre (usages interne et externe).
- **Noix de muscade** (*Myristica fragrans*) : graines séchées (usage interne). Attention : une consommation importante peut causer hallucinations, nausées, désorientation, tachycardie ainsi que maux d'estomac.

Consultez toujours votre médecin ou praticien en médecine naturelle avant l'emploi de substances médicinales. Vous trouverez plus d'informations p. 116.

Constipation

Les médecins parlent de constipation si l'évacuation intestinale a lieu moins de trois fois par semaine. Celle-ci s'accompagne souvent de selles dures, d'efforts de poussée douloureux, d'une sensation de ballonnement et d'un inconfort général.

USAGES INTERNES

Privilégiez de façon générale une alimentation riche en fibres, pour stimuler la digestion. Boire beaucoup agit aussi contre la constipation.

Pharmacopée culinaire

- **Poivre de Cayenne :** utilisez beaucoup de poivre de Cayenne en cuisinant. Il favorise l'évacuation intestinale.
- **Élixir noix-miel :** mélangez dans une casserole 30 g de miel et 5 noix broyées sans leur coquille, et versez sur le tout 20 ml d'eau-de-vie de vin à 70°. Faites chauffer à feu moyen avec un peu d'eau pendant 5 minutes. Filtrez, laissez refroidir et buvez avant le coucher.
- **Ail et bicarbonate de soude :** épluchez 1 gousse d'ail, pilez-la et mélangez-la avec 1 pointe de couteau de sel et 1 pointe de couteau de bicarbonate de soude. Consommez une fois par jour, après le repas.
- **Pomme :** mangez une pomme chaque matin, à jeun, ainsi que chaque soir.

Une alimentation riche en fibres constitue la plus saine des préventions contre la constipation: boire beaucoup d'eau et pprivilégie les salades, crudités, légumes et produits à base de céréales complètes permet d'éviter les problèmes de transit.

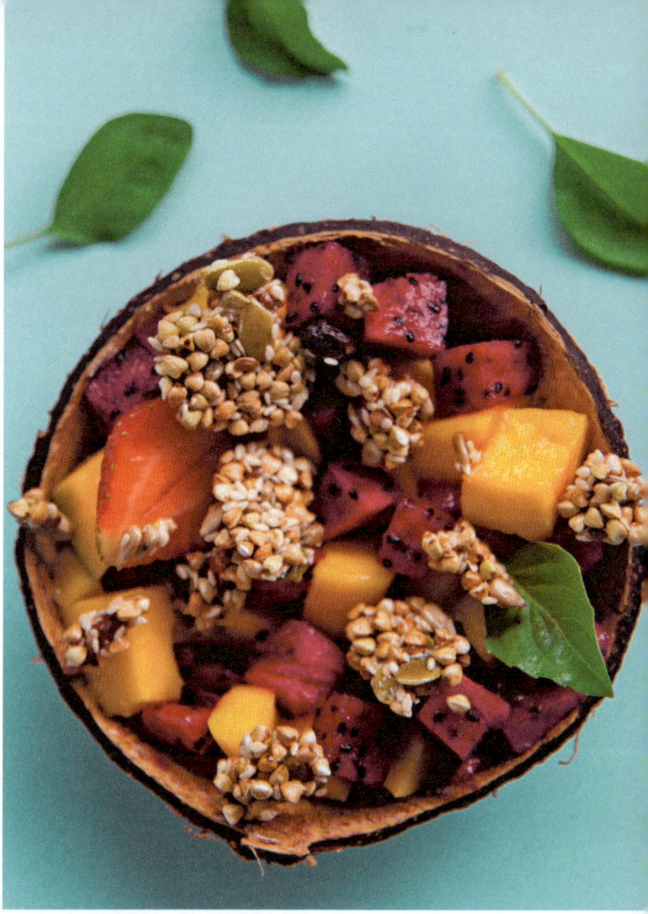

Tisanes médicinales

Buvez 2 à 3 tasses d'une de ces tisanes tous les jours. Veuillez respecter les indications relatives à la préparation et au dosage, p. 122.

- **Infusion européenne:** 1,5 g de fruits d'anis, 2 g de basilic, 2 g de petite centaurée, 1,5 g d'écorce de bourdaine, 3 g de pissenlit.
- **Infusion chinoise:** 3-30 g de Da Huang (racine de rhubarbe de Chine), 0,5-5 g de Fan Xie Ye (feuilles de séné), 6-12 g de Mai Dong (racine d'ophiopogon), 5-15 g de Shen Qu (mélange de plantes fermenté).
- **Tisane ayurvédique:** 2 cuil. à café de basilic séché ou 4 à 6 feuilles de basilic frais.

EXERCICE

Ce n'est plus un secret depuis longtemps que le sport d'endurance et l'activité physique favorisent la digestion. Mais saviez-vous que travailler régulièrement ses abdominaux agit aussi contre la constipation, car cela stimule la ceinture abdominale comme un massage du ventre? Le qi gong et le yoga permettent également d'obtenir de très bons résultats.

Qi gong des parfums

- Le phénix de jade hochant la tête (voir p. 133).
- La pagode bouddhiste d'où émanent les parfums (voir p. 135).
- Tourner la roue du dharma à gauche (voir p. 140).
- Ramer à travers l'océan (voir p. 139).
- La traversée du bodhidharma (voir p. 143).

Yoga

Si vous êtes un type Vata, des asanas déterminées peuvent contribuer à votre rétablissement. Avant de commencer à pratiquer, vous devriez donc déterminer votre constitution. Vous trouverez le tableau correspondant p. 58.

- **Asanas pour Vata :** yoga mudra (voir p. 165), genoux à la poitrine (voir p. 167), le cadavre (voir p. 168), la chandelle (voir p. 174). Veillez à rentrer le ventre pendant tous ces exercices.

ACUPRESSION

Grâce à la stimulation du point d'acupression suivant, vous pourrez réguler vous-même le flux du qi, et ainsi traiter efficacement certains symptômes. Pour ce faire, veuillez consulter les indications figurant p. 107-113.

- **GI 4 – Vallée fermée ou Hegu :** entre l'index et le pouce, à l'extrémité du pli du pouce.
- **F 2 – Intermédiaire temporaire ou Xingjian :** entre le gros orteil et le deuxième orteil, à la surface de la peau.
- **F 3 – Battement extrême ou Taichong :** juste sous la peau entre le gros orteil et le deuxième orteil, aux extrémités des métatarsiens des deux orteils.
- **E 25 – Charnière céleste ou Tianshu :** à côté du nombril, dex largeurs de doigt en diagonale. Pressez les deux points simultanément pendant 30 secondes, entre pouce et index.
- **E 27 – Grand géant ou Daju :** les deux points se trouvent à deux pouces de large sous E 25 et sont traités comme E 25.
- **R 3 – Grand torrent ou Taixi :** entre le sommet de la malléole et le tendon d'Achille, bord interne du pied.

SUBSTANCES MÉDICINALES

- **Aloé véra** (*Aloe vera, Aloe barbadensis*) : comprimés et tisane (usage interne), gel et poudre (usage externe). Attention : l'ingestion est déconseillée pendant la grossesse et l'allaitement.
- **Basilic** (*Ocimum basilicum*) : décoction et poudre (usages interne et externe).
- **Grenade** (*Punica granatum L.*) : fruit frais et poudre (usage interne). Attention : une consommation importante peut entraîner diarrhée et vertiges.

Consultez toujours votre médecin ou praticien en médecine naturelle avant l'emploi de substances médicinales. Vous trouverez plus d'informations p. 116.

Diarrhée

Si le passage à la selle se produit plus de trois fois par jour, si les matières fécales sont augmentées ou leur consistance molle, on peut parler de diarrhée. Celle-ci est souvent accompagnée de ballonnements, de crampes d'estomac ainsi que de douleurs de type colique. Nausée et vomissements peuvent être des symptômes associés. Si la diarrhée persiste plus de trois jours, qu'elle est très prononcée ou que s'y ajoutent fièvre et/ou violents maux d'estomac, vous devriez consulter un médecin.

USAGES INTERNES

En cas de diarrhée persistante, le corps peut vite se dessécher. Remplacez la perte de liquide et de minéraux en prenant boissons et bouillons.

Les préparations suivantes ralentissent le transit et apaisent l'intestin.

Pharmacopée culinaire

- **Soupe de riz (peya) :** laissez mijoter 45 minutes 1 mesure de riz dans 14 mesures d'eau. Assaisonnez avec du sel et consommez au moins une fois par jour, jusqu'à l'arrêt de la diarrhée.
- **Yaourt à la muscade :** incorporez ¼ de pointe de couteau de poudre de muscade et 1 cuil. à soupe de jus de gingembre fraîchement pressé dans un yaourt nature contenant de l'acide lactique dextrogyre. Mangez chaque jour 200 g de ce mélange (à température ambiante).
- **Grenade :** mangez ½ grenade – cela soulage, à condition que la diarrhée ne soit pas causée par une infection bactérienne ou virale.
- **Babeurre au cumin :** épicez 1 verre de babeurre avec 1 pointe de couteau de cumin moulu et buvez à petites gorgées.

Tisanes médicinales

Buvez 2 à 3 tasses d'une de ces tisanes tous les jours. Veuillez respecter les indications relatives à la préparation et au dosage, p. 122.

- **Infusion européenne :** 2 g de fleurs de camomille, 2 g de racine de tormentille, 2 g d'écorce de chêne, 2 g de petite centaurée, 2 g de charbon de bouleau.
- **Infusion chinoise :** 5-15 g de Shen Qu (mélange de plantes fermenté), 6-12 g de Bai Zhu (rhizome d'atractyle), 3-9 g de Shi Liu Pi (écorce de grenade), 10-15 g de Shan Zha (baies d'aubépine).
- **Tisane ayurvédique :** 1 cuil. à café de thé noir.

EXERCICE

Le mouvement renforce le système immunitaire et accroît le bien-être général. La digestion en dépend aussi grandement : 15 minutes d'activité physique suffisent à soutenir l'activité intestinale de façon douce et naturelle.

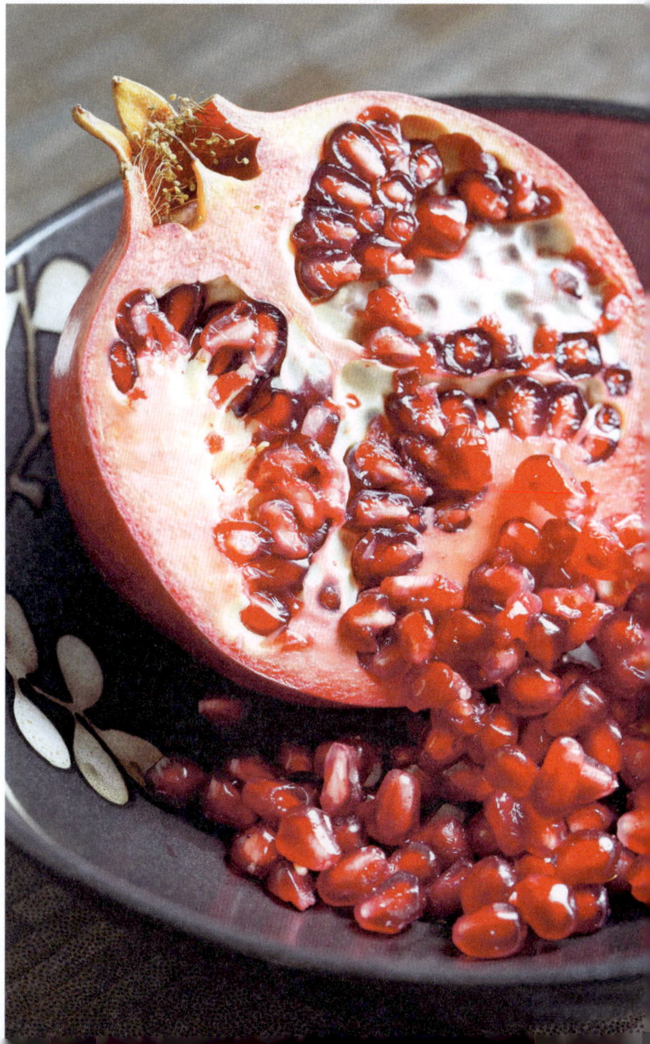

Grâce à ses vertus astringentes, la pulpe de la grenade soulage la diarrhée.

Qi gong des parfums

- Le phénix de jade hochant la tête (voir p. 133).
- Ramer à travers l'océan (voir p. 139).
- La traversée du bodhidharma (voir p. 143).

ACUPRESSION

Grâce à la stimulation des points d'acupression suivants, vous pourrez réguler vous-même le flux du qi, et ainsi traiter efficacement certains symptômes. Pour ce faire, veuillez consulter les indications figurant p. 107-113.

- **V 22 – Point shu du triple réchauffeur ou Sanjiaoshu :** dans le dos, entre la première et la deuxième vertèbre lombaire.
- **E 25 – Charnière céleste ou Tianshu :** les deux points se trouvent à côté du nombril, à deux largeurs de doigt en diagonale. Pressez-les pendant 30 secondes entre pouce et index, en les traitant simultanément.
- **E 27 – Grand géant ou Daju :** les deux points se trouvent à deux pouces de large sous E 25 et sont traités simultanément comme E 25.
- **E 36 – Trois milles du pied ou Zusanli :** à quatre doigts de large sous la rotule, sur le bord externe du tibia.
- **RP 6 – Croisement des trois yin ou Sanyinjiao :** à quatre doigts de large au-dessus de la cheville, sur la face interne de la jambe.
- **VC 4 – Barrière de l'origine ou Guanyuan :** ce point se situe sur la ligne réunissant pubis et nombril – aux 2-5 du pubis environ.

ACTIVATION DE CHAKRA

Si vous souffrez de diarrhée, cela indique une faiblesse de longue date du chakra de base et du chakra de l'estomac. Adoptez les mesures stimulant ce dernier (voir à partir de la p. 75).

SUBSTANCES MÉDICINALES

- **Banane plantain** (*Musa paradisiaca*) : fruit sans la peau et jus (usage interne), peau séchée et en décoction (usage externe).
- **Sarrasin** (*Fagopyrum esculentum Moench*) : tisane (usage interne), poudre (usages interne et externe). Attention : une consommation importante peut entraîner la constipation.
- **Marjolaine** (*Origanum majorana L.*) : jus et poudre (usage interne). Attention : une consommation importante peut, le cas échéant, provoquer nausées, vertiges et problèmes circulatoires.

Consultez toujours votre médecin ou praticien en médecine naturelle avant l'emploi de substances médicinales. Vous trouverez plus d'informations p. 116.

Hémorroïdes

Les hémorroïdes sont des lacis artériels et veineux qui, associés au sphincter, ferment l'anus. Elles peuvent poser problème quand elles se dilatent trop et s'affaissent, en raison du manque d'exercice, de la position assise prolongée ou du surpoids. Parmi une des causes les plus fréquentes, on compte également des efforts importants à la défécation,

conséquence d'une constipation. Les premiers signes de troubles hémorroïdaires sont des saignements rouge vif indolores en allant à la selle, ainsi que des démangeaisons à l'anus. Quand la maladie évolue, on voit apparaître des douleurs, élancements et sensations de brûlure, des inflammations cutanées ainsi que des suintements.

USAGES INTERNES

Afin de stimuler la digestion et ainsi éviter la constipation, on recommande en principe une alimentation riche en fibres et un apport en liquide suffisant.

Pharmacopée culinaire

- **Jus de céleri :** buvez chaque jour ½ litre de jus de céleri frais pour améliorer la digestion.
- **Bananes :** épluchez 2 bananes et coupez-les en gros morceaux. Faites cuire la chair des fruits avec 2 cuil. à soupe de miel dans ½ litre d'eau, pendant environ 20 minutes. Mangez cette compote avec morceaux en deux fois – le matin, puis le soir.
- **Vinaigre de cidre :** deux à trois fois par jour, mélangez dans un verre 2 cuil. à soupe de vinaigre de cidre et de l'eau tiède, et buvez ce mélange.

Tisanes médicinales

Buvez 2 à 3 tasses d'une de ces tisanes tous les jours. Veuillez respecter les indications relatives à la préparation et au dosage, p. 122.

- **Infusion européenne :** 2 g de marron d'Inde, 3 g d'achillée millefeuille, 2 g d'ortie, 2 g de mélilot, 1 g de fleurs de souci.
- **Infusion chinoise :** 4,5-9 g de Ku Shen (racine de sophore à fleurs jaunes), 6-12 g de Chi Shao (racine de pivoine rouge), 6-9 g de Zhi Zi (fleurs de gardénia), 3 g de miel.

USAGES EXTERNES

Pour un traitement local, on recommande :

- **Bain de siège :** jetez 50 g de rameaux et de feuilles de sophora du Japon ou pagode japonaise (*Sophora japonica*) dans 3 litres d'eau chaude et prenez un bain de siège de 15 à 20 minutes. Cela soulage la douleur.

EXERCICE

La prudence est de mise face aux sports à impact impliquant sauts et bonds, comme le tennis, le squash ou le volley-ball. Ils exposent le plancher pelvien à des surpressions et ne sont donc pas recommandés. Ceci vaut pour les sports de force, en particulier l'haltérophilie. Là aussi, la pression importante exercée sur le plancher pelvien peut favoriser les troubles hémorroïdaires, les vaisseaux sanguins des coussinets hémorroïdaires, aux parois minces, se dilatant.

Les exercices doux comme ceux du yoga ou du qi gong sont sans danger, en revanche, de même que la natation. Il est également conseillé de pratiquer une gymnastique pelvienne spécifique, pour agir contre une faiblesse du plancher pelvien, qui constitue une sollicitation supplémentaire.

Yoga

Si vous êtes un type Pitta, des asanas déterminées peuvent contribuer à votre rétablissement. Avant de commencer à pratiquer, vous devriez donc déterminer votre constitution. Vous trouverez le tableau correspondant p. 58.

- **Asana pour Pitta :** la chandelle (voir p. 174).

SUBSTANCES MÉDICINALES

- **Agar-agar** (*Gelidium amansii Lamour*) : tisane (usage interne), poudre (usages interne et externe). Attention : il faut renoncer à sa consommation après les règles ainsi que pendant la grossesse.
- **Banane plantain** (*Musa paradisiaca*) : fruit sans la peau et jus (usage interne), peau séchée et en décoction (usage externe).
- **Gingembre** (*Zingiber officinale*) : jus pressé, plante cuite et décoction de racines séchées (usage interne), purée/cataplasme (usages interne et externe).

Consultez toujours votre médecin ou praticien en médecine naturelle avant l'emploi de substances médicinales. Vous trouverez plus d'informations p. 116.

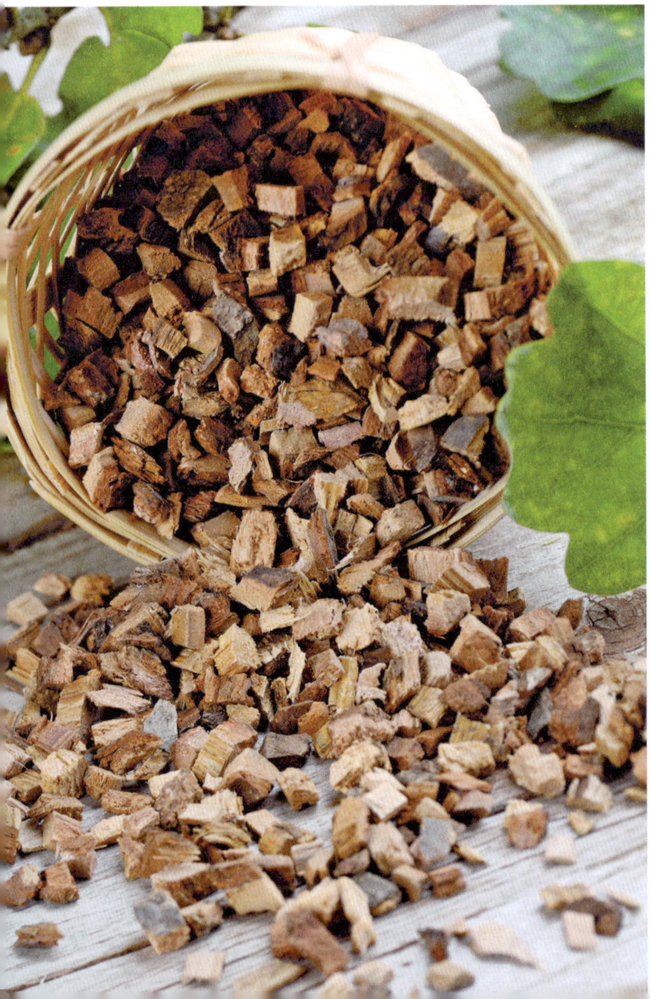

Maux de ventre

Les douleurs dans la région de l'estomac s'accompagnent souvent de diarrhée, de nausée ou de vomissements. Si elles surviennent régulièrement ou qu'elles sont chroniques, vous devriez absolument consulter un médecin.

USAGES INTERNES

En cas de maux de ventre liés à l'alimentation, il est recommandé de limiter de façon générale les plats gras, les repas trop copieux ainsi que la consommation de produits animaux.

La naturopathie occidentale utilise surtout l'écorce de chêne pour traiter les hémorroïdes.

Pharmacopée culinaire

- **Jus de papaye :** buvez-en chaque jour 0,5-1 litre.
- **Ghee :** prenez-en chaque jour 1 cuil. à soupe.
- **Bouillie riz-mandarine :** faites cuire 1 tasse de riz et l'écorce d'une mandarine non traitée dans 2 tasses d'eau. Mangez à midi ou le soir.

Tisanes médicinales

Buvez 2 à 3 tasses d'une de ces tisanes tous les jours. Veuillez respecter les indications relatives à la préparation et au dosage, p. 122.

- **Infusion européenne :** 2 g de racine d'acore, 2 g de fruits de fenouil, 2 g de feuilles de mélisse, 2 g de fleurs de camomille, 2 g de feuilles de menthe.
- **Infusion chinoise :** 9-15 g de Fu Ling (pachyme), 6-12 g de Gou Qi Zi (baies de goji), 15-30 g de Shan Yao (racine d'igname chinoise).
- **Tisane ayurvédique :** 1 cuil. à café de graines de coriandre.

EXERCICE

Les exercices doux comme ceux du qi gong et du yoga sont idéaux.

Qi gong des parfums

- Le phénix de jade hochant la tête (voir p. 133).
- La pagode bouddhiste d'où émanent les parfums (voir p. 135).
- Tourner la roue du dharma à gauche (voir p. 140).
- Ramer à travers l'océan (voir p. 139).
- La traversée du bodhidharma (voir p. 143).

Yoga

Si vous êtes un type Kapha, cette asana peut aider en cas de troubles chroniques de l'appareil digestif. Avant de commencer à pratiquer, vous devriez donc déterminer votre constitution (voir p. 58).

- **Asana pour Kapha :** le cobra (voir p. 171).

ACUPRESSION

Grâce à la stimulation des points d'acupression suivants, vous pourrez réguler vous-même le flux du qi, et ainsi traiter efficacement certains symptômes. Pour ce faire, veuillez consulter les indications figurant p. 107-113.

- **E 25 – Charnière céleste ou Tianshu :** à côté du nombril, à deux largeurs de doigt en diagonale.
- **E 27 – Grand géant ou Daju :** les deux points se trouvent à deux pouces de large sous E 25 et sont traités simultanément comme E 25.
- **E 37 – Point supérieur du grand tertre ou Shangjuxu :** sur le tibia, bord externe, à huit doigts de large sous la rotule.
- **VC 6 – Mer du qi ou Qihai :** juste sous le nombril, à quatre doigts de large au-dessus du pubis.
- **VC 10 – Estomac inférieur ou Xiawan :** à trois doigts de large au-dessus du nombril.

ACTIVATION DE CHAKRA

Si vous souffrez souvent de maux de ventre, cela indique une faiblesse de longue date du chakra de l'estomac. Adoptez le plus souvent possible les mesures stimulant ce chakra (voir à partir de la p. 75).

SUBSTANCES MÉDICINALES

- **Coriandre** (*Coriandrum sativum*) : poudre (usage interne), décoction (usages interne et externe). Attention : un usage prolongé peut affaiblir vue et mémoire.
- **Aneth** (*Anethum graveolens*) : décoction et pilules (usage interne), poudre et huile (usages interne et externe).
- **Menthe des champs** (*Mentha arvensis, Mentha haplocalyx*) : tisane (usage interne), décoction (usages interne et externe), cataplasme (usage externe). Attention : le menthol peut provoquer des réactions allergiques.

Consultez toujours votre médecin ou praticien en médecine naturelle avant l'emploi de substances médicinales (voir aussi p. 116).

Nausée, vomissements

Si la nausée et les vomissements sont des symptômes localisés dans l'estomac, ils sont régis par le centre du vomissement, dans le cerveau. Les stimulations les déclenchant sont multiples ; elles vont de la peur, du stress ou du dégoût jusqu'à l'ingestion d'aliments avariés ou de substances toxiques, en passant par une perturbation des organes de l'équilibre, des douleurs et une infection gastro-intestinale. Les troubles s'accompagnent souvent d'autres symptômes tels que maux de tête, vertiges, fièvre, accès de transpiration, diarrhée ou crampes d'estomac, pouvant indiquer des maladies graves et aiguës comme une appendicite, une hernie inguinale, un AVC ou un infarctus. En cas de doute, informez votre médecin.

USAGES INTERNES

Les vomissements font perdre beaucoup de liquide au corps. Il vaut mieux compenser cette perte en buvant des tisanes médicinales. Montrez-vous prudent avec la nourriture et évitez les plats gras, frits ou qui ballonnent. Soupes chaudes ou bouillons clairs sont recommandés, en revanche.

Pharmacopée culinaire

- **Mélange gingembre-citron-miel :** mélangez 5 cuil. à café de jus de gingembre fraîchement pressé avec 1 cuil. à café de jus de citron et 1 cuil. à café de miel, et ajoutez 1 pointe de couteau d'asafoetida (épice ayurvédique). En l'espace de 2 heures, prenez toutes les 30 minutes ½ cuil. à café de ce mélange. Il aide à combattre la nausée.
- **Rondelle de citron :** sucez une rondelle de citron fraîchement coupée. Vous pouvez également verser quelques gouttes de jus de citron dans un verre d'eau et de boire celle-ci à petites gorgées.

Jus de carotte : prenez 1 verre de jus de carotte frais. Ce légume lie les toxines dans l'intestin et fait ainsi passer plus vite la nausée.

Tisanes médicinales

Buvez 2 à 3 tasses d'une de ces tisanes tous les jours. Veuillez respecter les indications relatives à la préparation et au dosage, p. 122.

- **Infusion européenne :** 1,5 g de persil, 4 g de graines de citrouille, 0,5 g de symphorine blanche, 2 g de fleurs de camomille, 2 g de feuilles de menthe.

- **Infusion chinoise :** 15 g de Bai Zhu (rhizome d'atractyle), 10-15 g de Shan Zha (baies d'aubépine), 3-6 g de gingembre.
- **Tisane ayurvédique :** 1 cuil. à café de graines de coriandre.

USAGES EXTERNES

Enveloppements chauds ou bouillotte favorisent le rétablissement, car ils ont un effet apaisant.

- **Enveloppement du ventre à la camomille :** versez ½ litre d'eau bouillante sur 2 cuil. à café de fleurs de camomille et laissez le tout infuser 5 à 10 minutes. Une fois le liquide refroidi, imprégnez-en un tissu en lin que vous essorerez bien. Pliez-le dans le sens de la longueur et placez-le sur le ventre. Enroulez ensuite autour du ventre un tissu en laine ou une écharpe, allongez-vous et reposez-vous 15 minutes, avant d'ôter l'enveloppement. Répétez l'opération plusieurs fois par jour, si besoin. Cet enveloppement soulage maux de ventre et nausée.
- **Compresse au citron :** imprégnez une compresse en gaze avec le jus d'un citron non traité et placez-la sur votre front. Enroulez une serviette autour et allongez-vous pendant 30 minutes, avant d'ôter la compresse. Cela aide à combattre les maux de tête qui accompagnent souvent nausée et vomissements.

La tisane de menthe poivrée, qui a une action antispasmodique sur les muscles gastro-intestinaux, est un grand classique contre la nausée.

ACUPRESSION

Grâce à la stimulation du point d'acupression suivant, vous pourrez réguler vous-même le flux du qi, et ainsi traiter efficacement certains symptômes. Pour ce faire, veuillez consulter les indications figurant p. 107-113.

- **PC 6 – Passe intérieure ou Neiguan :** à quatre doigts au-dessus des tendons à l'extrémité du pli du poignet ; massez ce point avec l'index, 1 à 2 minute(s) par côté. Si la nausée et les vomissements ne faiblissent pas, répétez la manœuvre au bout de 15 à 30 minutes.

EXERCICE

En cas de maux aigus, il est généralement conseillé de ralentir le rythme : allongez-vous à plat sur le dos, jambes un peu surélevées.

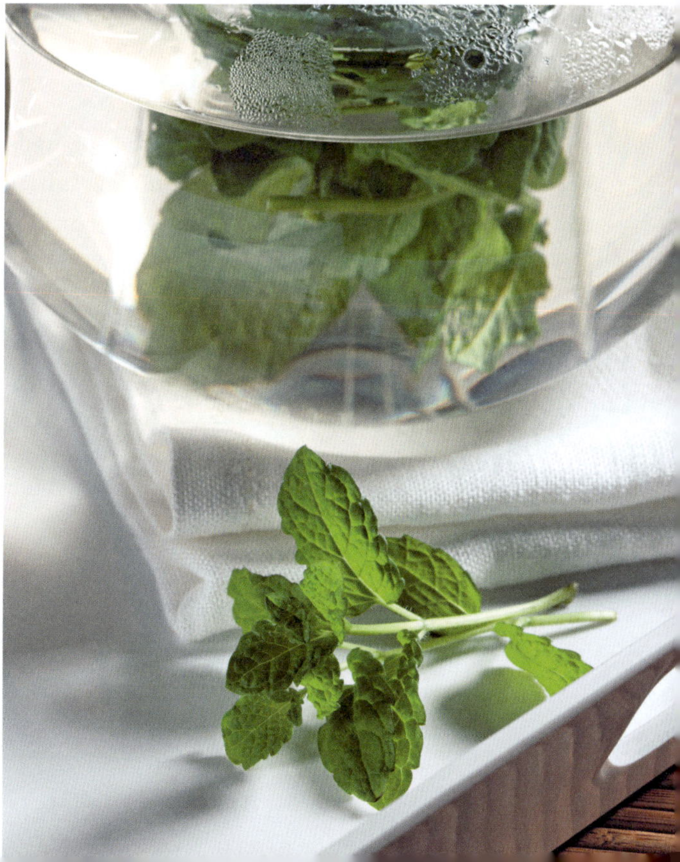

Tant que vous n'êtes pas trop chancelant, une promenade à l'air frais peut aussi aider. Inspirez et expirez en vous concentrant sur votre souffle, cela réduit la nausée.

Les exercices suivants, préventifs, ont des effets positifs sur l'appareil digestif.

Qi gong des parfums

- Le phénix de jade hochant la tête (voir p. 133).
- La pagode bouddhiste d'où émanent les parfums (voir p. 135).
- Tourner la roue du dharma à gauche (voir p. 140).

ACTIVATION DE CHAKRA

Si vous souffrez de nausée et de vomissements, cela indique une faiblesse de longue date du chakra du nombril. Adoptez les mesures stimulant ce chakra (voir à partir de la p. 75).

Surpoids

Le surpoids n'est pas une maladie en soi, mais il favorise beaucoup d'affections, certaines pouvant mettre la vie en danger, comme l'athérosclérose ou le diabète. Par ailleurs, les kilos en trop entraînent des atteintes physiques, par exemple la fatigue rapide, l'essoufflement, la transpiration accrue ou les douleurs articulaires et le mal de dos. Sans oublier les problèmes psychiques.

USAGES INTERNES

La MTC postule que le surpoids est dû à une forte accumulation d'humidité et de glaires – lentement produite par un système digestif « froid », lui-même étant souvent la conséquence d'une mauvaise alimentation. Pour rétablir l'équilibre, vous devez favoriser la chaleur dans votre corps. Privilégiez donc les aliments légèrement épicés et les aromates et épices, comme l'épinard, le basilic, les graines d'aneth, le chou-rave, la menthe poivrée ou le romarin. Évitez les boissons ou plats rafraîchissants, car votre corps doit d'abord réchauffer avec son énergie tout ce que vous absorbez froid ou cru pour pouvoir l'assimiler – et cela signifie que vous perdez de la chaleur. À la place, mettez davantage de poisson, poulet, melon, papaye et graines de tournesol à votre menu. Ces aliments ont des propriétés chauffantes.

Si vous avez des problèmes de poids, il vaudrait mieux donner aussi la préférence aux boissons chaudes, comme de l'eau bouillie à laquelle vous aurez ajouté un peu de cumin et de graines de coriandre, favorisant la digestion. Le babeurre, cuit avec une pincée de curcuma, une pincée de graines de cumin, des feuilles de curry et de l'eau de coco, exerce également des effets positifs sur le métabolisme – et donc sur la perte de poids.

Si vous ne parvenez pas à changer d'alimentation seul, demandez à votre médecin et/ou praticien en médecine naturelle d'élaborer un régime ciblé.

Tisanes médicinales

Buvez 2 à 3 tasses d'une de ces tisanes tous les jours. Veuillez respecter les indications relatives à la préparation et au dosage, p. 122.

- **Infusion européenne :** 3 g de pissenlit, 3 g d'achillée millefeuille, 1,5 g de fleurs de camomille, 2,5 g de petite centaurée.
- **Infusion chinoise :** 5-15 g de Da Huang (racine de rhubarbe de Chine), 1-3 g de Fan Xie Ye (feuilles de séné), 6-12 g de Mai Dong (racine d'ophiopogon), 10-15 g de Shan Zha (baies d'aubépine).
- **Tisane ayurvédique :** 2 cuil. à café de graines d'anis.

EXERCICE

Pratiquer une activité physique régulière est indispensable si vous voulez perdre du poids. Celle-ci stimule le métabolisme, brûle les graisses et crée du muscle. Le taux métabolique augmentant, il devient aussi plus facile de maintenir durablement votre nouveau poids. Au début, ne vous fixez pas d'objectifs trop ambitieux. Commencez par un entraînement léger, que vous suivrez avec une grande régularité. Ainsi, vous développerez une meilleure perception de votre corps. Les exercices de gymnastique thérapeutique du tai-chi-chuan (voir à partir de la p. 149) ou la pratique d'un yoga doux (voir à partir de la p. 158) sont particulièrement adaptés aux débutants. La natation et le vélo contribuent au bien-être corporel, sans trop solliciter les articulations. Promenez-vous également très souvent.

Qi gong des parfums

- La grande compassion du bouddha sur les êtres (voir p. 146).
- L'enfant priant le bouddha (voir p. 147).

ACUPRESSION

Grâce à la stimulation des points d'acupression suivants, vous pourrez réguler vous-même le flux du qi, et ainsi traiter efficacement certains symptômes. Pour ce faire, veuillez consulter les indications figurant p. 107-113.

- **C 7 – Porte de l'esprit ou Shenmen :** côté interne du poignet, au niveau du tendon, à deux doigts de large vers l'intérieur ; en association avec C 7, pressez aussi le point au bord de l'oreille, au-dessus de son entrée, sur le cartilage légèrement en saillie.
- **VG 20 – Réunions par centaines ou Baihui :** au milieu de la calotte crânienne, au niveau du vertex.
- **PC 6 – Passe intérieure ou Neiguan :** à quatre doigts de large au-dessus des tendons à l'extrémité du pli du poignet.

ACTIVATION DE CHAKRA

Si vous souffrez de surpoids, cela indique une faiblesse de longue date du chakra de l'estomac. Adoptez le plus souvent possible les mesures stimulant ce chakra (voir à partir de la p. 75).

SYSTÈME GÉNITO-URINAIRE

Cystite

En cas de cystite, la paroi de la vessie se montre très sensible aux distensions, si bien que le besoin d'uriner devient plus important et subit, tout en s'accompagnant d'une miction faible. On compte, parmi les symptômes, douleurs et brûlures lors du passage aux toilettes, et augmentation de la soif. On voit même survenir parfois frissons, maux de tête et douleurs articulaires, ainsi que douleurs au bas-ventre.

USAGES INTERNES

Augmentez votre consommation de liquide pour passer à trois litres par jour, afin d'évacuer rapidement les germes pathogènes des voies urinaires. Par rapport à l'eau, les tisanes ont l'avantage de contenir diverses substances végétales aux vertus anti-inflammatoires ou analgésiques, notamment.

Pharmacopée culinaire

- **Eau miellée :** buvez de l'eau sucrée au miel qui favorise le nettoyage des reins.
- **Coriandre :** mettez 2 cuil. à café de graines de coriandre dans un passe-thé, placez-le dans une tasse et versez de l'eau chaude dessus. Laissez infuser 10 minutes. Cette tisane est bénéfique contre la sensation de brûlure à la miction.
- **Concombre et melon :** mangez concombres crus et melons en quantité. Tous deux renferment beaucoup d'eau.

Tisanes médicinales

Buvez 2 à 3 tasses d'une de ces tisanes tous les jours. Veuillez respecter les indications relatives à la préparation et au dosage, p. 122.

- **Infusion européenne :** 2 g de feuilles de bouleau, 3 g de prêle, 2 g de fleurs d'orthosiphon, 1,5 g de feuilles de busserole, 1,5 g d'ortie.
- **Infusion chinoise :** 5-15 g de Da Huang (racine de rhubarbe de Chine), 4,5-9 g de Ju Hua (fleurs de chrysanthème), 6-12 g de Nu Zhen Zi (baies de troène), 6-9 g de Ze Xie (rhizome de plantain d'eau).
- **Tisane ayurvédique :** 2 cuil. à café de sauge séchée.

EXERCICE

Vous devriez vous ménager physiquement pendant une cystite, car certains mouvements ou postures peuvent accroître les douleurs. Si vous souffrez souvent de ce genre de troubles, l'exercice de qi gong suivant peut agir à titre préventif.

Qi gong des parfums

Pratiquez régulièrement l'exercice « Le souffle divin du bouddha sur les oreilles » (voir p. 144).

ACUPRESSION

Grâce à la stimulation des points d'acupression suivants, vous pourrez réguler vous-même le flux du qi, et ainsi traiter efficacement certains symptômes. Pour ce faire, veuillez consulter les indications figurant p. 107-113.

- **V 23 – Point shu des reins ou Shenshu :** entre la deuxième et la troisième vertèbre lombaire.
- **V 60 – Montagnes de Kunlun ou Kunlun :** dans le creux entre le sommet de la malléole externe et le tendon d'Achille.
- **VC 3 – Pôle central ou Zhongji :** un peu au-dessus du bord du pubis, sur la ligne reliant nombril et pubis.
- **RP 6 – Croisement des trois yin ou Sanyinjiao :** à quatre doigts de large au-dessus de la cheville, sur la face interne de la jambe.
- **R 3 – Grand torrent ou Taixi :** entre le sommet de la malléole et le tendon d'Achille, bord interne du pied.

ACTIVATION DE CHAKRA

Si vous souffrez d'une cystite, cela indique une faiblesse de longue date du chakra sacré. Adoptez les mesures stimulant ce chakra (voir à partir de la p. 71).

SUBSTANCES MÉDICINALES

- **Cresson de fontaine** (*Nasturtium officinale*) : décoction de feuilles fraîches ou séchées (usage interne). Attention : le cresson de fontaine cru peut entraîner une dermatite de contact et irriter les muqueuses.

Consultez votre médecin ou praticien en médecine naturelle avant l'emploi de substances médicinales. Vous trouverez plus d'informations p. 116.

Éjaculation précoce

Quand l'homme ne peut pas contrôler le moment où il éjacule, lors de rapports sexuels, et/ou que celui-ci intervient toujours trop tôt, cela peut peser lourdement sur son moral. Outre les facteurs tels que stress ou problèmes de couple, une inflammation au niveau de l'appareil urinaire et des organes sexuels peut aussi être à l'origine de l'éjaculation précoce. Ce tableau clinique s'accompagnant souvent de troubles de l'érection, les mesures respectives peuvent être combinées.

USAGES INTERNES

La préparation pour tisane suivante a des vertus anti-inflammatoires. Buvez-en chaque jour 2 à 3 tasses, en respectant les indications relatives à la préparation et au dosage, p. 122.

Tisanes médicinales

- **Infusion chinoise :** 1,5-6 g de Wu Wei Zi (baies de schisandra), 9-15 g de Huang Jing (rhizome de sceau-de-salomon), 9-30 g de Huang Qi (racine d'astragale), 6-12 g de Nu Zhen Zi (baies de troène).

EXERCICE

Une activité physique régulière aide à réduire le stress et accroît le bien-être. Elle influence aussi positivement la vie sexuelle.

Qi gong des parfums

- Présentation du bol d'aumône (voir p. 137).
- Le souffle divin du bouddha sur les oreilles (voir p. 144).
- La grande compassion du bouddha sur les êtres (voir p. 146).
- L'enfant priant le bouddha (voir p. 147).

Yoga

Si vous êtes un type Vata, des asanas déterminées peuvent contribuer à votre rétablissement. Avant de commencer à pratiquer, vous devriez donc déterminer votre constitution. Vous trouverez le tableau correspondant p. 58.

- **Asanas pour Vata :** la charrue (voir p. 169), la chandelle (voir p. 174).

ACTIVATION DE CHAKRA

L'éjaculation précoce indique une faiblesse de longue date du chakra sacré. Adoptez le plus souvent possible les mesures stimulant ce chakra. Vous trouverez diverses suggestions à partir de la p. 71.

Frigidité

Parmi les troubles sexuels que peut connaître la femme, on compte, outre l'absence prolongée de désir sexuel, des troubles de l'orgasme répétés ainsi que des douleurs lors des rapports sexuels. Il est très rare que les causes soient de nature physique. Pour autant, il ne faudrait pas ignorer les symptômes, car ils s'arrangent rarement d'eux-mêmes et peuvent même s'aggraver.

USAGES INTERNES

Certaines plantes (l'alchémille, entre autres) favorisent l'irrigation sanguine ; d'autres, comme le ginseng ou la fève de cacao, sont des stimulants sexuels. Dans les mélanges pour tisane recommandés ci-dessous, ces propriétés sont associées.

Pharmacopée culinaire

- **Ail :** consommez régulièrement de l'ail. Il stimule l'énergie sexuelle.
- **Romarin :** préparez une tisane au romarin. Ce dernier a un effet antidépresseur. Versez 200 ml d'eau chaude sur 2 cuil. à café d'aiguilles de romarin, laissez infuser 10 minutes, puis filtrez.

Tisanes médicinales

Buvez 2 à 3 tasses d'une de ces tisanes tous les jours. Veuillez respecter les indications relatives à la préparation et au dosage, p. 122.

- **Infusion européenne :** 2,5 g d'alchémille, 2,5 g d'achillée millefeuille, 2,5 g de racine de ginseng, 2,5 g de fèves de cacao.
- **Infusion chinoise :** 3-9 g de Yan Hu Suo (rhizome de corydale), 9-15 g de Sha Yuan Zi (graines d'astragale), 1,5-6 g de Wu Wei Zi (baies de schisandra), 6-9 g de Dan Zhu Ye (feuilles de bambou), 4,5-9 g de Dang Gui (racine d'angélique chinoise).
- **Tisane ayurvédique :** 1 cuil. à café de graines d'anis.

EXERCICE

Les mouvements doux des médecines extrême-orientale et indienne rééquilibrent votre énergie. Elles lèvent les blocages, tant physiques que psychiques, et aident à développer une conscience corporelle saine. Ceci a aussi des incidences positives sur la sexualité.

Qi gong des parfums

- La grande compassion du bouddha sur les êtres (voir p. 146).
- L'enfant priant le bouddha (voir p. 147).

Tai-chi-chuan

Les exercices doux du tai-chi-chuan favorisent conscience corporelle et bien-être. Ils harmonisent le corps, l'esprit et l'âme, aidant ainsi à guérir les

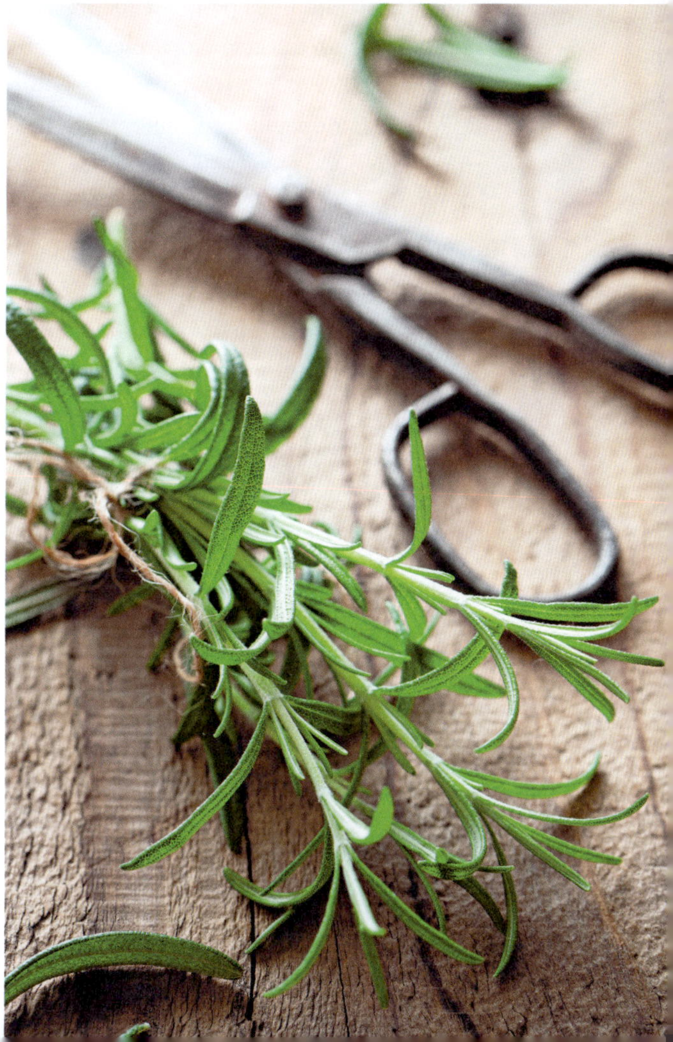

Les huiles essentielles du romarin ont un effet réchauffant et stimulent la libido féminine.

troubles psychosomatiques. Vous trouverez les indications nécessaires pour débuter p. 149.

Yoga

Si vous êtes un type Vata, des asanas déterminées peuvent contribuer à votre rétablissement. Avant de commencer à pratiquer, vous devriez donc déterminer votre constitution. Vous trouverez le tableau correspondant p. 58.

- **Asanas pour Vata :** la charrue (voir p. 169), la chandelle (voir p. 174).

ACUPRESSION

Grâce à la stimulation des points d'acupression suivants, vous pourrez réguler vous-même le flux du qi, et ainsi traiter efficacement certains symptômes. Pour ce faire, veuillez consulter les indications figurant p. 107-113.

- **RP 6 – Croisement des trois yin ou Sanyinjiao :** à quatre doigts de large au-dessus de la cheville, sur la face interne de la jambe ; pressez ce point pendant 30 secondes.
- **PC 8 – Palais du labeur ou Laogong :** vous trouverez ce point en repliant votre annulaire vers votre paume. Laogong se situe là où le bout de votre annulaire touche la ligne de vie. Massez-le avec le pouce de l'autre main.

ACTIVATION DE CHAKRA

La frigidité indique une faiblesse de longue date du chakra sacré. Adoptez les mesures stimulant ce chakra (voir à partir de la p. 71).

Néphrite

La néphrite est une inflammation des glomérules rénaux ou des tubes urinifères. L'urine est mousseuse, trouble ou rougeâtre. L'envie d'uriner est plus forte et la miction douloureuse. Les maux de dos ne sont pas rares non plus. Selon le degré de gravité, coliques, fièvre, vomissements, pouls rapide et constipation peuvent s'y ajouter.

USAGES INTERNES

Pour soutenir le traitement, il est recommandé de manger le moins de protéines, de sel et de gras possible. Veillez aussi à boire suffisamment.

Pharmacopée culinaire

- **Asperge :** coupez 500 g d'asperges en bandes fines et faites-les cuire à la vapeur pendant 3 minutes. Une portion par jour favorise l'élimination de l'acide urique en excès.
- **Pastèque et citrouille :** mangez de la pastèque en quantité, et consommez souvent de la citrouille. Idéal : observez pendant deux jours un régime à base d'asperges et de pastèque.

Tisanes médicinales

Buvez 2 à 3 tasses d'une de ces tisanes tous les jours. Veuillez respecter les indications relatives à la préparation et au dosage, p. 122.

- **Infusion européenne :** 2 g de feuilles de bouleau, 1,5 g de fleurs de camomille, 2 g de feuilles d'orthosiphon, 2 g de feuilles de busserole.

- **Infusion chinoise :** 20 g de Chi Xiao Dou (graines de haricot azuki), 4,5-9 g de Da Fu Pi (coques de noix d'arec), 3-9 g de Gui Zhi (rameaux de cannelle), 3-9 g de Che Qian Cao (plantain asiatique), 6-9 g de Ze Xie (rhizome de plantain d'eau).

EXERCICE

Certains exercices du qi gong des parfums peuvent aider à prévenir la néphrite.

Qi gong des parfums

- Présentation du bol d'aumône (voir p. 137).
- Le souffle divin du bouddha sur les oreilles (voir p. 144).
- La grande compassion du bouddha sur les êtres (voir p. 146).

ACTIVATION DE CHAKRA

Une néphrite indique une faiblesse de longue date du chakra sacré. Adoptez les mesures stimulant ce chakra (voir à partir de la p. 71).

SUBSTANCES MÉDICINALES

- **Poivre** (*Piper nigrum*) : décoction et pilules (usage interne), poudre (usages interne et externe). Attention : trop de poivre peut irriter muqueuses, nez et yeux, et entraîner constipation et hypertension.
- **Pastèque** (*Citrullus lanatus, Citrullus vulgaris*) : chair (usage interne), jus (usages interne et externe), calcination (usage externe). Une consommation importante peut provoquer la diarrhée.

Consultez toujours votre médecin ou praticien en médecine naturelle avant l'emploi de substances médicinales. Vous trouverez plus d'informations p. 116.

Troubles de l'érection

En cas de dysfonction érectile, l'érection ne peut pas être maintenue assez longtemps ou se révèle impossible. Il s'y ajoute une éjaculation absente, retardée ou précoce.

USAGES INTERNES

Différents aliments et plantes peuvent, purs ou sous la forme d'extraits aqueux ou alcooliques, aider en cas de troubles de l'érection.

Pharmacopée culinaire

- **Huile de germes de blé :** prenez chaque jour 1 à 2 cuil. à café d'huile de germes de blé après les repas. La vitamine E qu'elle contient est importante pour la production des hormones sexuelles.
- **Graines d'ortie :** ajoutez 50 g de graines d'ortie à 0,75 litre de vin blanc de qualité, rebouchez hermétiquement la bouteille et entreposez-la trois semaines dans un endroit frais et sombre. Agitez-la bien plusieurs fois par jour. Ensuite, versez le vin dans un récipient propre en le filtrant et ajoutez 100 g de miel. Buvez-en si besoin un verre par jour, de préférence avant les repas. Ce vin favorise la vigueur sexuelle. Important : gardez au frais et consommer dans le mois.

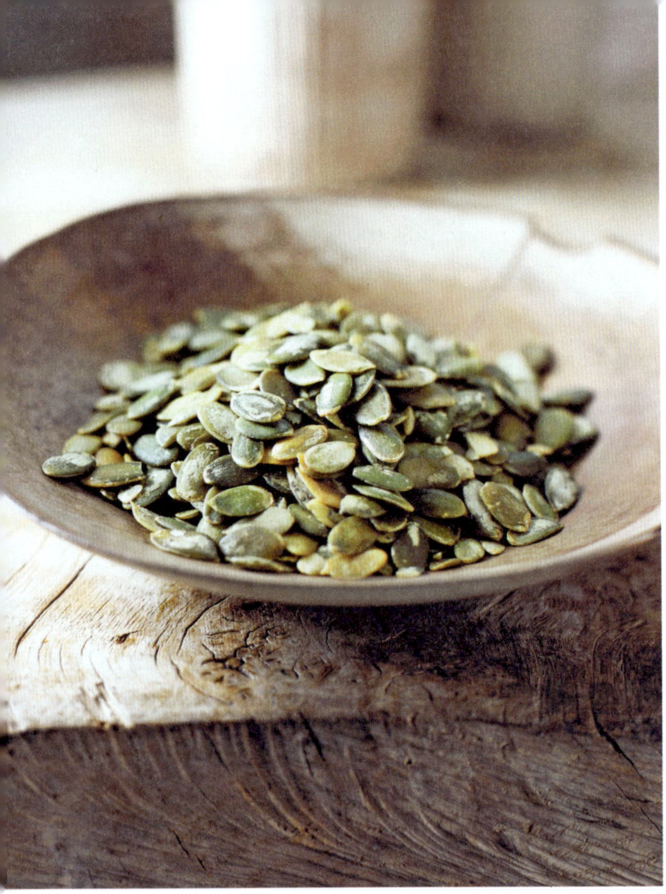

Les graines de citrouille sont aussi bénéfiques contre les troubles de l'érection. Elles sont riches en arginine, qui élargit les vaisseaux sanguins.

- **Yaourt :** mélangez 100 g de yaourt nature, 1 cuil. à café de sucre de canne et 1 cuil. à café de miel jusqu'à ce que sucre et miel se soient dissous. Parsemez ce mélange de 3 capsules de cardamome et 3 grains de poivre pilés, et savourez ce yaourt à température ambiante – de préférence tous les deux jours.

Tisanes médicinales

Buvez 2 à 3 tasses d'une de ces tisanes tous les jours. Veuillez respecter les indications relatives à la préparation et au dosage, p. 122.

- **Infusion européenne :** 3 g de racine de ginseng, 3 g de racine de Yohimbe, 4 g de racine de maca.
- **Infusion chinoise :** 3-9 g de Yin Yang Huo (épimède), 9-30 g de Huang Qi (racine d'astragale), 4,5-9 g de Dang Gui (racine d'angélique chinoise), 6-12 g de Gou Qi Zi (baies de goji), 3-9 g de Huang Jing (rhizome de sceau-de-salomon).

EXERCICE

L'activité physique favorise le bien-être corporel et constitue un véritable baume pour l'esprit et l'âme. Elle réduit le stress, accroît la forme physique et aide à développer une conscience corporelle saine. Tout cela a aussi des effets positifs sur la sexualité, notamment.

Qi gong des parfums

- Présentation du bol d'aumône (voir p. 137).
- Le souffle divin du bouddha sur les oreilles (voir p. 144).

- La grande compassion du bouddha sur les êtres (voir p. 146).
- L'enfant priant le bouddha (voir p. 147).

Yoga

Si vous êtes un type Vata, des asanas déterminées peuvent contribuer à votre rétablissement. Avant de commencer à pratiquer, vous devriez donc déterminer votre constitution. Vous trouverez le tableau correspondant p. 58.

- **Asanas pour Vata :** la charrue (voir p. 169), la chandelle (voir p. 174).

ACUPRESSION

Grâce à la stimulation des points d'acupression suivants, vous pourrez réguler vous-même le flux du qi, et ainsi traiter efficacement certains symptômes. Pour ce faire, veuillez consulter les indications figurant p. 107-113.

- **V 23 – Point shu des reins ou Shenshu :** entre la deuxième et la troisième vertèbre lombaire.
- **V 31, 32, 33, 34 – Orifice os supérieur ou Shangliao, Orifice os second ou Ciliao, Orifice os central ou Zhongliao, Orifice os du bas ou Xialiao :** ces trous dits sacrés (ou foramens sacraux) se situent donc dans la région du sacrum, de part et d'autre de la ligne médiane. Le point V 31 se situe dans le premier trou sacré, le plus haut ; V 32 dans le deuxième ; V 33 dans le troisième et V 34 dans le quatrième. Traitez ces points en les chauffant et massez-les vigoureusement.
- **VG 4 – Porte de la vie ou Mingmen :** sur la ligne médiane, au-dessous de V 23.
- **F 5 – Sillon du ver à bois ou Ligou :** à six doigts de large au-dessus de la malléole interne, à l'arrière du bord du tibia. Massez ce point en appuyant bien.
- **R 3 – Grand torrent ou Taixi :** entre le sommet de la malléole et le tendon d'Achille, bord interne du pied. Massez du talon jusqu'à la cheville, puis dans l'autre sens. Pour finir, lissez plusieurs fois avec la paume la partie interne de la jambe jusqu'au genou, en montant et en descendant.

ACTIVATION DE CHAKRA

Les troubles de l'érection indiquent une faiblesse de longue date du chakra sacré. Adoptez les mesures stimulant ce chakra (voir à partir de la p. 71).

SUBSTANCES MÉDICINALES

- **Ginseng** (*Panax ginseng*) : tonique, décoction, pilules, poudre et racine (usage interne). Attention : peut entraîner élévation de la tension artérielle et troubles du sommeil.
- **Noix** (*Juglans regia L.*) : fruit cru et huile (usage interne), décoction et purée/cataplasme (usages interne et externe). Attention : peut causer la nausée.

Consultez toujours votre médecin ou praticien en médecine naturelle avant l'emploi de substances médicinales. Vous trouverez plus d'informations p. 116.

Troubles de la prostate

Problèmes et douleurs à la miction, envie d'uriner accrue et subite, faible jet urinaire ainsi que gouttes retardataires (après la miction) constituent les symptômes typiques d'une augmentation de volume de la prostate. En cas d'infection bactérienne, on note, entre autres, brûlures à la miction, fièvre, frissons, douleurs dans le bas-ventre et à la vessie.

USAGES INTERNES

Une alimentation équilibrée qui associe beaucoup de fruits et légumes, aliments riches en amidon, lait et produits laitiers, poisson et viande maigre est essentielle pour la santé.

Pharmacopée culinaire

- **Graines de citrouille :** prenez chaque jour 60 à 90 g de graines de citrouille, dans la salade ou le müesli, ou en guise d'en-cas. Elles fortifient la prostate.
- **Jus de citron :** ajoutez le jus de 2 citrons frais à 200 ml d'eau chaude, mélangez et buvez au cours de la journée, toutes les quatre heures. Cela nettoie l'appareil génito-urinaire.

Tisanes médicinales

Buvez 2 à 3 tasses d'une de ces tisanes tous les jours. Veuillez respecter les indications relatives à la préparation et au dosage, p. 122.

- **Infusion européenne :** 3 g de graines de citrouille, 3 g de graines de palmier nain, 1 g d'extrait de pollen de seigle, 2 g d'ortie, 1 g de fleurs d'épilobe.
- **Infusion chinoise :** 15-25 g de Shan Yao (racine d'igname chinoise), 6-12 g de Fu Pen Zi (framboise sauvage), 4,5-9 g de Niu Xi (racine d'achyranthe), 3-9 g de Chuan Xiong (racine de livèche de Szechuan).
- **Tisane ayurvédique :** 2 cuil. à café de feuilles de thym.

ACTIVATION DE CHAKRA

Les troubles de la prostate indiquent une faiblesse de longue date du chakra sacré. Adoptez le plus souvent possible les mesures stimulant ce chakra (voir à partir de la p. 71).

Vessie irritable

La vessie irritable se manifeste par une envie d'uriner permanente et une miction fréquente. Elle est parfois associée à de l'incontinence.

USAGES INTERNES

L'airelle rouge et la citrouille constituent des remèdes efficaces en cas d'incontinence, de fuites urinaires, d'envie d'uriner fréquente (surtout la nuit) et de syndrome chronique de la vessie irritable.

Pharmacopée culinaire

- **Jus d'airelle rouge:** buvez chaque jour ¼ litre de jus d'airelle rouge (100 % pur jus).
- **Graines de citrouille:** mangez chaque soir 2 cuil. à café de graines de citrouille vertes.

Tisanes médicinales

Buvez 2 à 3 tasses d'une de ces tisanes tous les jours. Veuillez respecter les indications relatives à la préparation et au dosage, p. 122.

- **Infusion européenne:** 2 g de feuilles de bouleau, 2 g d'ortie, 2 g de solidago, 2 g de graines de citrouille, 2 g de feuilles de busserole.
- **Infusion chinoise:** 9-15 g de Bian Xu (renouée des oiseaux), 3-6 g de Chuan Mu Tong (tiges de clématite d'Armand), 6-9 g de Dan Zhu Ye (feuilles de bambou).
- **Tisane ayurvédique:** 1 cuil. à café de graines de coriandre.

ACUPRESSION

Grâce à la stimulation des points d'acupression suivants, vous pourrez réguler vous-même le flux du qi, et ainsi traiter efficacement certains symptômes. Pour ce faire, veuillez consulter les indications figurant voir p. 107-113.

- **VC 2 – Os coudé ou Qugu:** au milieu du pubis.
- **RP 13 – Maison des ateliers ou Fushe:** à droite et à gauche, au milieu de l'aine.
- **E 28 – Cours d'eau ou Shuidao:** à deux doigts de large d'un point à mi-chemin entre pubis et nombril, respectivement à droite et à gauche.
- **VG 1 – Longue résistance ou Changqiang:** au milieu du coccyx.

SUBSTANCES MÉDICINALES

- **Concombre** (*Cucumis sativus*): décoction et comprimés (usage interne), cataplasme (usage externe). Attention: une forte consommation peut entraîner la diarrhée.
- **Pissenlit asiatique** (*Taraxacum mongolicum*): décoction, poudre, purée et jus frais (usage interne). Attention: en cas de prédisposition, peut provoquer des réactions allergiques.
- **Pastèque** (*Citrullus lanatus, Citrullus vulgaris*): chair (usage interne), jus (usages interne et externe), calcination (usage externe). Attention: une consommation importante peut provoquer la diarrhée.

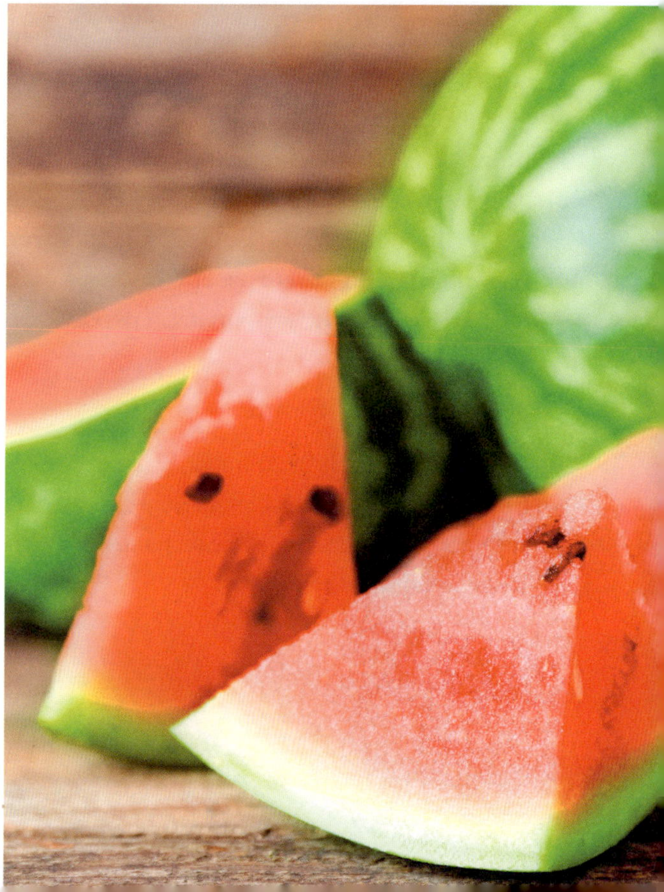

TROUBLES GYNÉCOLOGIQUES

Aménorrhée

Les médecins distinguent entre aménorrhée primaire (non-survenue des premières menstruations après 16 ans) et aménorrhée secondaire, lorsque les saignements menstruels ne reviennent pas 26 à 30 jours après les dernières règles, dans le cadre d'un cycle normal jusqu'alors, et qu'il n'y a pas grossesse. Si l'aménorrhée primaire est presque toujours d'origine physique, l'aménorrhée secondaire peut aussi être causée par des facteurs psychiques, le stress perturbant probablement le système hormonal. D'importantes variations de poids et des troubles métaboliques peuvent également entraîner l'absence de règles. La médecine énergétique peut aider à restaurer l'harmonie dans le corps, surtout face à de légers déséquilibres hormonaux et psychiques.

USAGES INTERNES

Des aliments précis contribuent à agir contre les troubles menstruels. Ainsi, les mélanges pour tisane suivants stimulent les hormones et tempèrent l'agitation intérieure.

Pharmacopée culinaire

- **Raifort :** faites cuire brièvement à feu moyen 2 cuil. à café de raifort fraîchement râpé dans 1/4 litre de vin rouge et buvez ce mélange, chaud, une fois par jour, jusqu'à survenue des règles.
- **Aloé véra :** buvez chaque jour, après le lever, 1 à 2 cuil. à soupe de jus d'aloé véra.
- **Gingembre et dattes :** faites cuire dans 1/2 litre d'eau 15 g de gingembre frais, 100 g de dattes rouges et 100 g de sucre brun, jusqu'à dissolution de celui-ci. Filtrez et buvez au fur et à mesure de la journée, jusqu'à survenue des règles.

Tisanes médicinales

Buvez 2 à 3 tasses d'une de ces tisanes tous les jours. Veuillez respecter les indications relatives à la préparation et au dosage, p. 122.

- **Infusion européenne :** 3 g d'anémone pulsatille, 4 g d'achillée millefeuille, 3 g de basilic.
- **Infusion chinoise :** 4,5-9 g de Dang Gui (racine d'angélique chinoise), 6-12 g de Mai Dong (racine d'ophiopogon), 4,5-9 g de Niu Xi (racine d'achyranthe), 3-9 g de Hong Hua (safran bâtard).
- **Tisane ayurvédique :** 1 cuil. à café de basilic séché ou quelques feuilles de basilic frais.

EXERCICE

Le qi gong et le yoga favorisent l'équilibre mental, psychique et physique. Leurs exercices produisent aussi des effets positifs en cas d'aménorrhée. En effet, l'équilibre intérieur est un facteur important pour que tous les processus corporels se déroulent eux aussi dans l'harmonie. Ceci vaut pour les autres types de sport, tant que vous n'exagérez pas. Dans le cas contraire, vous vous exposeriez à un stress supplémentaire.

Qi gong des parfums

- La grande compassion du bouddha sur les êtres (voir p. 146).
- L'enfant priant le bouddha (voir p. 147).

Yoga

Si vous êtes un type Vata, des asanas déterminées peuvent contribuer à votre rétablissement. Avant de commencer à pratiquer, vous devriez donc déterminer votre constitution. Vous trouverez le tableau correspondant p. 58.

- **Asanas pour Vata :** yoga mudra (voir p. 165), la charrue (voir p. 169), le cobra (voir p. 171), le pont (voir p. 173).

ACUPRESSION

Grâce à la stimulation des points d'acupression suivants, vous pourrez réguler vous-même le flux du qi, et ainsi traiter efficacement certains symptômes. Pour ce faire, veuillez consulter les indications figurant p. 107-113.

- **RP 10 – Mer de sang ou Xuehai :** genou plié, sur la cuisse, à deux pouces et demi de large au-dessus de l'articulation du genou.
- **VC 6 – Mer du qi ou Qihai :** à quatre doigts de large au-dessus du pubis, un peu au-dessous du nombril.

ACTIVATION DE CHAKRA

L'absence de flux menstruel indique une faiblesse de longue date du chakra sacré. Adoptez le plus souvent possible les mesures stimulant ce centre énergétique et le rééquilibrant (voir à partir de la p. 71).

SUBSTANCES MÉDICINALES

- **Aloé véra** (*Aloe vera, Aloe barbadensis*) : comprimés et tisane (usage interne), gel et poudre (usage externe). Attention : l'ingestion est déconseillée pendant la grossesse et l'allaitement.
- **Balsamine des jardins** (*Impatiens balsamia*) : décoction et poudre (usage interne), cataplasme (usage externe). Attention : pour éviter les lésions dentaires, il est recommandé de se rincer abondamment la bouche à l'eau claire après ingestion.
- **Curcuma** (*Curcuma longa*) : tisane, décoction, pilules et poudre (usage interne). Attention : une consommation importante entraîne la diarrhée.

Consultez toujours votre médecin ou praticien en médecine naturelle avant l'emploi de substances médicinales. Vous trouverez plus d'informations p. 116.

Pertes blanches

Cet écoulement transparent à blanc, à l'odeur un peu acide, est constitué de glaire cervicale et de cellules mortes évacuées de la muqueuse vaginale ; il explique en partie l'acidité du milieu vaginal. Une hygiène intime excessive modifie ce dernier, favorisant l'apparition de mycoses et d'inflammations. Sécrétions malodorantes, sensations de brûlure, démangeaisons, rougeurs et gonflement des tissus peuvent en être les signes.

USAGES INTERNES

Le raifort et le citron inhibent la croissance des germes, des virus et des champignons – agents pathogènes provoquant des infections vaginales. Les tisanes médicinales mentionnées ci-dessous ont par ailleurs des vertus désinfectantes, normalisantes et détoxifiantes.

Pharmacopée culinaire

- **Purée de citron :** lavez à l'eau chaude 1 citron non traité, coupez-le en gros morceaux, mettez-les avec l'écorce et les pépins dans un récipient haut et réduisez-le tout en purée. Ajoutez petit à petit 1 tasse d'eau, jusqu'à formation d'une masse homogène. Absorbez cette purée à petites gorgées.
- **Pâte de raifort :** râpez du raifort frais et ajoutez progressivement du jus de citron, jusqu'à formation d'une épaisse masse homogène. Mangez-en ½ cuil. à café, deux à trois fois par jour.

Tisanes médicinales

Buvez 2 à 3 tasses d'une de ces tisanes tous les jours. Veuillez respecter les indications relatives à la préparation et au dosage, p. 122.

- **Infusion européenne :** 2,5 g de feuilles de sauge, 2,5 g de feuilles de mauve, 2,5 g de fleurs de camomille, 2,5 g d'alchémille.
- **Infusion chinoise :** 6-9 g de Ze Xie (rhizome de plantain d'eau), 6-15 g de Jin Yin Hua (fleurs de chèvrefeuille), 6-9 g de gingembre, 9-15 g de Ban Lan Gen (racine d'isatis).

USAGES EXTERNES

Pour un traitement local des germes, virus et champignons, on recommande :

Aloé véra : l'aloé véra est bénéfique en cas d'inflammations vaginales et utérines. Pour un lavement vaginal, dissolvez 2 cuil. à café de gel d'aloé véra dans 1 litre d'eau chaude et ajoutez 1 pointe de couteau de curcuma. Utilisez ce lavement un jour sur deux, pendant quatre jours.

EXERCICE

Le sport et l'activité physique renforcent le système immunitaire et accroissent les défenses de l'organisme. Les exercices de qi gong suivants sont particulièrement doux.

Qi gong des parfums

- La grande compassion du bouddha sur les êtres (voir p. 146).
- L'enfant priant le bouddha (voir p. 147).

ACTIVATION DE CHAKRA

Les inflammations vaginales indiquent une faiblesse de longue date du chakra sacré. Adoptez les mesures stimulant ce chakra (voir à partir de la p. 71).

Règles douloureuses

Toutes les femmes ou presque souffrent de temps à autre de règles douloureuses avec diarrhée et nausée, troubles circulatoires et maux de tête. Pour autant, ce n'est que si chaque période menstruelle s'accompagne de douleurs abdominales spasmodiques et de maux de dos qu'on parle de dysménorrhée, un phénomène traduisant souvent des anomalies du cycle. Si vous souffrez régulièrement de violentes douleurs, vous devriez en parler à votre gynécologue pour déterminer si elles sont le signe d'une maladie urogénitale.

USAGES INTERNES

Mangez beaucoup d'aliments drainants (riz, fruits) et buvez de la tisane d'ortie ou du jus de persil.

Pharmacopée culinaire

- **Graines de papaye :** broyez 1 cuil. à café de graines de papaye dans un mortier et absorbez-les chaque jour, au moment de manger.
- **Aloé véra :** mélangez 2 cuil. à café de gel d'aloé véra frais avec 1 pointe de couteau de poivre noir, et consommez ce mélange une fois par jour, dès l'apparition des troubles menstruels. Cela aide en cas de crampes abdominales dues aux règles.

Tisanes médicinales

Buvez 2 à 3 tasses d'une de ces tisanes tous les jours. Veuillez respecter les indications relatives à la préparation et au dosage, p. 122.

- **Infusion européenne :** 2,5 g de feuilles de mélisse, 3,5 g d'achillée millefeuille, 4 g de racine de valériane.
- **Infusion chinoise :** 4,5-9 g de Dang Gui (racine d'angélique chinoise), 3-9 g de Hong Hua (safran bâtard), 4,5-9 g de Xiao Ji (cirse des champs), 9-12 g de Yan Hu Suo (rhizome de corydale).

USAGES EXTERNES

Les bains chauds décontractent les muscles et soulagent les douleurs.

Bain relaxant : dans une tasse, mélangez 2 cuil. à soupe d'huile d'amande avec 10 gouttes d'huile essentielle de millepertuis. Versez ce mélange dans une baignoire remplie d'eau chaude et détendez-vous 10 à 15 minutes. Ensuite, enveloppez-vous dans un drap de bain chaud ou un peignoir et allez vous coucher.

EXERCICE

Pratiquer une activité physique régulière, même pendant les règles, constitue un remède efficace contre les douleurs abdominales.

Qi gong des parfums

- La grande compassion du bouddha sur les êtres (voir p. 146).
- L'enfant priant le bouddha (voir p. 147).

ACUPRESSION

Grâce à la stimulation des points d'acupression suivants, vous pourrez réguler vous-même le flux du qi, et ainsi traiter efficacement certains symptômes. Pour ce faire, veuillez consulter les indications figurant p. 107-113.

- **V 23 – Point shu des reins ou Shenshu :** entre la deuxième et la troisième vertèbre lombaire.
- **V 31 – Orifice os supérieur ou Shangliao :** sous la taille, de part et d'autre de la colonne vertébrale ; pressez ce point jusqu'à ce que la douleur s'atténue, ou qu'une sensation de chaleur apparaisse.
- **RP 8 – Important pour la terre ou Diji :** entre le muscle du mollet et le péroné, à quatre doigts de large sous la cavité dans laquelle le tibia s'articule avec le genou.

ACTIVATION DE CHAKRA

Des règles douloureuses indiquent une faiblesse de longue date du chakra sacré. Adoptez le plus souvent possible les mesures stimulant ce chakra (voir à partir de la p. 71).

SUBSTANCES MÉDICINALES

- **Menthe des champs** (*Mentha arvensis, Mentha haplocalyx*) : tisane (usage interne), décoction (usages interne et externe), cataplasme (usage externe). Attention : le menthol peut provoquer des réactions allergiques.

Consultez toujours votre médecin ou praticien en médecine naturelle avant l'emploi de substances médicinales. Vous trouverez plus d'informations p. 116.

Règles abondantes

Comme pour les règles peu abondantes ou rares, on distingue entre deux types de règles abondantes : hyperménorrhée et polyménorrhée. Dans le cas d'une hyperménorrhée, le flux menstruel se traduit par une importante perte de sang (plus de 150 ml par cycle). Dans le cas d'une polyménorrhée, les écarts entre les règles sont inférieurs à 25 jours, si bien que la femme perd aussi plus de sang.

USAGES INTERNES

Des règles abondantes peuvent être provoquées par une inflammation de la muqueuse utérine ou une endométriose. Certaines herbes et plantes aux vertus anti-inflammatoires et normalisantes peuvent apporter un soulagement. Les préparations suivantes renferment leurs substances bénéfiques.

Pharmacopée culinaire

- **Purée de citron :** coupez 1 citron non traité en gros morceaux, mettez-les avec pépins et écorce dans un récipient haut, et réduisez-les en purée. Ajoutez petit à petit 1 tasse d'eau, jusqu'à formation d'une masse homogène. Absorbez celle-ci une fois par jour pendant les règles, à petites gorgées.
- **Jus carotte-épinard :** mélangez 3 mesures de jus d'épinard avec 5 mesures de jus de carotte, et en buvez-en chaque jour 0,5-1 litre.

Tisanes médicinales

Buvez 2 à 3 tasses d'une de ces tisanes tous les jours. Veuillez respecter les indications relatives à la préparation et au dosage, p. 122.

- **Infusion européenne :** 10 g de bourse-à-pasteur.
- **Infusion chinoise :** 4,5-9 g de Dang Gui (racine d'angélique chinoise), 9-30 g de Dang Shen (racine de codonopsis), 9-30 g de Huang Qi (racine d'astragale), 6-12 g de Nu Zhen Zi (baies de troène).
- **Tisane ayurvédique :** 2 cuil. à café d'alchémille.

EXERCICE

Le qi gong des parfums rétablit l'équilibre dans le corps, l'esprit et l'âme ; il est donc recommandé aux femmes ayant des règles abondantes. En effet, en cas de polyménorrhée, le stress constitue souvent un facteur déclenchant.

Qi gong des parfums

- La grande compassion du bouddha sur les êtres (voir p. 146).
- L'enfant priant le bouddha (voir p. 147).

ACUPRESSION

Grâce à la stimulation des points d'acupression suivants, vous pourrez réguler vous-même le flux du qi, et ainsi traiter efficacement certains symptômes. Pour ce faire, veuillez consulter les indications figurant p. 107-113.

- **V 40 – Milieu du pli ou Weizhong :** à l'arrière du genou, au milieu du pli.
- **E 36 – Trois milles du pied ou Zusanli :** à quatre doigts de large sous la rotule, sur le bord externe du tibia.

ACTIVATION DE CHAKRA

Des règles abondantes indiquent une faiblesse de longue date du chakra sacré. Adoptez les mesures stimulant ce chakra (voir à partir de la p. 71).

Règles peu abondantes ou rares

On distingue entre hypoménorrhée et oligoménorrhée. La première correspond à une période menstruelle inférieure à deux jours. La seconde voit s'écouler plus de 35 jours, mais moins de 90 jours entre les règles. Quand les saignements interviennent, ils sont normaux du point de vue de la durée et de l'intensité.

USAGES INTERNES

Différentes substances végétales provoquent ou régularisent le flux menstruel, comme dans les tisanes suivantes.

Tisanes médicinales

Buvez 2 à 3 tasses d'une de ces tisanes tous les jours. Veuillez respecter les indications relatives à la préparation et au dosage, p. 122.

- **Infusion européenne :** 6 g de graines de gattilier, 4 g d'aiguilles de romarin.
- **Infusion chinoise :** 4,5-9 g de Dang Gui (racine d'angélique chinoise), 9-30 g de Dang Shen (racine de codonopsis), 6-9 g de Xiang Fu (rhizome de souchet rond), 10-15 g de Shan Zha (baies d'aubépine).

USAGES EXTERNES

Pour un traitement local, on recommande :

- **Bain de pieds progressif :** versez de l'eau chaude dans une bassine, placez-y vos pieds puis, en l'espace de 15 minutes, ajoutez peu à peu de l'eau plus chaude, jusqu'à ce que la température atteigne 40 °C. Veillez à ce que le niveau d'eau ne monte pas au-dessus des chevilles. Au bout de 15 minutes supplémentaires, séchez vos pieds et savourez 20 minutes de repos au lit (en vous couvrant), jambes surélevées.

EXERCICE

Le qi gong aide à se détendre et constitue donc une thérapie par le mouvement judicieuse.

Qi gong des parfums

- La grande compassion du bouddha sur les êtres (voir p. 146).
- L'enfant priant le bouddha (voir p. 147).

ACUPRESSION

Grâce à la stimulation des points d'acupression suivants, vous pourrez réguler vous-même le flux du qi, et ainsi traiter efficacement certains symptômes. Pour ce faire, veuillez consulter les indications figurant p. 107-113.

- **RP 6 – Croisement des trois yin ou Sanyinjiao :** à quatre doigts de large au-dessus de la cheville, sur la face interne de la jambe.
- **RP 8 – Important pour la terre ou Diji :** entre le muscle du mollet et le péroné, à quatre doigts de large sous la cavité dans laquelle le tibia s'articule avec le genou.
- **RP 10 – Mer de sang ou Xuehai :** genou plié, sur la cuisse, à deux pouces et demi de large au-dessus de l'articulation du genou.
- **F 3 – Battement extrême ou Taichong :** juste sous la peau entre le gros orteil et le deuxième orteil, aux extrémités des métatarsiens.

ACTIVATION DE CHAKRA

Des règles peu abondantes ou rares indiquent une faiblesse de longue date du chakra sacré. Adoptez les mesures stimulant ce chakra (voir à partir de la p. 71).

Syndrome prémenstruel

On désigne sous l'abréviation de SPM des troubles physiques et psychiques récurrents, qui surviennent quelques jours à deux semaines avant les saignements menstruels et cessent avec la survenue des règles. Aujourd'hui encore, on ignore ce qui provoque précisément le SPM. On suppose que les femmes touchées sont particulièrement sensibles aux fluctuations hormonales naturelles – elles présentent alors des symptômes tels que maux de ventre et de dos, bouffées de chaleur, rétention d'eau, irritabilité, état dépressif, épuisement ainsi que sensation de tension dans les seins.

USAGES INTERNES

Évitez autant que possible les épices chauffantes, comme le piment ou le poivre.

Pharmacopée culinaire

- **Jus d'ananas :** buvez chaque jour ½ litre de jus d'ananas.
- **Lait aux épices :** buvez du lait chaud relevé avec un soupçon de coriandre (graines ou feuilles), de cumin et de safran. Vous pouvez utiliser ces aromates entiers, ou moulus.

Tisanes médicinales

Buvez 2 à 3 tasses d'une de ces tisanes tous les jours. Veuillez respecter les indications relatives à la préparation et au dosage, p. 122.

- **Infusion européenne :** 2,5 g de bourrache, 2 g de millepertuis, 3 g de graines de gattilier, 2,5 g de racine d'actée à grappes noires.
- **Infusion chinoise :** 4,5-9 g de Dang Gui (racine d'angélique chinoise), 9-15 g de Yan Hu Suo (rhizome de corydale), 9-15 g de Fu Ling (pachyme), 1,5-9 g de Gan Cao (racine de réglisse de l'Oural), 6-12 g de Tu Si Zi (graines de cuscute chinoise).
- **Tisane ayurvédique :** 1 cuil. à café d'ortie.

L'ananas est utile contre les crampes abdominales car il renferme une enzyme, la broméline, qui décontracte les muscles.

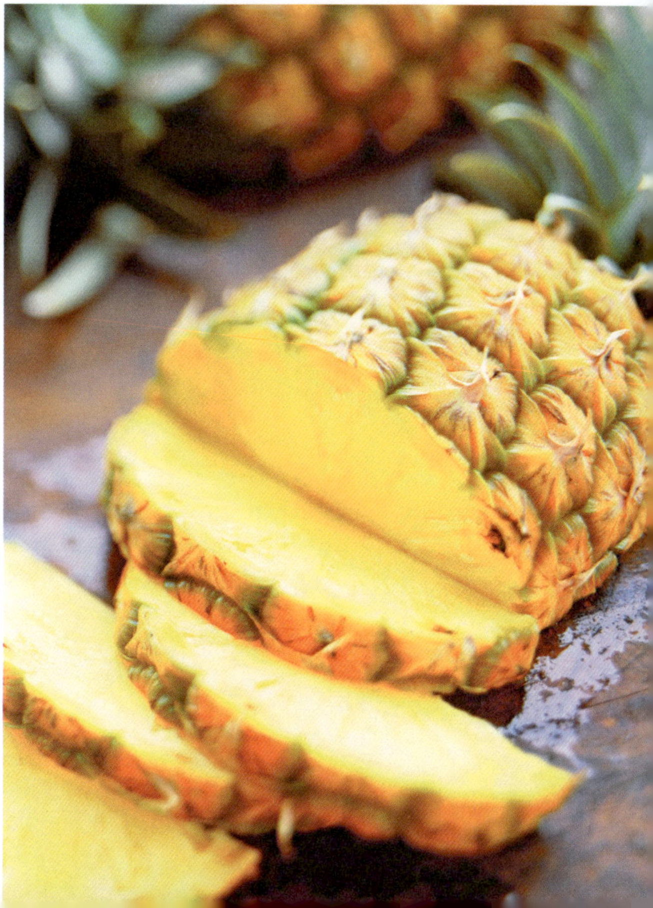

EXERCICE

En cas de SPM, un sport doux peut apporter un soulagement et améliorer l'humeur. Pratiquer une activité physique régulière est aussi recommandé car cela aide à perdre du poids : le surpoids accentue en effet le SPM.

Tai-chi-chuan

Stress et souffrance psychique peuvent peser sur le système hormonal et être également responsables des troubles du SPM.

Le tai-chi-chuan aide à retrouver son centre intérieur et à se détendre. Il exerce par ailleurs des effets positifs sur l'appareil locomoteur et le système nerveux, mais aussi sur la respiration et la circulation. Vous trouverez des exercices adaptés aux débutants à partir de la p. 149.

Qi gong des parfums

- La grande compassion du bouddha sur les êtres (voir p. 146).
- L'enfant priant le bouddha (voir p. 147).

Les noix apportent beaucoup de vitamine B6, ainsi que du tryptophane, et exercent donc une action positive sur le système nerveux.

ACUPRESSION

Grâce à la stimulation des points d'acupression suivants, vous pourrez réguler vous-même le flux du qi. Pour ce faire, veuillez consulter les indications figurant p. 107-113.

- **VB 41 – Proche des larmes ou Zulinqi :** près du quatrième et du petit orteil, entre les deux extrémités supérieures des métatarsiens. Un massage de ce point soulage la désagréable sensation de tension dans les seins.
- **V 30, 31, 32 – Point shu de l'anneau blanc ou Baihuanshu, Orifice os supérieur ou Shangliao, Orifice os second ou Ciliao :** Baihuanshu se trouve juste à côté du sacrum. Les

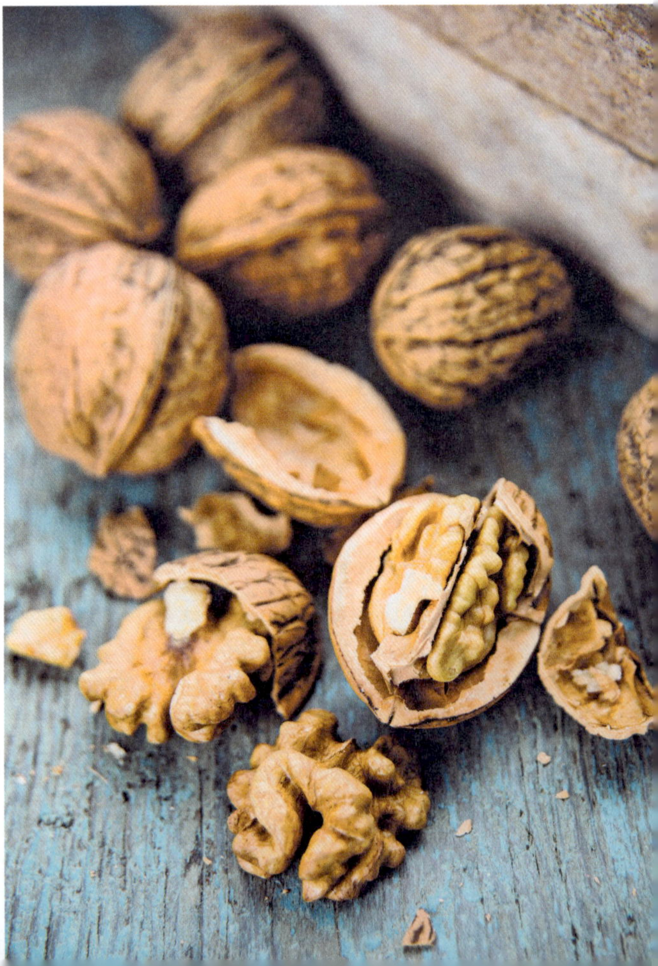

trous dits sacrés (voir p. 281) se situent dans la région du sacrum, de part et d'autre de la ligne médiane. Le foramen sacral le plus haut abrite V 31, le suivant V 32.

ACTIVATION DE CHAKRA

Si vous souffrez de SPM, cela indique une faiblesse de longue date du chakra sacré. Adoptez le plus souvent possible les mesures stimulant ce chakra (voir à partir de la p. 71).

Troubles liés à la ménopause

Les troubles liés à la ménopause s'accompagnent d'un nombre important de symptômes. Bouffées de chaleur, troubles du sommeil, tachycardie, prise de poids, changements d'humeur, états dépressifs ainsi qu'accès de transpiration sont particulièrement typiques. Au lieu d'administrer des hormones de synthèse, on tente aujourd'hui de réduireen douceur ces manifestations.

USAGES INTERNES

Limitez votre consommation de viande et salez peu vos plats. L'alcool, la nicotine ou la caféine accentuent aussi certains symptômes, renoncez donc à ces toxiques.

Pharmacopée culinaire

- **Jus carotte-épinard :** buvez chaque jour 0,5-1 litre de jus associant 5 mesures de jus de carotte et 3 mesures de jus d'épinard.
- **Bouillie de riz :** grillez à sec dans une poêle 15 g de graines de sésame, jusqu'à coloration. Laissez refroidir et écrasez dans un mortier. Faites cuire 100 g de riz dans ¼ litre d'eau. Mélangez bouillie et sésame, et mangez ce plat chaque jour après le lever.
- **Lentilles :** mangez-en régulièrement, elles contiennent beaucoup de phytoestrogènes.

Tisanes médicinales

Buvez 2 à 3 tasses d'une de ces tisanes tous les jours. Veuillez respecter les indications relatives à la préparation et au dosage, p. 122.

- **Infusion européenne :** 4 g de feuilles de sauge, 2 g de feuilles de menthe poivrée, 2 g de fleurs de camomille, 2 g de feuilles de mélisse.
- **Infusion chinoise :** 6-12 g de Gou Qi Zi (baies de goji), 6-12 g de Mai Dong (racine d'ophiopogon), 3-6 g de Qing Hao (armoise annuelle), 3-6 g de Yin Chen (armoise à balais), 3-9 g de Yu Jin (racine de curcuma).

EXERCICE

Bougez à l'air frais, pratiquez le qi gong ou adonnez-vous simplement au sport qui vous fait envie.

Qi gong des parfums

- La grande compassion du bouddha sur les êtres (voir p. 146).

- L'enfant priant le bouddha (voir p. 147).

Tai-chi-chuan

Pratiquez régulièrement le tai-chi-chuan (voir à partir de la p. 149), vous développerez une conscience corporelle positive, et vos muscles et articulations resteront souples. Mais surtout, ces mouvements doux favorisent la mobilité, ce qui est essentiel quand on est âgé, pour éviter les chutes.

ACUPRESSION

Grâce à la stimulation des points d'acupression suivants, vous pourrez réguler vous-même le flux du qi, et ainsi traiter efficacement certains symptômes. Pour ce faire, veuillez consulter les indications figurant p. 107-113.

- **V 23 – Point shu des reins ou Shenshu :** entre la deuxième et la troisième vertèbre lombaire.
- **VB 34 – Source de la colline yang ou Yanglingquan :** dans un creux antérieur et inférieur à la tête du péroné.
- **F 3 – Battement extrême ou Taichong :** juste sous la peau entre le gros orteil et le deuxième orteil, aux extrémités des métatarsiens des deux orteils.
- **RP 6 – Croisement des trois yin ou Sanyinjiao :** à quatre doigts de large au-dessus de la cheville, sur la face interne de la jambe.
- **RP 9 – Source de la colline yin ou Yinlingquan :** pliez le genou et palpez la jambe jusqu'au pli du genou. Le point se situe un peu au-dessus de la saillie osseuse ronde que vous sentirez dans cette zone.
- **R 1 – Source bouillonnante ou Yongquan :** pressez plusieurs fois par jour le point situé au milieu de la plante du pied.
- **R 3 – Grand torrent ou Taixi :** entre le sommet de la malléole et le tendon d'Achille, bord interne du pied.

ACTIVATION DE CHAKRA

Les troubles liés à la ménopause indiquent une faiblesse de longue date du chakra sacré. Adoptez les mesures stimulant ce chakra (voir à partir de la p. 71).

APPAREIL LOCOMOTEUR

Arthrite, arthrose

L'arthrite est une affection articulaire d'origine inflammatoire, qui apparaît spontanément et peut toucher n'importe quelle articulation. Si elle est chronique, elle se manifeste régulièrement. L'arthrite s'accompagne d'enflures, de douleurs, de capacités d'effort et de mouvement restreintes, de surchauffe et de rougeurs. L'arthrose, en revanche, consiste en une usure dégénérative des articulations. Ce processus peut se produire sans symptôme, mais des troubles tels que douleurs articulaires subites ou sensations de tension peuvent aussi survenir. L'humidité et le froid accentuent ces symptômes. De façon générale, les articulations semblent raides. À un stade avancé, elles présentent des enflures ainsi que des déformations. Ces deux maladies ont beau être différentes, la médecine énergétique les traite de façon analogue.

USAGES INTERNES

Les préparations suivantes contiennent des substances végétales présentant, entre autres, des vertus analgésiques, antimicrobiennes et anti-inflammatoires, et renforçant le système immunitaire ; elles sont donc recommandées en cas d'arthrite, mais aussi d'arthrose.

Pharmacopée culinaire

- **Farine d'os :** versez 1 à 2 cuil. à café de farine d'os dans un verre de jus de raisin et buvez ce mélange au petit-déjeuner.
- **Jus de céleri :** le jus de céleri dissout les dépôts dans les articulations. Buvez-en chaque jour 0,1 litre.
- **Bouillie riz-gingembre :** faites cuire 100 g de riz. Ajoutez 10 g de gingembre pressé et sucrez avec un peu de miel. Mangez chaque jour deux portions de cette bouillie.

Tisanes médicinales

Buvez 2 à 3 tasses d'une de ces tisanes tous les jours. Veuillez respecter les indications relatives à la préparation et au dosage, p. 122.

- **Infusion européenne :** 2 g de racine d'harpagophyton, 2 g de tiges de douce-amère, 2 g de bourrache, 2 g d'ortie, 2 g d'écorce de racine de la liane du Pérou.
- **Infusion chinoise :** 6-15 g de Ge Gen (racine de kudzu), 6-12 g de Gou Qi Zi (baies de goji), 5-10 g de Hai Feng Teng (tiges de poivre de Kadsura), 6-12 g de Luo Shi Teng (tiges de jasmin étoilé).

ACUPRESSION

Grâce à la stimulation des points d'acupression suivants, vous pourrez réguler vous-même le flux du qi, et ainsi traiter efficacement certains symptômes. Pour ce faire, veuillez consulter les indications figurant p. 107-113.

- **V 40 – Milieu du pli ou Weizhong :** à l'arrière du genou, au milieu du pli.
- **F 6 – Capitale centrale ou Zhongdu :** au milieu du tibia, bord interne.
- **RP 9 – Source de la colline yin ou Yinlingquan :** sous le pli du genou, dans le creux derrière le tibia.
- **E 36 – Trois milles du pied ou Zusanli :** à quatre doigts de large sous la rotule, sur le bord externe du tibia.
- **R 3 – Grand torrent ou Taixi :** entre le sommet de la malléole et le tendon d'Achille, bord interne du pied.

SUBSTANCES MÉDICINALES

En cas d'arthrite

- **Piment** (*Capsicum annuum, Capsicum frutescens* et autres espèces du genre *Capsicum*) : tonique (usage interne), fruit frais (usages interne et externe), décoction et cataplasme (usage externe). Attention : le piment ne devrait être utilisé qu'à petites doses, car il provoque des irritations des yeux, des muqueuses et de la peau.
- **Courge éponge** (*Luffa aegyptiaca, Luffa acutanula*) : décoction (usages interne et externe), poudre (usage externe). Attention : un surdosage peut entraîner vertiges et problèmes circulatoires.

En cas d'arthrose

- **Balsamine des jardins** (*Impatiens balsamia*) : décoction et poudre (usage interne), cataplasme (usage externe). Attention : pour éviter les lésions dentaires, il est recommandé de se rincer la bouche à l'eau claire après ingestion.
- **Abricot** (*Prunus armeniaca*) : fruit frais ou sec, jus et poudre (usages interne et externe). Attention : une consommation importante peut provoquer vertiges et problèmes circulatoires.

Consultez toujours votre médecin ou praticien en médecine naturelle avant l'emploi de substances médicinales. Vous trouverez plus d'informations p. 116.

Courbatures

Quand le corps est exposé à des contraintes inhabituelles, du fait du sport ou d'autres activités, des courbatures se font souvent sentir de 12 à 24 heures plus tard. Elles traduisent de minuscules lésions des fibres musculaires et sont douloureuses, mais disparaissent généralement d'elles-mêmes après quelques jours. Vous pouvez soutenir ce processus de guérison en adoptant les mesures ad hoc.

USAGES INTERNES

Les préparations suivantes sont bénéfiques en cas d'inflammation au niveau des fibres musculaires.

Tisanes médicinales

Buvez 2 à 3 tasses d'une de ces tisanes tous les jours. Veuillez respecter les indications relatives à la préparation et au dosage, p. 122.

- **Infusion européenne :** 2 g d'achillée millefeuille, 5 g de baies de genièvre, 1,5 g de fleurs de lavande, 1,5 g de millepertuis.
- **Infusion chinoise :** 4,5-9 g de Dang Gui (racine d'angélique chinoise), 3-9 g de Hong Hua (safran bâtard), 3-9 g de Dan Shen (racine de sauge rouge), 3-9 g de Chuan Xiong (racine de livèche de Szechuan).

USAGES EXTERNES

Le vinaigre et le gingembre ont des vertus anti-inflammatoires ; un bain chaud détend les muscles.

- **Vinaigre :** imprégnez de vinaigre un tissu en coton ou en lin et appliquez-le sur les zones touchées. Répétez plusieurs fois si besoin.
- **Bain au gingembre :** coupez en tranches un morceau de gingembre frais, de 2 cm de long environ, et faites frémir 5 à 10 minutes dans 1 litre d'eau. Versez ensuite le liquide chaud dans l'eau du bain et savourez ses bienfaits pendant 15 minutes. Vous pouvez aussi placer du gingembre râpé dans un tissu ou un collant en nylon et le fixer au robinet. Remplissez alors la baignoire en faisant couler l'eau chaude sur cette poche, pour libérer les principes actifs.

ACUPRESSION

Grâce à la stimulation des points d'acupression suivants, vous pourrez réguler vous-même le flux du qi, et ainsi traiter efficacement certains symptômes. Pour ce faire, veuillez consulter les indications figurant p. 107-113.

- **V 57 – Montagne du soutien ou Chengshan :** à mi-chemin entre pli du genou et talon, à la base du muscle du mollet.
- **VB 30 – Cercle de saut ou Huantiao :** au niveau du muscle des fesses, derrière la tête du fémur.

Contractures de la nuque

Si les muscles du cou et des épaules sont tendus ou contractés, c'est surtout tourner la tête qui fait mal.

USAGES EXTERNES

Pour un traitement local, on recommande :

Compresse chaude : immergez une serviette de bain dans de l'eau chaude et essorez-la. Appliquez ensuite le tissu mouillé sur la région de la nuque et des épaules pendant 10 minutes. Placez de préférence une serviette sèche ou une écharpe en laine par-dessus, pour que le tissu mouillé reste chaud plus longtemps.

ACUPRESSION

Grâce à la stimulation des points d'acupression suivants, vous pourrez réguler vous-même le flux du qi, et ainsi traiter efficacement certains symptômes. Pour ce faire, veuillez consulter les indications figurant p. 107-113.

- **V 10 – Pilier céleste ou Tianzhu :** à deux pouces de large de part et d'autre de la ligne faisant la transition entre crâne et colonne vertébrale, sous la base du crâne.
- **VB 20 – Piscine du vent ou Fengchi :** à quatre doigts de large derrière le lobe de l'oreille, vous trouverez un petit creux derrière la saillie osseuse.
- **VB 21 – Puits de l'épaule ou Jianjing :** à mi-chemin entre l'épaule et la première vertèbre dorsale.

ACTIVATION DE CHAKRA

Les contractures de la nuque indiquent une faiblesse de longue date du chakra de la gorge. Adoptez les mesures stimulant ce chakra (voir à partir de la p. 83).

Douleurs du dos

D'importantes douleurs au dos comptent aujourd'hui parmi les maux les plus répandus. Heureusement, il est très rare qu'elles soient dues à des dommages de la colonne vertébrale. Elles sont plutôt, presque toujours, causées par des sollicitations inappropriées, de mauvaises postures, une perte de muscle et des inflammations favorisées par notre mode de vie moderne : position assise prolongée, alimentation inadéquate et manque d'exercice constituent des poisons pour le dos.

USAGES INTERNES

Les préparations pour tisane suivantes favorisent la circulation sanguine, ont des vertus anti-inflammatoires, diurétiques, et réchauffent les voies énergétiques.

Tisanes médicinales

Buvez 2 à 3 tasses d'une de ces tisanes tous les jours. Veuillez respecter les indications relatives à la préparation et au dosage, p. 122.

- **Infusion européenne :** 3 g de marrube, 2 g d'achillée millefeuille, 6 g d'écorce de saule.
- **Infusion chinoise :** 6-9 g de Dan Shen (racine de sauge rouge), 4,5-9 g de Dang Gui (racine

d'angélique chinoise), 6-12 g de Gou Qi Zi (baies de goji), 9-15 g de Sheng Di Huang (racine de rehmannia).

USAGES EXTERNES

Les cataplasmes au fromage blanc ou au gingembre ont un effet analgésique en cas de mal de dos aigu. Les bouillottes de céréales ainsi que les bains relaxants décontractent les muscles ; ils sont donc utiles à titre préventif et en cas d'urgence.

- **Fromage blanc :** mélangez terre médicinale et fromage blanc froid jusqu'à obtention d'une masse facile à étaler et en enduire les endroits douloureux.
- **Céréales :** remplissez une poche en lin ou en coton avec de l'épeautre, du seigle ou du millet, réchauffez-la au four traditionnel ou au micro-ondes et placez-la sur votre dos.
- **Cataplasme au gingembre :** mélangez 2 cuil. à café de poudre de gingembre avec 1 cuil. à café de poudre de curcuma et incorporez un peu d'eau, jusqu'à obtenir une masse visqueuse. Réchauffez doucement puis étalez ce cataplasme sur les zones douloureuses. Laissez agir au moins 20 minutes. Rincez à l'eau claire, séchez le dos et couvrez-le chaudement.
- **Bain au gingembre :** coupez en tranches un morceau de gingembre frais, long de 2 cm environ, et faites frémir 5 à 10 minutes dans 1 litre d'eau. Versez ensuite le liquide chaud dans l'eau du bain et savourez ses bienfaits pendant 15 minutes. Ensuite, enveloppez-vous dans un drap de bain chaud et reposez-vous.
- **Bain à la mélisse :** pour un bain à la mélisse, mélangez 2 cuil. à soupe d'huile d'amande avec 10 gouttes d'huile essentielle de mélisse. Faites couler un bain chaud et versez-y cette huile maison.

EXERCICE

Bouger régulièrement permet d'éviter les maux de dos en limitant les mauvaises postures et les sollicitations unilatérales. Outre un sport d'endurance doux et le développement ciblé des muscles du dos, les exercices du yoga et du qi gong sont aussi recommandés.

ACUPRESSION

Grâce à la stimulation des points d'acupression suivants, vous pourrez réguler vous-même le flux du qi, et ainsi traiter efficacement certains symptômes. Pour ce faire, veuillez consulter les indications figurant p. 107-113.

- **E 36 – Trois milles du pied ou Zusanli :** à quatre doigts de large sous la rotule, sur le bord externe du tibia.
- **VB 34 – Source de la colline yang ou Yanglingquan :** dans un creux antérieur et inférieur à la tête du péroné.
- Autres points : voir lumbago (p. 280) et sciatique (p. 285).

ACTIVATION DE CHAKRA

Si vous souffrez de troubles et de douleurs dans la région du dos, cela indique une faiblesse de longue date du chakra de base. Adoptez un maximum de mesures stimulant ce chakra (voir à partir de la p. 67).

Entorse, contusion

L'entorse ou la contusion s'accompagnent souvent d'une enflure et de douleurs, parfois d'un hématome. Les douleurs intenses sont causées par une élongation (étirement excessif) au niveau de l'appareil capsulaire et ligamentaire de l'articulation. Quelle que soit la lésion dont vous souffrez, sachez que, plus tôt vous prendrez les mesures ad hoc, plus vite vous vous rétablirez.

USAGES INTERNES

Les tisanes suivantes ont des vertus anti-inflammatoires et décongestionnantes, et favorisent la circulation. Elles constituent donc un complément thérapeutique judicieux.

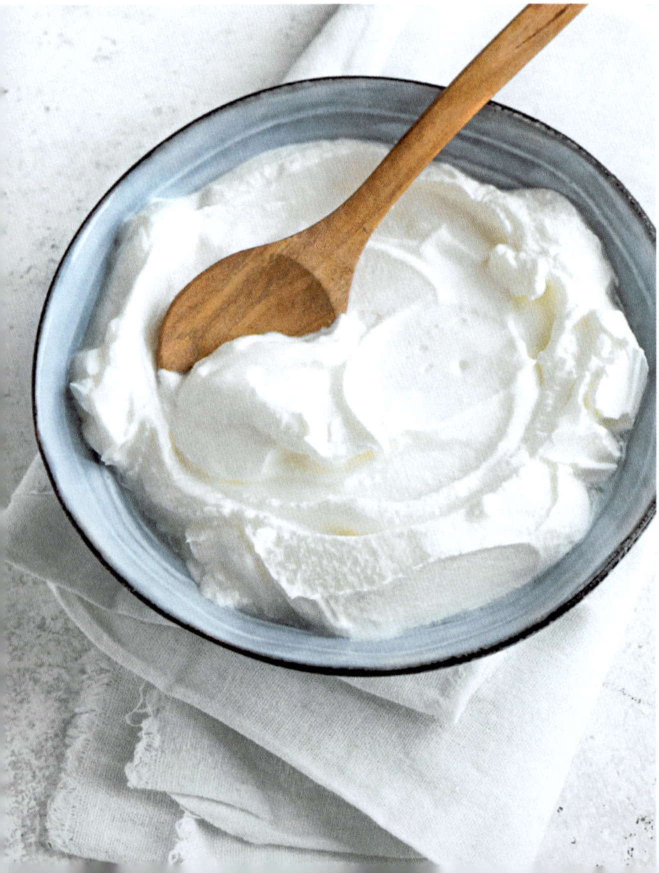

Tisanes médicinales

Buvez 2 à 3 tasses d'une de ces tisanes tous les jours. Veuillez respecter les indications relatives à la préparation et au dosage, p. 122.

- **Infusion européenne :** 3 g d'achillée millefeuille, 3 g de plantain lancéolé, 4 g de racine d'harpagophyton.
- **Infusion chinoise :** 3-6 g de Ru Xiang (résine de l'arbre à encens), 3-9 g de Chuan Xiong (racine de livèche de Szechuan), 3-6 g de Long Dan Cao (racine de gentiane de Chine), 3-9 g de Hong Hua (safran bâtard).

USAGES EXTERNES

Compresses, cataplasmes et enveloppements font des merveilles en cas d'entorse ou de contusion. Ils soulagent les douleurs et ont des vertus anti-inflammatoires. Appliquez-les donc une fois par jour, jusqu'à amélioration des symptômes.

- **Marjolaine :** pilez des feuilles de marjolaine fraîches dans un mortier, mélangez avec un peu de miel, puis étalez ce cataplasme sur les endroits douloureux.
- **Fromage blanc :** étalez du fromage blanc sur la zone touchée et enveloppez-la de film alimentaire, puis d'une serviette. Une fois que le fromage blanc est devenu friable, ôtez le tout et rincez les restes à l'eau claire.

Le fromage blanc rafraîchit, a des vertus analgésiques et décongestionnantes, et ses bactéries lactiques bloquent les réactions inflammatoires.

- **Feuilles de noisetier :** versez 1 litre d'eau bouillante sur 25 g de feuilles de noisetier fraîches et laissez infuser le tout 15 minutes. Imprégnez un tissu en coton de ce liquide, essorez-le légèrement et appliquez-le sur la zone touchée.

ACUPRESSION

Grâce à la stimulation des points d'acupression situés dans la région de la lésion, vous pourrez traiter efficacement certains symptômes. Pour ce faire, veuillez consulter les indications figurant p. 107-113.

SUBSTANCES MÉDICINALES

- **Piment** (*Capsicum annuum, Capsicum frutescens* et autres espèces du genre *Capsicum*) : tonique (usage interne), fruit frais (usages interne et externe), cataplasme (usage externe). À utiliser à petites doses, car il est irritant.

Consultez votre médecin ou praticien en médecine naturelle avant l'emploi de substances médicinales. Vous trouverez plus d'informations p. 116.

Goutte

Cette maladie métabolique préexiste plusieurs années avant la première crise, avec une augmentation lente du taux d'acide urique. Une fois le niveau critique atteint, des douleurs articulaires aiguës et subites, une articulation rouge et enflée, constituent les symptômes typiques. Fièvre, taux élevé de globules blancs et maux de tête apparaissent aussi.

USAGES INTERNES

Outre un taux d'acide urique trop élevé ou une anémie, l'alimentation et une consommation excessive d'alcool jouent également un rôle dans l'apparition de la goutte. Les préparations alimentaires et tisanes suivantes ont des propriétés analgésiques, anti-inflammatoires et drainantes.

Pharmacopée culinaire

- **Citron :** sucez une fois par jour un citron non traité. Ce fruit a un effet basique.
- **Raifort :** portez à ébullition 5 g de raifort dans ½ litre d'eau, puis filtrez le liquide. Buvez-en un verre le matin, à jeun, pendant une semaine.
- **Raisin :** mangez du raisin chaque jour, il soulage la douleur pendant les crises de goutte.

Tisanes médicinales

Buvez 2 à 3 tasses d'une de ces tisanes tous les jours. Veuillez respecter les indications relatives à la préparation et au dosage, p. 122.

- **Infusion européenne :** 1 g de prêle des champs, 3 g d'ortie, 3 g de feuilles de bouleau, 1 g de fleurs de colchique d'automne, 2 g d'écorce de saule.
- **Infusion chinoise :** 3-9 g de Chuan Xiong (racine de livèche de Szechuan), 1,5-9 g de Gan Cao (racine de réglisse de l'Oural), 3-30 g de Da Huang (racine de rhubarbe de Chine), 6-12 g de Nu Zhen Zi (baies de troène), 3-9 g de Hai Feng Teng (tiges de poivre de Kadsura).
- **Tisane ayurvédique :** 2-3 rondelles de gingembre frais.

USAGES EXTERNES

Pour un traitement local, on recommande :

- **Bain aromatique :** mélangez 2 cuil. à soupe de feuilles de menthe poivrée, 2 cuil. à soupe de romarin et 2 cuil. à soupe de fleurs de lavande, remplissez-en un collant en nylon que vous fixerez au robinet de la baignoire. Faites d'abord couler de l'eau chaude, puis ajoutez de l'eau froide jusqu'à ce que la température atteigne 37 °C environ. Baignez-vous 20 minutes, puis enveloppez-vous dans un drap de bain chaud.
- **Lait et sésame noir :** écrasez dans un mortier 1 poignée de sésame noir. Versez-la dans un bol et ajoutez quelques gouttes de lait, jusqu'à obtenir une pâte homogène. Étalez-la sur un tissu en coton et placez la compresse 30 minutes sur la zone sensible. Répétez cette opération deux fois par jour, cela soulage les douleurs.

Lumbago

En cas de lumbago aigu, une douleur intense, se manifeste soudain dans le bas du dos. La cause en est souvent une dysharmonie générale des muscles du dos. S'il s'y ajoute un faux mouvement ou une contrainte supplémentaire, c'en est trop. La liberté de mouvement dans le bas du dos est alors si restreinte qu'on peut à peine se redresser.

USAGES INTERNES

Les préparations pour tisane suivantes favorisent la circulation sanguine, soulagent les douleurs et génèrent de la chaleur.

Tisanes médicinales

Buvez 2 à 3 tasses d'une de ces tisanes tous les jours. Veuillez respecter les indications relatives à la préparation et au dosage, p. 122.

- **Infusion européenne :** 2,5 g de baies de genièvre, 2,5 g de feuilles de romarin, 2,5 g de feuilles de mélisse, 2,5 g d'écorce de saule.
- **Infusion chinoise :** 4,5-9 g de Niu Xi (racine d'achyranthe), 3-9 g de Hong Hua (safran bâtard), 3-9 g de Yan Hu Suo (rhizome de corydale), 3-9 g de Gui Zhi (rameaux de cannelle), 3-9 g de Dan Shen (racine de sauge rouge).

USAGES EXTERNES

Pour un traitement local, on recommande :

- **Eau vinaigrée et pommes de terre :** faites-vous masser le dos avec de l'eau vinaigrée chaude, puis placez une poche remplie de pommes de terre écrasées sur l'endroit douloureux. Répétez l'opération aussi souvent que vous le voudrez.
- **Eau-de-vie :** faites chauffer de l'eau-de-vie, imprégnez-en un tissu, essorez-le et placez-le sur la zone sensible. Vous pouvez répéter l'opération plusieurs fois par jour.
- **Arnica :** faites-vous masser doucement le dos avec de l'huile d'arnica.

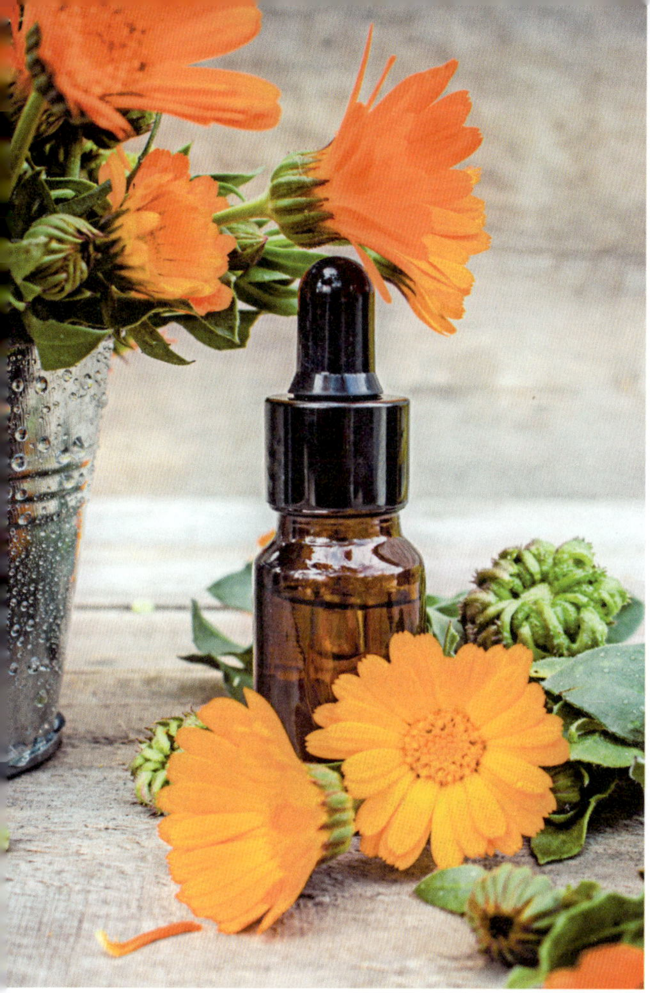

Un massage à l'huile d'arnica relâche les muscles du dos et dénoue les tensions.

ACUPRESSION

Grâce à la stimulation des points d'acupression suivants, vous pourrez réguler vous-même le flux du qi, et ainsi traiter efficacement certains symptômes. Pour ce faire, veuillez consulter les indications figurant p. 107-113.

- **V 22 – Point shu du triple réchauffeur ou Sanjiaoshu :** dans le dos, entre la première et la deuxième vertèbre lombaire.
- **V 23 – Point shu des reins ou Shenshu :** entre la deuxième et la troisième vertèbre lombaire.
- **V 30 – Point shu de l'anneau blanc ou Baihuanshu :** juste à côté du sacrum.
- **V 31, 32, 33, 34 – Orifice os supérieur ou Shangliao, Orifice os second ou Ciliao, Orifice os central ou Zhongliao, Orifice os du bas ou Xialiao :** ces trous dits sacrés (ou foramens sacraux) se situent dans la région du sacrum, de part et d'autre de la ligne médiane. Le point V 31 se situe dans le premier trou sacré, le plus haut ; V 32 dans le deuxième ; V 33 dans le troisième et V 34 dans le quatrième. Traitez ces points en les chauffant et massez-les vigoureusement.
- **V 35 – Rencontre du yang ou Huiyang :** à côté du coccyx.
- **V 36 – Obtenir un support ou Chengfu :** au milieu du pli sous-fessier, tout en haut de la cuisse.
- **R 7 – Courant récurrent ou Fuliu :** à deux doigts de large au-dessus de la malléole interne, au niveau du tendon d'Achille. Massez V 36 et R 7 avec des mouvements circulaires, 1 à 2 minute(s) chacun.

ACTIVATION DE CHAKRA

Un lumbago indique une faiblesse de longue date du chakra de base. Adoptez les mesures stimulant ce chakra (voir à partir de la p. 67).

SUBSTANCES MÉDICINALES

- **Fenouil** (*Foeniculum vulgare*) : tisane, décoction et poudre (usage interne), graines et huile (usages interne et externe). Attention : l'huile de fenouil peut provoquer irritations cutanées et allergies.
- **Cannelle de Chine** (*Cinnamonum cassia*) : décoction (usage interne), poudre (usages interne et externe), tisane (usage interne). Attention : la cannelle de Chine est légèrement toxique.

Consultez toujours votre médecin ou praticien en médecine naturelle avant l'emploi de substances médicinales. Vous trouverez plus d'informations p. 116.

Ostéoporose

Cette maladie touche surtout les femmes après la ménopause : la masse osseuse diminue, les os perdent de leur stabilité et le risque de rupture s'accroît considérablement. En cas d'ostéoporose avancée, des fractures spontanées peuvent survenir, les corps vertébraux étant le plus souvent touchés.

USAGES INTERNES

Vous pouvez lutter contre la dégradation osseuse avec une alimentation riche en calcium. On trouve cet oligo-élément en abondance dans les algues brunes, les produits laitiers, les figues sèches, le coquelicot et l'eau minérale riche en calcium, par exemple. En parallèle, réduisez votre consommation d'aliments riches en phosphate, comme les produits carnés et la charcuterie. En effet, l'excès de cette substance nuit à l'assimilation optimale du calcium, via l'intestin. La vitamine D est également importante pour avoir des os solides. Privilégiez donc les activités de plein air, afin de stimuler sa production par votre organisme. L'ingestion de vitamine D3 de synthèse peut éventuellement être recommandée. Discutez-en avec votre médecin ou praticien en médecine naturelle.

Pharmacopée culinaire

- **Gélatine :** mangez régulièrement des produits contenant de la gélatine. Celle-ci renferme une concentration élevée de chondroïtine et de glucosamine, composés essentiels des articulations.
- **Yaourt aneth-persil :** coupez finement un peu d'aneth et de persil, et incorporez-les dans un pot de yaourt nature. Relevez avec un peu de jus de citron et 1 à 2 cuil. à café de graines de sésame. Aneth, persil et sésame ont une teneur en calcium élevée.

Tisanes médicinales

Buvez 2 à 3 tasses d'une de ces tisanes tous les jours. Veuillez respecter les indications relatives à la préparation et au dosage, p. 122.

- **Infusion européenne :** 3,3 g d'ortie, 3,3 g d'alchémille, 3,3 g de consoude.
- **Infusion chinoise :** 9-30 g de Huang Qi (racine d'astragale), 9-15 g de Shu Di Huang (racine de rehmannia, préparée), 4,5-9 g de Fang Feng (racine de *Saposhnikovia divaricata*), 6-15 g de Jin Yin Hua (fleurs de chèvrefeuille).

EXERCICE

L'exercice active le métabolisme osseux via des stimuli spécifiques, les os devenant alors plus solides et plus résistants. Vous devriez donc absolument pratiquer une activité sportive – de préférence chaque jour.

Tai-chi-chuan

Pratiqué régulièrement, le tai-chi-chuan assouplit les articulations et favorise la circulation sanguine, ce qui exerce une action positive sur les os. Les exercices doux présentés à partir de la p. 149 sont parfaitement adaptés aux personnes âgées très peu sportives, jusqu'alors.

ACTIVATION DE CHAKRA

L'ostéoporose indique une faiblesse de longue date du chakra de base. Adoptez les mesures stimulant ce chakra (voir à partir de la p. 67).

Rhumatismes douloureux

Articulations enflées et raides, os, muscles et tendons douloureux, sont des symptômes typiques des affections de type rhumatismal. S'y ajoutent fatigue et troubles de l'appareil locomoteur, qui restreignent encore davantage la capacité de mouvement. Outre les traitements classiques, la médecine énergétique et surtout l'alimentation permettent de soulager les douleurs.

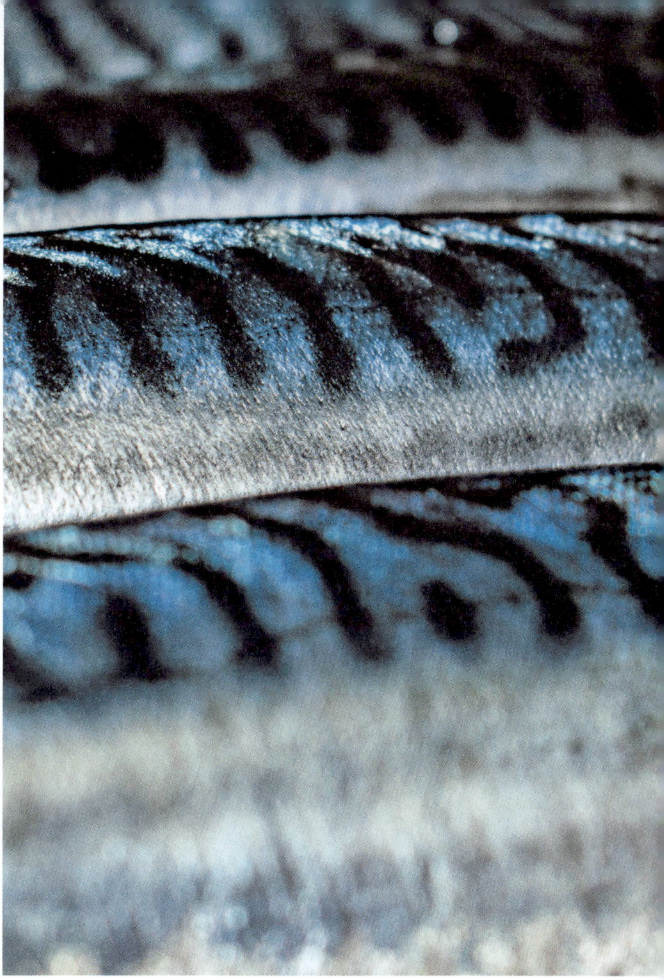

Mangez une à deux fois par semaine du poisson de mer gras: il apporte à votre corps des oméga 3, de précieux acides gras.

USAGES INTERNES

Veillez surtout à adopter une alimentation essentiellement végétarienne, qui restaure l'équilibre acido-basique. Le sucre et autres hydrates de carbone simples, ainsi que les produits d'origine animale, accroissent la formation d'acides dans l'organisme.

De plus, la viande et la charcuterie font monter le taux d'acide arachidonique, aux effets inflammatoires. Il vaudrait donc mieux les rayer totalement de vos menus. Les oméga 3 (acides gras présents dans les poissons gras, mais aussi l'huile de lin), eux, sont des « adversaires » naturels de l'acide arachidonique.

Pharmacopée culinaire

- **Bouillie riz-gingembre :** faites cuire 100 g de riz, ajoutez 10 g de gingembre épluché et fraîchement pressé, et sucrez le tout avec un peu de miel. Mangez chaque jour cette bouillie, en la divisant en deux portions égales.
- **Eau citronnée :** le jus de citron a un effet fortement basique sur le corps, même s'il a un goût très acide. Buvez donc quatre à cinq fois par jour 0,2 litre d'eau tiède additionnée du jus d'un citron non traité.

Tisanes médicinales

Buvez 2 à 3 tasses d'une de ces tisanes tous les jours. Veuillez respecter les indications relatives à la préparation et au dosage, p. 122.

- **Infusion européenne :** 3 g de prêle, 2 g d'achillée millefeuille, 3 g d'écorce de saule, 2 g de feuilles de romarin.
- **Infusion chinoise :** 4,5-9 g de Dang Gui (racine d'angélique chinoise), 6-12 g de Chi Shao (racine de pivoine rouge), 6-15 g de Ji Xue Teng (tiges de *millettia reticulata*), 1,5-9 g de Gan Cao (racine de réglisse de l'Oural), 6-15 g de Jin Yin Hua (fleurs de chèvrefeuille).

USAGES EXTERNES

Pour un traitement local, on recommande :

- **Compresse de pomme de terre :** faites cuire des pommes de terre avec la peau, écrasez-les et étalez-les sur un tissu en coton. Appliquez sur l'endroit douloureux et gardez plusieurs heures.

ACUPRESSION

Grâce à la stimulation des points d'acupression suivants, vous pourrez réguler vous-même le flux du qi, et ainsi traiter efficacement certains symptômes. Pour ce faire, veuillez consulter les indications figurant p. 107-113.

- **TR 5 – Porte externe ou Waiguan :** au-dessus du dos de la main, à deux pouces de large du pli du poignet, en allant vers le coude. Ce point renforce coude et épaules.
- **GI 4 – Vallée fermée ou Hegu :** entre l'index et le pouce, à l'extrémité du pli du pouce. Utile en cas de douleurs aux épaules et au coude.
- **GI 14 – Bras supérieur ou Binao :** au bord du deltoïde, face externe du bras.
- **GI 15 – Os de l'épaule ou Jianyu :** dans le creux entre extrémité externe de la clavicule et extrémité supérieure de l'humérus.
- **VB 30 – Cercle de saut ou Huantiao :** au niveau du muscle des fesses, derrière la tête du fémur. Ce point a une action bénéfique en cas de douleurs aux hanches.
- **V 40 – Milieu du pli ou Weizhong :** à l'arrière du genou, au milieu du pli. Traiter ce point est recommandé en cas de douleurs aux genoux.

ACTIVATION DE CHAKRA

Les douleurs rhumatismales indiquent une faiblesse de longue date du chakra du cœur. Adoptez un maximum de mesures stimulant ce chakra (voir à partir de la p. 79).

SUBSTANCES MÉDICINALES

- **Balsamine des jardins** (*Impatiens balsamia*) : décoction et poudre (usage interne), cataplasme (usage externe). Attention : pour éviter les lésions dentaires, se rincer ensuite la bouche à l'eau claire.

Consultez toujours votre médecin ou praticien en médecine naturelle avant l'emploi de substances médicinales. Vous trouverez plus d'informations p. 116.

Sciatique

Lorsque la racine du nerf sciatique, un des plus puissants nerfs de notre corps, est irritée par une hernie discale ou un glissement de vertèbre, des problèmes circulatoires ou une inflammation, notamment, cela génère des douleurs considérables. Ces élancements dans la région lombaire peuvent irradier jusque dans la jambe ou le pied, et sont accentués par la toux ou le passage à la selle. Parmi les autres symptômes, on note des engourdissements, des fourmillements et autres troubles de la sensation, ainsi que des troubles de la coordination pouvant aller jusqu'à la paralysie. Troubles de la vessie et intestinaux peuvent aussi survenir.

USAGES INTERNES

Les substances végétales des tisanes médicinales suivantes ont des vertus anti-inflammatoires et favorisant la circulation sanguine.

Tisanes médicinales

Buvez 2 à 3 tasses d'une de ces tisanes tous les jours. Veuillez respecter les indications relatives à la préparation et au dosage, p. 122.

Un cataplasme associant raifort fraîchement râpé et farine (ou pommes de terre râpées) dissipe la stagnation du sang ou Yu Xue, et soulage ainsi les douleurs dans le bas du dos.

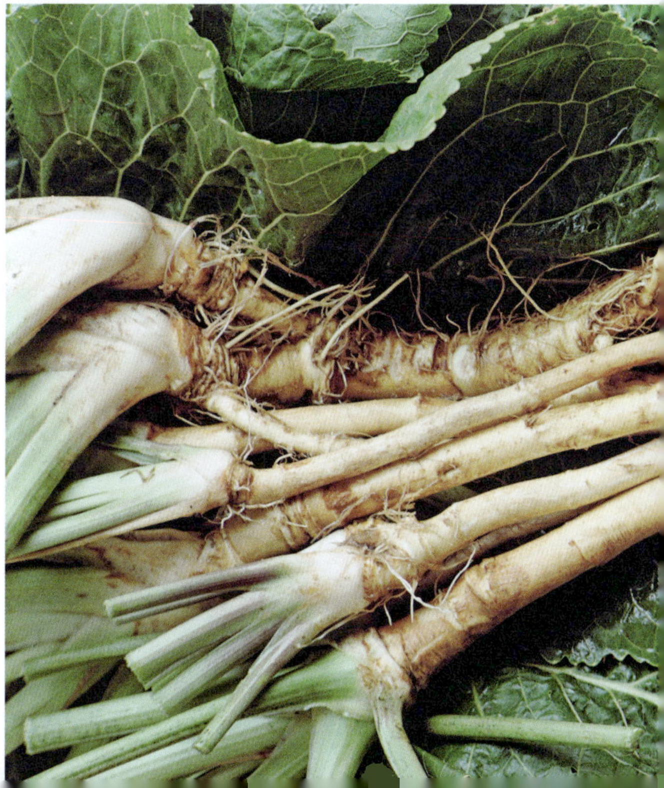

- **Infusion européenne :** 3,3 g de feuilles de sureau, 3,3 g de feuilles de romarin, 3,3 g de millepertuis.
- **Infusion chinoise :** 9-15 g de Ji Xue Teng (tiges de *millettia reticulata*), 3-9 g de Gui Zhi (rameaux de cannelle), 3-9 g de Hai Feng Teng (tiges de poivre de Kadsura), 6-9 g de Ze Xie (rhizome de plantain d'eau).

USAGES EXTERNES

Pour un traitement local et afin de réchauffer les voies énergétiques, on recommande l'emploi d'enveloppements, que vous pouvez répéter plusieurs fois par jour, si besoin :

- **Chou et raifort :** hachez très finement ½ poignée de chou blanc fermenté et ½ poignée de raifort, étalez ce mélange sur un tissu en coton ou en lin et appliquez sur la zone douloureuse.
- **Farine et raifort :** mélangez 1 poignée de farine de blé complète avec un peu de raifort fraîchement râpé, réchauffez légèrement et placez sur la région touchée. Couvrez le tout avec un tissu en lin ou en coton, et laissez ce cataplasme agir 15 minutes.

ACUPRESSION

Grâce à la stimulation des points d'acupression suivants, vous pourrez réguler vous-même le flux du qi, et ainsi traiter efficacement certains symptômes. Pour ce faire, veuillez consulter les indications figurant p. 107-113.

- **V 22 – Point shu du triple réchauffeur ou Sanjiaoshu :** dans le dos, entre la première et la deuxième vertèbre lombaire.
- **V 23 – Point shu des reins ou Shenshu :** le point se situe entre la deuxième et la troisième vertèbre lombaire.
- **V 30 – Point shu de l'anneau blanc ou Baihuanshu :** juste à côté du sacrum.
- **V 31, 32, 33, 34 – Orifice os supérieur ou Shangliao, Orifice os second ou Ciliao, Orifice os central ou Zhongliao, Orifice os du bas ou Xialiao :** ces trous dits sacrés (ou foramens sacraux) se situent donc dans la région du sacrum, de part et d'autre de la ligne médiane. Le point V 31 se situe dans le premier trou sacré, le plus haut ; V 32 dans le deuxième ; V 33 dans le troisième et V 34 dans le quatrième. Traitez chacun de ces points en les chauffant et massez-les vigoureusement.
- **V 35 – Rencontre du yang ou Huiyang :** à côté du coccyx.
- **V 36 – Obtenir un support ou Chengfu :** au milieu du pli sous-fessier, tout en haut de la cuisse.
- **V 50 – Grenier de l'estomac ou Weicang :** à deux doigts de large à côté de la douzième vertèbre dorsale.
- **V 57 – Montagne du soutien ou Chengshan :** à mi-chemin entre pli du genou et talon, à la base du muscle du mollet.
- **V 60 – Montagnes de Kunlun ou Kunlun :** dans le creux entre le sommet de la malléole externe et le tendon d'Achille.
- **R 7 – Courant récurrent ou Fuliu :** à deux doigts de large au-dessus de la malléole interne, au niveau du tendon d'Achille. Masser 1 à 2 minute(s) avec des mouvements circulaires.

ACTIVATION DE CHAKRA

Si vous souffrez de douleurs sciatiques, cela indique une faiblesse de longue date du chakra de base. Adoptez les mesures stimulant ce chakra (voir à partir de la p. 67).

Tennis-elbow

En cas de tennis-elbow ou de syndrome de la souris, les attaches des muscles de l'avant-bras et des tendons sont atteintes, ce qui se traduit par de violentes douleurs inflammatoires dans la région externe du coude. De plus, le poignet est souvent affaibli lui aussi, ce qui altère encore la capacité de mouvement.

USAGES EXTERNES

Les enveloppements peuvent faire des miracles et soulager les douleurs. Renouvelez les remèdes suivants une fois par jour, jusqu'à amélioration.

- **Chou blanc :** aplatissez les nervures d'une feuille de chou blanc à l'aide d'un rouleau à pâtisserie, puis réchauffez-la. Ensuite, enroulez précautionneusement la feuille de chou autour du bras douloureux et l'entourez d'une serviette. Ôtez cet enveloppement au bout de 20 minutes.
- **Fromage blanc :** étalez du fromage blanc sur la zone touchée et enveloppez votre coude de film alimentaire, puis d'une serviette. Ôtez une fois que le fromage blanc est devenu friable.

EXERCICE

Ménagez votre bras au quotidien. Les exercices doux du qi gong font circuler l'énergie dans cette région, favorisant ainsi le processus de guérison.

Qi gong des parfums

- Le bodhisattva joue de la cithare chinoise (voir p. 136).
- Présentation du bol d'aumône (voir p. 137).

ACUPRESSION

Grâce à la stimulation des points d'acupression suivants, vous pourrez réguler vous-même le flux du qi, et ainsi traiter efficacement certains symptômes. Pour ce faire, veuillez consulter les indications figurant p. 107-113.

- **PO 5 – Marais du coude ou Chize :** sous le tendon du biceps, au niveau du pli du coude, bord interne.
- **PC 3 – Marais sinueux ou Quze :** dans le pli du coude, au milieu du tendon du biceps.
- **GI 11 – Étang sinueux ou Quchi :** coude plié à angle droit, à l'extrémité externe de la saignée du coude.

Vertiges

À côté de problèmes circulatoires, rétrécissement du canal spinal cervical ou cervicobrachialgie entraînent le plus souvent des troubles de l'équilibre et des vertiges rotatoires. Dans le cadre d'un traitement, on tente donc souvent d'atténuer la contracture

des muscles de la nuque et de favoriser la circulation sanguine dans cette région.

USAGES INTERNES

Contrairement aux troubles provoqués par la colonne cervicale, les vertiges dus à des changements de pression sanguine peuvent bien se traiter de l'intérieur.

Pharmacopée culinaire

- **Avoine :** mangez des flocons d'avoine le matin. Cette céréale renferme en quantité fibres solubles, acides gras insaturés, acide linoléique, vitamines et oligo-éléments, et exerce donc des effets positifs sur le système cardiovasculaire.
- **Poivron et poireau :** rincez 1 poivron frais et 1 poireau, nettoyez-les et coupez-les en petits morceaux. Faites dorer dans un peu d'huile de sésame, salez et mangez le soir, avant le coucher.
- **Gingembre au miel :** épluchez et coupez en fines tranches un morceau de gingembre frais, long de 10 cm environ. Placez dans un bocal, recouvrez de miel, fermez hermétiquement et laissez macérer 5 jours dans un endroit sombre. Mangez chaque jour 4 lamelles de ce gingembre.

Tisanes médicinales

Buvez 2 à 3 tasses d'une de ces tisanes tous les jours. Veuillez respecter les indications relatives à la préparation et au dosage, p. 122.

- **Infusion européenne :** 5 g de feuilles de menthe poivrée, 5 g de fleurs de chrysanthème.
- **Infusion chinoise :** 6-12 g de Chi Shao (racine de pivoine rouge), 4,5-9 g de Fang Feng (racine de *Saposhnikovia divaricata*), 3-9 g de Hong Hua (safran bâtard), 6-15 g de Ge Gen (racine de kudzu).

ACUPRESSION

Grâce à la stimulation des points d'acupression suivants, vous pourrez réguler vous-même le flux du qi, et ainsi traiter efficacement certains symptômes. Pour ce faire, veuillez consulter les indications figurant p. 107-113.

- **VG 26 – Milieu de l'homme ou Renzhong :** au milieu de la lèvre supérieure.
- **EX 2 – Yang suprême (point hors méridien) ou Taiyang :** ce point se situe au milieu des tempes.
- **EX 6 – Audition des quatre esprits ou Sishencong :** à deux doigts de large du vertex, à droite et à gauche, mais aussi en haut et en bas.
- **VC 4 – Barrière de l'origine ou Guanyuan :** à trois doigts de large sous le nombril.

ACTIVATION DE CHAKRA

Les vertiges indiquent une faiblesse de longue date du chakra frontal. Adoptez les mesures stimulant ce chakra (voir à partir de la p. 86).

PEAU ET CHEVEUX

Acné

Dans la plupart des cas, l'acné apparaît au moment de la puberté. La peau est grasse, et compte tenu de l'hyperactivité des glandes sébacées, boutons et points noirs se forment, surtout sur le visage et dans le dos. Dans 60 % des cas environ, ces impuretés dues aux hormones disparaissent d'elles-mêmes au bout de quelques années.

USAGES INTERNES

Soutenez le traitement anti-acné en privilégiant une alimentation apportant peu de glucides simples et ne faisant monter que modérément le taux de glycémie. Évitez également les aliments piquants.

Pharmacopée culinaire

- **Ail :** mangez chaque jour 2 à 5 gousses d'ail crues.
- **Poivron :** buvez chaque jour ½ litre de jus de poivron vert fraîchement pressé.
- **Huile de germes de blé :** prenez après chaque repas 1 à 2 cuil. à café d'huile de germes de blé. Cela favorise la détoxication.

Tisanes médicinales

Buvez 2 à 3 tasses d'une de ces tisanes tous les jours. Veuillez respecter les indications relatives à la préparation et au dosage, p. 122.

- **Infusion européenne :** 2,5 g de feuilles de bouleau, 2,5 g de racine de carline, 2,5 g de fleurs de souci, 2,5 g de feuilles d'hamamélis.
- **Infusion chinoise :** 6-15 g de Ge Gen (racine de kudzu), 3-9 g de Hong Hua (safran bâtard), 6-12 g de Chi Shao (racine de pivoine rouge), 4,5-9 g de Fang Feng (racine de *Saposhnikovia divaricata*).

USAGES EXTERNES

Pour un traitement local, on recommande :

- **Bain de vapeur :** versez de l'eau chaude sur 20 g d'aiguilles de sapin fraîches, 15 g de gingembre et 10 g de pétales de rose, placez une serviette sur la tête et laissez la vapeur agir sur le visage 15 à 20 minutes. Ce bain lutte contre les inflammations et apaise la peau.

EXERCICE

Le qi gong harmonisant le qi, l'exercice suivant soutient la guérison de l'acné.

Qi gong des parfums

Pratiquez chaque jour l'exercice « La grande compassion du bouddha sur les êtres » (voir p. 146).

SUBSTANCES MÉDICINALES

- **Chrysanthème des jardins** (*Chrysanthemum indicum*) : tisane, décoction et fleurs séchées (usage interne), cataplasme et jus frais (usage externe). Attention : des réactions allergiques peuvent apparaître.
- **Poivre** (*Piper nigrum*) : décoction et pilules (usage interne), poudre (usages interne et externe). Attention : le poivre peut irriter muqueuses, nez et yeux. Une consommation importante peut entraîner constipation et hypertension.

Consultez toujours votre médecin ou praticien en médecine naturelle avant l'emploi de substances médicinales. Vous trouverez plus d'informations p. 116.

Blessures

On parle de blessure lorsque la barrière de protection naturelle de la peau ou de la muqueuse est lésée. Des germes, responsables d'infections et d'inflammations, pouvant rapidement se répandre à cet endroit, une plaie devrait toujours être traitée immédiatement.

USAGES INTERNES

Pendant le temps de cicatrisation, prenez suffisamment de vitamine C ; elle renforce non seulement les défenses immunitaires, mais soutient aussi la formation de tissus nouveaux. On en trouve en grande quantité dans le chou-fleur, le brocoli, le chou vert, la pomme de terre, le poivron, l'ananas, la pomme, la banane, la mûre, la clémentine, la fraise et le cassis.

Pharmacopée culinaire

- **Pommes de terre et haricots :** coupez 30 g de haricots en morceaux de la taille d'une bouchée et faites cuire dans un peu d'eau avec 2 pommes de terre moyennes épluchées, pendant 20 minutes environ. Salez et poivrez, et consommez ce plat une fois par jour. Il favorise la cicatrisation.
- **Pâte de betterave rouge :** épluchez 600 g de betterave rouge et faites cuire à point dans 1,5 litre d'eau, pendant 45 minutes environ. Ôtez du feu, laissez refroidir et réduire en purée. Salez, poivrez et relevez avec un filet d'huile. Mangez plusieurs fois par jour 1 à 3 cuil. à soupe de cette pâte. Elle lutte contre les radicaux libres et atténue les inflammations.

Tisanes médicinales

Buvez 2 à 3 tasses d'une de ces tisanes tous les jours. Veuillez respecter les indications relatives à la préparation et au dosage, p. 122.

- **Infusion européenne :** 2 g de fleurs de souci, 4 g d'achillée millefeuille, 2 g de feuilles de menthe, 2 g d'alchémille.

- **Infusion chinoise :** 4,5-9 g de Dang Gui (racine d'angélique chinoise), 1,5-9 g de Gan Cao (racine de réglisse de l'Oural), 4,5-9 g de Bai Xian Pi (écorce de racine de fraxinelle), 6-15 g de Ren Dong Teng (rameaux de chèvrefeuille), 1,5-6 g de Wu Wei Zi (baies de schisandra).
- **Tisane ayurvédique :** 1 cuil. à café de poudre de curcuma.

USAGES EXTERNES

Les soins suivants aident la peau à guérir et luttent contre les inflammations.

- **Réglisse-ghee :** portez à ébullition 1 mesure de poudre de réglisse et 8 mesures d'eau, et faites réduire le liquide au quart. Incorporez la même quantité de ghee, ajoutez un peu d'eau et continuez à faire cuire le tout en remuant, jusqu'à évaporation complète de l'eau. Appliquez délicatement ce mélange sur les zones lésées, une fois par jour, jusqu'à guérison.
- **Miel :** il soutient le processus de cicatrisation. Vous pouvez procéder de la façon suivante : appliquez un peu de miel sur les plaies et enveloppez le tout d'une compresse stérile. Changez de compresse plusieurs fois par jour. Le miel est un antibiotique naturel. Il a une action anti-inflammatoire, tue les bactéries et élimine en douceur les tissus morts. Veillez à employer du miel pur de qualité supérieure, bio.
- **Graines de tournesol :** pilez 1 poignée de graines de tournesol fraîches et appliquez-les directement sur la plaie : cela stoppe les saignements. Veillez toutefois à nettoyer soigneusement le mortier au préalable, pour qu'aucun germe ne pénètre dans la blessure.
- **Aloé véra et curcuma :** mélangez 2 cuil. à soupe de gel d'aloé véra avec 2 pointes de couteau de curcuma, et étalez ce mélange sur les zones lésées, le soir avant le coucher, pendant deux semaines.
- **Bain à la camomille :** versez ¼ litre d'eau chaude sur 1 cuil. à soupe de fleurs de camomille séchées, laissez le tout infuser 10 minutes, puis baignez la zone atteinte dans le liquide tiède. Ensuite, séchez en tamponnant délicatement. Vous pouvez répéter ce soin plusieurs fois par jour. Il favorise la cicatrisation et a des vertus désinfectantes.

ACTIVATION DE CHAKRA

Si vous avez souvent des plaies, cela indique une faiblesse de longue date du chakra du cœur. Adoptez un maximum de mesures stimulant ce chakra (voir à partir de la p. 79).

Brûlures

Sous l'effet direct d'une chaleur excédant 45 °C, la peau et le tissu sous-cutané brûlent, le degré de la brûlure dépendant alors de la durée, de l'intensité et de la taille des blessures. En cas de brûlure légère, la zone touchée est rougie et souvent un peu enflée. Si le degré de brûlure est plus élevé, des cloques se forment, les vaisseaux sanguins sont endommagés et du liquide s'accumule sous l'épiderme. Dans ce cas, il faut immédiatement demander une aide médicale (d'urgence).

USAGES INTERNES

Les préparations pour tisane suivantes soignent la peau et l'aident à se régénérer. Par ailleurs, elles dissipent la chaleur et ont un effet apaisant.

Tisanes médicinales

Buvez 2 à 3 tasses d'une de ces tisanes tous les jours. Veuillez respecter les indications relatives à la préparation et au dosage, p. 122.

- **Infusion européenne :** 3,5 g de racine de guimauve, 3,5 g de baies de sureau, 3 g de racine de bardane.
- **Infusion chinoise :** 3-9 g de Huang Qin (racine de scutellaire du Baïkal), 6-9 g de Ze Xie (rhizome de plantain d'eau), 6-12 g de Nu Zhen Zi (baies de troène), 6-15 g de Jin Yin Hua (fleurs de chèvrefeuille).

USAGES EXTERNES

Les brûlures mineures doivent être rafraîchies aussitôt (attention : un refroidissement excessif est contre-productif, car il ralentit le processus de guérison). Par la suite, il est important de désinfecter régulièrement les zones atteintes, pour éviter que des bactéries s'y nichent et provoquent des infections. Par ailleurs, les remèdes suivants soulagent les douleurs et apaisent la peau.

- **Sésame :** pilez quelques graines de sésame dans un mortier et ajoutez un peu d'eau, jusqu'à obtention d'une pâte homogène. Appliquez-la plusieurs fois par jour sur les surfaces brûlées.
- **Ghee ou huile de coco :** ils sont également appropriés au traitement des brûlures. Étalez-en délicatement sur la peau, par tapotements légers, plusieurs fois par jour.
- **Eau vinaigrée :** traitez immédiatement la brûlure avec de l'eau vinaigrée froide.
- **Jus de choucroute :** imprégnez un tissu en coton ou en lin de jus de choucroute et appliquez-le sur la brûlure.

SUBSTANCES MÉDICINALES

- **Aloé véra** (*Aloe vera, Aloe barbadensis*) : comprimés et tisane (usage interne), gel et poudre (usage externe). Attention : l'ingestion est déconseillée pendant la grossesse et l'allaitement.
- **Sarrasin** (*Fagopyrum esculentum Moench*) : tisane (usage interne), poudre (usages interne et externe). Attention : une consommation importante peut entraîner la constipation.
- **Concombre** (*Cucumis sativus*) : décoction et comprimés (usage interne), cataplasme (usage externe). Attention : une forte consommation peut entraîner la diarrhée.

Consultez toujours votre médecin ou praticien en médecine naturelle avant l'emploi de substances médicinales. Vous trouverez plus d'informations p. 116.

Cellulite

D'un point de vue médical, la cellulite n'est pas une maladie. La modification de l'aspect de la peau et ses capitons typiques – en particulier sur les cuisses, les hanches et le haut des bras – peuvent toutefois porter clairement atteinte au bien-être.

USAGES INTERNES

Outre l'exercice, l'alimentation joue un grand rôle. Ainsi, le café favorise l'affaiblissement du tissu conjonctif, tout comme la consommation de sel, de sucre, d'alcool et de matières grasses. Pour préserver les tissus, il convient de boire beaucoup d'eau et de manger en quantité fruits et légumes, et protéines végétales. Les cures dépuratives peuvent aussi améliorer l'aspect de la peau.

Pharmacopée culinaire

- **Concombre :** mangez beaucoup de concombres, ils favorisent l'élimination des toxines par les reins.
- **Céleri :** le céleri branche soutient l'élimination par le corps des liquides en excès. Vous devriez donc en consommer souvent – sous forme de crudités, en salade ou en jus fraîchement pressé.
- **Agrumes :** mangez chaque jour 2 à 3 agrumes.

Tisanes médicinales

Buvez 2 à 3 tasses d'une de ces tisanes tous les jours. Veuillez respecter les indications relatives à la préparation et au dosage, p. 122.

- **Infusion européenne :** 3,5 g de feuilles de bouleau, 1 g de feuilles de lierre, 2 g de lierre terrestre, 3,5 g de racine de persil.
- **Infusion chinoise :** 4,5-9 g de Dang Gui (racine d'angélique chinoise), 1,5-9 g de Gan Cao (racine de réglisse de l'Oural), 3-9 g de Bai Zhi (racine d'angélique dahurica), 3-9 g de Hong Hua (safran bâtard), 6-12 g de Mai Dong (racine d'ophiopogon).

EXERCICE

Faites du sport ! Il resserre le tissu conjonctif, favorise la circulation et stimule le métabolisme. Les massages anti-cellulite aident, car ils décollent les adhérences des tissus et activent le flux lymphatique.

Chute de cheveux

Il est normal de perdre des cheveux chaque jour. On ne parle de chute véritable que si 100 cheveux ou plus tombent chaque jour, plusieurs semaines durant, ou que des zones chauves isolées se forment. Cette chute est généralement d'origine génétique, mais le stress, les troubles hormonaux ou la carence en fer peuvent aussi la déclencher.

USAGES INTERNES

Les préparations pour tisane suivantes ne stoppent pas la chute, mais elles renforcent les racines des cheveux et favorisent l'irrigation sanguine du cuir chevelu.

Tisanes médicinales

Buvez 2 à 3 tasses d'une de ces tisanes tous les jours. Veuillez respecter les indications relatives à la préparation et au dosage, p. 122.

- **Infusion européenne :** 2,5 g de prêle, 2,5 g d'ortie, 2,5 g de racine de bardane, 2,5 g de feuilles de bouleau.
- **Infusion chinoise :** 6-12 g de He Shou Wu (racine de renouée à fleurs nombreuses), 3-9 g de Hong Hua (safran bâtard), 3-6 g de Long Dan

Cao (racine de gentiane de Chine), 9-15 g de Sang Shen (fruits du mûrier blanc).

USAGES EXTERNES

Pour la stimulation du cuir chevelu et des racines des cheveux, on recommande :

- **Massage du crâne :** tapotez chaque jour votre cuir chevelu du bout des doigts. Massez-le ensuite avec de légers mouvements de va-et-vient. Pour finir, attrapez des touffes de cheveux isolées près du cuir chevelu et tirez-les brièvement.
- **Jus de citron et huile d'olive :** associez huile d'olive et jus de citron à proportions égales et massez votre cuir chevelu avec ce mélange, deux fois par semaine.
- **Bière :** lavez-vous les cheveux avec de la bière, une fois par semaine.
- **Ortie :** faire cuire pendant une demi-heure 200 g d'orties fraîches dans ½ litre d'eau. Appliquez chaque jour cette lotion sur le cuir chevelu.

ACUPRESSION

Grâce à la stimulation des points d'acupression suivants, vous pourrez réguler vous-même le flux du qi, et ainsi traiter efficacement certains symptômes. Pour ce faire, veuillez consulter les indications figurant p. 107-113.

- **R 1 – Source bouillonnante ou Yongquan :** au milieu de la plante du pied.
- **R 3 – Grand torrent ou Taixi :** entre le sommet de la malléole et le tendon d'Achille, bord interne du pied.
- **R 16 – Point shu des centres vitaux ou Huangshu :** à côté du nombril, à un doigt de large.

SUBSTANCES MÉDICINALES

Romarin (*Rosmarinus officinalis*) : huile, feuilles séchées et décoction (usage interne).

Sésame noir (*Sesamum indicum L.*) : pilules (usage interne), décoction et poudre (usages interne et externe), cataplasme (usage externe).

Consultez toujours votre médecin ou praticien en médecine naturelle avant l'emploi de substances médicinales. Vous trouverez plus d'informations p. 116.

Coup de soleil

Quand la peau a été exposée trop longtemps au rayonnement UV, sans protection, on voit généralement apparaître un coup de soleil quelques heures plus tard. La peau est rougie, tendue et très chaude au toucher – conséquence du processus inflammatoire. Dans les cas sévères, il y a formation de cloques, maux de tête et raideur de la nuque. Pour éviter un coup de soleil et ne pas trop solliciter le mécanisme de réparation naturelle de la peau, il convient, en fonction de la météo, de se protéger d'une exposition excessive aux rayons directs du soleil – grâce à des vêtements ou à l'application d'une crème solaire dont l'indice soit adapté à votre type de peau. Ceci vaut pour les zones exposées comme l'arête du nez, le front et les oreilles, la nuque, les épaules ou le dos des pieds.

USAGES INTERNES

Les préparations pour tisane suivantes dissipent la chaleur, ont des vertus curatives et désinfectantes. Buvez aussi beaucoup d'eau, votre corps a besoin de liquide.

Tisanes médicinales

Buvez 2 à 3 tasses d'une de ces tisanes tous les jours. Veuillez respecter les indications relatives à la préparation et au dosage, p. 122.

- **Infusion européenne :** 3 g de poudre d'aloé véra, 2 g de millepertuis, 2 g de feuilles de peuplier, 3 g de fleurs de souci.
- **Infusion chinoise :** 1,5-3 g de Qing Dai (poudre d'*Indigo naturalis*), 4,5-9 g de Bai Xian Pi (écorce de racine de fraxinelle), 6-15 g de Yin Chen (herbe d'armoise à balais), 3-9 g de Huang Qin (racine de scutellaire du Baïkal).

USAGES EXTERNES

Pour un traitement local, on recommande tout soin rafraîchissant la peau en douceur et l'apaisant. Mais, attention : un refroidissement excessif de la peau est contre-productif, car il amoindrit les défenses immunitaires et ralentit donc le processus de guérison.

- **Eau froide :** en cas de brûlures légères, une douche fraîche (25 °C environ) aide souvent.
- **Miel :** si de petites zones seulement sont brûlées, appliquez un peu de miel sur la peau. Il soutient le processus de guérison.
- **Camomille ou thé noir :** appliquez sur le coup de soleil des sachets de tisane ou de thé, infusés et refroidis. Si de grandes surfaces sont touchées, imprégnez de thé ou de tisane des tissus en lin ou en coton, essorez-les et appliquez-les sur la peau. Remplacez ces compresses dès qu'elles se sont réchauffées.
- **Concombre :** le concombre rafraîchit la peau et fait diminuer les tuméfactions. Placez-en des rondelles sur les zones atteintes et répétez régulièrement ce soin.
- **Aloé véra :** le gel d'aloé véra frais a une action rafraîchissante et renferme des substances anti-inflammatoires. Faites pénétrer par tapotements légers.

SUBSTANCES MÉDICINALES

- **Aloé véra** (*Aloe vera, Aloe barbadensis*) : comprimés et tisane (usage interne), gel et poudre (usage externe). Attention : l'ingestion est déconseillée pendant la grossesse et l'allaitement.

Consultez toujours votre médecin ou praticien en médecine naturelle avant l'emploi de substances médicinales. Vous trouverez plus d'informations p. 116.

Eczéma

Cette affection cutanée provoquant des démangeaisons peut être aiguë ou chronique, et son aspect varier en fonction de la région du corps atteinte. L'eczéma aigu se traduit par une peau rouge, parfois squameuse. La zone touchée suinte, elle est enflée et peut présenter nodules, vésicules ou croûtes. Un épaississement de la peau, en revanche, est

typique de l'eczéma chronique. Les plis cutanés sont épais et la peau pèle.

USAGES INTERNES

Les substances végétales que renferment les tisanes peuvent soutenir la guérison de l'eczéma. Elles ont des vertus curatives, désinfectantes et purifiantes.

Tisanes médicinales

Buvez 2 à 3 tasses d'une de ces tisanes tous les jours. Veuillez respecter les indications relatives à la préparation et au dosage, p. 122.

- **Infusion européenne :** 2,5 g de fleurs de camomille, 2,5 g de fleurs de souci, 2,5 g d'achillée millefeuille, 2,5 g de saponaire.
- **Infusion chinoise :** 9-15 g de Ban Lan Gen (racine d'isatis), 4,5-9 g de Bai Xian Pi (écorce de racine de fraxinelle), 6-9 g de Dan Zhu Ye (feuilles de bambou).

USAGES EXTERNES

Pour un traitement local, on recommande :

- **Teinture :** portez les plantes suivantes à ébullition dans 3 litres d'eau pendant 25 minutes, puis filtrez le liquide ainsi obtenu : 4,5 g de Ku Shen (racine de sophore à fleurs jaunes), 3-9 g de Bai Bu (racine de stemona), 3-9 g de Du Huo (racine d'angélique pubescente), 3-12 g de Huang Bai (écorce de phellodendron). Cette teinture est destinée à un usage externe. Appliquez-en quelques gouttes sur les zones atteintes, trois fois par jour. Important : après résolution des symptômes, poursuivez ce traitement pendant sept jours.
- **Bain à la mandarine :** jetez 40 g d'écorces de mandarine non traitées et 40 g de fleurs de camomille dans l'eau chaude (37 °C) et baignez-vous pendant 15 à 20 minutes. Vous pouvez aussi remplir un collant en nylon avec ce mélange, le fixer au robinet de la baignoire et faire couler l'eau dessus, pour qu'écorces et fleurs libèrent leurs principes actifs.
- **Pâte de graines de moutarde :** pilez dans un mortier 1 cuil. à soupe de graines de moutarde et faites cuire à couvert, avec un peu d'eau, jusqu'à obtention d'une pâte facile à étaler. Laissez refroidir un peu et appliquez sur la zone atteinte une à trois fois par jour.
- **Compresse au lait :** imprégnez un gant de toilette ou un tissu en coton avec du lait frais, et appliquez-le sur la région atteinte. Vous pouvez répéter l'opération plusieurs fois par jour.

ACUPRESSION

Grâce à la stimulation des points d'acupression suivants, vous pourrez réguler vous-même le flux du qi. Pour ce faire, veuillez consulter les indications figurant p. 107-113.

- **GI 11 – Étang sinueux ou Quchi :** coude plié à angle droit, à l'extrémité externe de la saignée du coude.
- **VG 14 – Grande vertèbre ou Dazhui :** entre la septième vertèbre cervicale et la première vertèbre dorsale, dans la région du vaisseau gouverneur.
- **VG 20 – Réunions par centaines ou Baihui :** au milieu de la calotte crânienne, au niveau du vertex.

ACTIVATION DE CHAKRA

Les eczémas ouverts indiquent une faiblesse de longue date du chakra du cœur. Les eczémas suintants, eux, traduisent une faiblesse du chakra sacré. Vous trouverez, à partir des p. 71 et 79, quelques mesures utiles pour stimuler ces deux chakras..

SUBSTANCES MÉDICINALES

- **Pissenlit asiatique** (*Taraxacum mongolicum*) : décoction, poudre, purée et jus frais (usage interne). Attention : le pissenlit peut provoquer des réactions allergiques.

Consultez votre médecin ou praticien en médecine naturelle avant l'emploi de substances médicinales. Vous trouverez plus d'informations p. 116.

Furoncle

Ce bouton souvent douloureux se développe généralement à partir d'une folliculite. On voit d'abord apparaître un minuscule abcès, qui grossit avec le temps pour donner un furoncle de 0,5 à 2 cm de diamètre. Ce dernier est souvent gonflé et douloureux. Vient le moment où une pustule centrale se forme, puis le furoncle se perce. Cela permet au pus de s'évacuer, et le bouton disparaît peu à peu.

USAGES INTERNES

Les tisanes suivantes renferment différentes substances médicinales ayant une action purifiante, désinfectante et antimicrobienne.

Tisanes médicinales

Buvez 2 à 3 tasses d'une de ces tisanes tous les jours. Veuillez respecter les indications relatives à la préparation et au dosage, p. 122.

- **Infusion européenne :** 3,3 g de scabieuse des champs, 3,3 g de fleurs de camomille, 3,3 g de fleurs de souci.
- **Infusion chinoise :** 9-15 g de Xia Ku Cao (épis de fleurs de brunelle), 3-9 g de Huang Qin (racine de scutellaire du Baïkal), 4,5-9 g de Chuan Lian Zi (fruits du lilas de Perse), 6-12 g de Mu Dan Pi (écorce de la racine de pivoine arbustive).

USAGES EXTERNES

Les cataplasmes au gingembre ou au curcuma luttent contre bactéries et inflammations. Le chrysanthème et l'oignon ont également une action anti-inflammatoire. Ils offrent de plus des propriétés rafraîchissantes et réduisent ainsi la « chaleur » accompagnant les inflammations.

- **Oignon :** épluchez 1 oignon, hachez-le très finement et faites-le cuire brièvement à la vapeur, avec un peu d'eau. Étalez la bouillie sur un tissu en coton et appliquez celui-ci sur le furoncle : cela le fait mûrir.
- **Gingembre et curcuma :** mélangez 1 cuil. à café de poudre de gingembre et 1 cuil. à café de poudre de curcuma avec un peu d'eau, jusqu'à obtention d'une consistance pâteuse. Appliquez sur la zone touchée. Une fois sec, rincez à l'eau claire.
- **Feuilles de chrysanthème :** réduisez en bouillie des feuilles de chrysanthème fraîches, puis étalez directement sur la zone atteinte la pâte ainsi obtenue.

EXERCICE

Le qi gong renforçant le système immunitaire, il constitue de façon générale un précieux instrument de prévention. Les exercices suivants ont par ailleurs une action spécifique sur la peau et présentent des propriétés anti-inflammatoires.

Qi gong des parfums

- La pagode bouddhiste d'où émanent les parfums (voir p. 135).
- Les yeux éblouis par la lumière éclatante du bouddha (voir p. 145).

SUBSTANCES MÉDICINALES

- **Sarrasin** (*Fagopyrum esculentum Moench*) : tisane (usage interne), poudre (usages interne et externe). Attention : si vous en consommez trop, cela peut entraîner une constipation.
- **Balsamine des jardins** (*Impatiens balsamia*) : décoction et poudre (usage interne), cataplasme (usage externe). Attention : pour éviter les lésions dentaires, se rincer abondamment la bouche à l'eau claire après ingestion.
- **Haricot mungo** (*Phaseolus radiatus, P. aureus, P. mungo*) : décoction et poudre (usage interne), farine (usage externe).

Consultez votre médecin ou praticien en médecine naturelle avant l'emploi de substances médicinales. Vous trouverez plus d'informations p. 116.

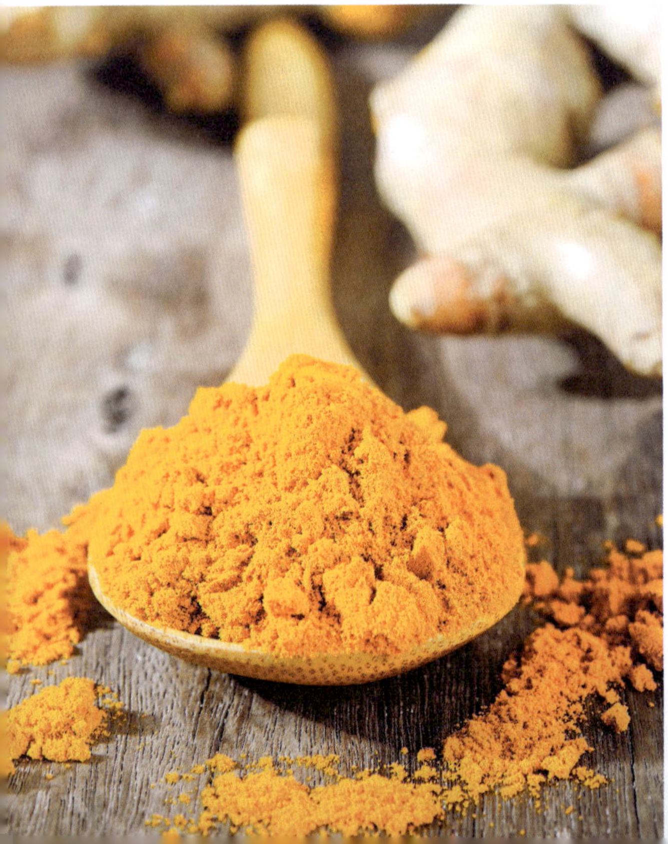

Mycose du pied

L'infection fongique, souvent chronique, entraîne rougeurs, squames et démangeaisons. Il se forme également des cloques et la peau suinte. Les champignons filamenteux (dermatophytes), responsables de la plupart des mycoses du pied, prospèrent dans un milieu chaud et humide – piscines publiques, saunas, douches communes et cabines d'essayage.

Le curcuma a des vertus anti-inflammatoires, il est donc aussi utile contre les furoncles, sous forme de pâte.

USAGES EXTERNES

Un bain de pieds désinfectant et antifongique se révèle idéal en cas de mycose du pied.

- **Bain de pieds :** baignez chaque jour vos pieds dans de l'eau chaude à laquelle vous aurez ajouté 30 g de sauge et 2 cuil. à café de vinaigre de cidre. L'eau devrait être à une température de 35 à 40 °C et le bain durer 10 minutes. Vous pouvez également verser dans l'eau ½ cuil. à café de soufre en poudre (en pharmacie ou sur Internet).

EXERCICE

Le qi gong renforce les défenses immunitaires et constitue donc un traitement complémentaire utile en cas de mycose du pied.

Les exercices suivants exercent des effets spécifiques sur cette affection.

Qi gong des parfums

- La grande compassion du bouddha sur les êtres (voir p. 146).
- L'enfant priant le bouddha (voir p. 147).

Tai-chi-chuan

Livrez-vous régulièrement aux exercices du tai-chi-chuan (voir à partir de la p. 149), ils renforcent le système immunitaire. Si les mécanismes de défense sont opérationnels, le corps sera mieux armé contre les attaques bactériennes ou fongiques et pourra mieux résister aux micro-organismes. Et même si l'affection est déjà présente, une pratique régulière peut favoriser le processus de guérison.

ACUPRESSION

Grâce à la stimulation des points d'acupression suivants, vous pourrez réguler vous-même le flux du qi, et ainsi traiter efficacement certains symptômes. Pour ce faire, veuillez consulter les indications figurant p. 107-113.

- **E 44 – Cour intérieure ou Neiting :** entre le deuxième et le troisième orteil, à un demi-doigt de large au-dessus de la commissure des orteils.
- **IG 8 – Petite mer ou Xiaohai :** coude plié, à l'extrémité du pli du coude, côté interne.
- **RP 3 – Suprême blancheur ou Taibai :** au milieu du côté interne du pied.

Névrodermite

Cette affection inflammatoire chronique de la peau (aussi appelée eczéma atopique ou dermatite atopique) se manifeste surtout au niveau du cuir chevelu, sur le visage et les mains. Les symptômes typiques sont : des zones cutanées extrêmement sèches, rouges, enflammées, squameuses, des vésicules suintantes ainsi que de violentes démangeaisons. La névrodermite évolue par poussées, avec des périodes marquées par des symptômes intenses.

USAGES INTERNES

Souvent, une allergie alimentaire est responsable d'une poussée. Demandez donc à votre médecin ou praticien en médecine naturelle de vous conseiller sur les aliments à éviter, et mettez en place un programme diététique adapté à votre cas. De façon générale, renoncez aux plats très épicés, au café et à l'alcool. Ils intensifient les démangeaisons.

Pharmacopée culinaire

- **Bouillie de riz au gingembre :** faites cuire à feu moyen dans 1 litre d'eau 500 g de riz, 5 tranches de racine de gingembre frais et 1 poireau coupé en petits morceaux, pendant 60 minutes environ ; le tout devrait avoir une consistance pâteuse. Ajoutez au besoin un peu d'eau. Relevez ensuite avec un peu de persil haché et de sel aux herbes. Consommez cette bouillie une fois par jour.
- **Huile de bourrache :** prenez chaque jour 1 cuil. à soupe d'huile de bourrache. Ses effets anti-inflammatoires et renforçant l'immunité peuvent favoriser le processus de guérison.

Tisanes médicinales

Buvez 2 à 3 tasses d'une de ces tisanes tous les jours. Veuillez respecter les indications relatives à la préparation et au dosage, p. 122.

- **Infusion européenne :** 1 g de tiges de douce-amère, 9 g de graines d'onagre.
- **Infusion chinoise :** 6-12 g de He Shou Wu (racine de renouée à fleurs nombreuses), 4,5-9 g de Dang Gui (racine d'angélique chinoise), 4,5-9 g de Fang Feng (racine de *Saposhnikovia divaricata*), 6-12 g de Chi Shao (racine de pivoine rouge), 1,5-9 g de Gan Cao (racine de réglisse de l'Oural), 4,5-9 g de Bai Xian Pi (écorce de racine de fraxinelle).
- **Tisane ayurvédique :** 1 cuil. à café de graines de coriandre.

USAGES EXTERNES

Les soins suivants ont également des vertus apaisantes et anti-inflammatoires.

- **Bain lacté :** versez dans l'eau du bain 1 cuil. à soupe d'huile d'olive et ¼ litre de lait. Le bain devrait afficher une température de 37 °C et sa durée ne pas excéder 15 minutes.
- **Compresse de betterave rouge :** imprégnez un tissu en coton de jus de betterave rouge, essorez-le et appliquez cette compresse une fois par jour sur la zone atteinte, jusqu'à résolution des troubles. Attention : ce jus teinte très fort.

ACUPRESSION

Grâce à la stimulation des points d'acupression suivants, vous pourrez réguler vous-même le flux du qi, et ainsi traiter efficacement certains symptômes. Pour ce faire, veuillez consulter les indications figurant p. 107-113.

GI 5 – Ruisseau yang ou Yangxi : à l'extrémité du pli du poignet, du côté du pouce, quand vous repliez la main vers le haut.

F 8 – Fontaine de la courbe ou Ququan : genou plié, à l'extrémité du pli du genou, côté interne.

- **E 36 – Trois milles du pied ou Zusanli :** à quatre doigts de large sous la rotule, sur le bord externe du tibia.

E 40 – Abondante récolte ou Fenglong : au milieu du tibia, côté externe.

SUBSTANCES MÉDICINALES

- **Pissenlit asiatique** (*Taraxacum mongolicum*) : décoction, poudre, purée et jus frais (usage interne). Attention : le pissenlit peut provoquer des réactions allergiques.

Consultez votre médecin ou praticien en médecine naturelle avant l'emploi de substances médicinales. Vous trouverez plus d'informations p. 116.

Piqûre d'insecte

Les piqûres d'insecte peuvent, en fonction de l'animal et de la prédisposition de la personne piquée, provoquer tuméfactions et rougeurs, papules, démangeaisons et douleurs d'intensité variable. Elles se révèlent particulièrement dangereuses lorsque la bouche ou la gorge sont touchées et que les muqueuses gonflent : la respiration est affectée elle aussi, et il y a risque de suffocation. Il faut alors faire intervenir un médecin au plus vite, comme en cas d'allergie aux piqûres d'insecte : outre les accès de transpiration et les troubles circulatoires, il y a alors risque de choc anaphylactique, dans le pire des cas.

USAGES INTERNES

Les préparations pour tisane suivantes soulagent les démangeaisons pénibles et ont des vertus désinfectantes.

Tisanes médicinales

Buvez 2 à 3 tasses d'une de ces tisanes tous les jours. Veuillez respecter les indications relatives à la préparation et au dosage, p. 122.

- **Infusion européenne :** 1 g de fruits d'anis, 3 g de feuilles de sauge, 3 g de pelures d'oignon, 3 g de racine de guimauve.
- **Infusion chinoise :** 1,5-9 g de Gan Cao (racine de réglisse de l'Oural), 6-15 g de Jin Yin Hua (fleurs de chèvrefeuille), 4,5-9 g de Ju Hua (fleurs de chrysanthème), 6-15 g de Ge Gen (racine de kudzu).

USAGES EXTERNES

Les principes actifs présents dans l'oignon et le poireau rafraîchissent, désinfectent et atténuent les tuméfactions, exactement comme le plantain lancéolé. Le bois de santal lutte contre les inflammations et soulage les démangeaisons.

- **Pâte de poireau :** lavez un petit tronçon de poireau, émincez-le très finement et mélangez-le avec un peu de miel. Appliquez cette pâte sur la piqûre d'insecte.
- **Oignon :** coupez un oignon en deux et frottez la piqûre avec une moitié.
- **Cataplasme au santal :** pilez du bois de santal dans un mortier et ajoutez un peu d'eau, jusqu'à obtention d'une masse pâteuse. Étalez sur les parties touchées.

Plantain lancéolé : écrasez quelques feuilles et placez sur la piqûre. Cela atténue la tuméfaction.

SUBSTANCES MÉDICINALES

- **Banane plantain** (*Musa paradisiaca*) : fruit sans la peau et jus (usage interne), peau séchée et en décoction (usage externe).
- **Ail** (*Allium sativum*) : bulbe cru et cuit, ainsi que pilules (usage interne), cataplasme (usage externe). Attention : l'ail peut provoquer dermatites et irritations cutanées.
- **Sésame noir** (*Sesamum indicum L.*) : pilules (usage interne), décoction et poudre (usages interne et externe), cataplasme (usage externe).

Consultez toujours votre médecin ou praticien en médecine naturelle avant l'emploi de substances médicinales. Vous trouverez plus d'informations p. 116.

Urticaire

L'urticaire est souvent une réaction d'hypersensibilité de la peau à des aliments et médicaments précis, au froid, à la chaleur ou à la pression. Elle peut toutefois être également provoquée par une infection virale. L'urticaire s'annonce généralement par des démangeaisons. On voit ensuite se former des papules rouge vif, de la taille d'une pièce de monnaie, qui démangent. Le tissu sous-cutané est enflé. L'éruption peut persister quelques semaines, avant résolution spontanée des symptômes.

USAGES INTERNES

La carotte est un légume qui a fait ses preuves, si l'urticaire est due à une infection : elle soutient la détoxication du foie et du sang. Les substances présentes dans les tisanes médicinales suivantes ont des vertus curatives, drainantes et sudorifiques.

Pharmacopée culinaire

- **Jus de carotte :** buvez chaque jour 1-1,5 litre de jus de carotte, pendant deux semaines.
- **Curcuma et gingembre :** mélangez 1 g de poudre de curcuma avec 1 g de poudre de gingembre. Ajoutez quelques gouttes d'eau, jusqu'à obtention d'une masse pâteuse. Préparez cette pâte une à trois fois par jour et ingérez-la fraîche. Elle a une action anti-inflammatoire, antibactérienne et antivirale.
- **Vitamine C :** prenez chaque jour suffisamment de vitamine C. Cela renforce les défenses immunitaires et lutte contre les toxines.

Tisanes médicinales

Buvez 2 à 3 tasses d'une de ces tisanes tous les jours. Veuillez respecter les indications relatives à la préparation et au dosage, p. 122.

- **Infusion européenne :** 3 g d'infusion de tilleul, 2 g de graines de lin (pour 1 litre d'eau), 5 g d'ortie.
- **Tisane ayurvédique :** 1 cuil. à café d'oseille.

USAGES EXTERNES

Pour un traitement local, on recommande :

- **Bain au thé vert :** versez ½ verre d'eau-de-vie de France dans 3 litres d'eau chaude, et jetez-y 30 g de thé vert et 50 g d'écorces de mandarine non traitées. Baignez-y chaque jour la zone de peau touchée pendant 20 à 25 minutes, jusqu'à amélioration des symptômes.
- **Lotion sucre-gingembre :** faites mijoter à feu moyen, pendant 5 minutes, 0,2 litre de vinaigre avec 30 g de gingembre fraîchement râpé et 60 g de sucre brun. Ajoutez 0,1 litre d'eau, laissez refroidir la solution et appliquez sur les papules plusieurs fois par jour.
- **Bain à la farine d'avoine :** prenez un bain froid dans lequel vous aurez ajouté un peu de farine d'avoine. Soyez prudent en sortant : la farine rend la baignoire très glissante !.

EXERCICE

L'urticaire peut être une réaction au stress. Les mouvements doux comme ceux du qi gong aident à réduire le stress et agissent donc à titre préventif.

Qi gong des parfums

- La pagode bouddhiste d'où émanent les parfums (voir p. 135).
- Les feuilles de lotus bercées par le vent (voir p. 138).
- Le souffle divin du bouddha sur les oreilles (voir p. 144).
- Les yeux éblouis par la lumière éclatante du bouddha (voir p. 145).

Virus herpétique de type 1

Ce virus herpétique se transmet par le biais de gouttelettes (toux, éternuement), la primo-infection passant souvent inaperçue. Les lèvres brûlent, sont tendues, sensibles à la pression et très chaudes au toucher. Ces sensations peuvent aussi se produire aux coins de la bouche ou dans la région nasale. De petites vésicules apparaissent ensuite.

USAGES INTERNES

Les virus herpétiques ont la partie belle lorsque le système immunitaire est fragilisé. Renforcez donc vos défenses grâce à une alimentation saine, riche en vitamines. Renoncez par ailleurs à l'alcool et écartez les produits sucrés.

En cas de poussée, les tisanes médicinales suivantes ont des vertus antivirales et apaisantes.

Tisanes médicinales

Buvez 2 à 3 tasses d'une de ces tisanes tous les jours. Veuillez respecter les indications relatives à la préparation et au dosage, p. 122.

- **Infusion européenne :** 4,5 g de racine de grande aunée, 1 g de fleurs de bergamote, 2 g de feuilles de mélisse, 2,5 g de thym.

- **Infusion chinoise :** 9-15 g de Ban Lan Gen (racine d'isatis), 6-15 g de Jin Yin Hua (fleurs de chèvrefeuille), 4,5-9 g de Bai Xian Pi (écorce de racine de fraxinelle), 6-9 g de Ze Xie (rhizome de plantain d'eau).

USAGES EXTERNES

Pour un traitement local, on recommande :

- **Aloé véra et curcuma :** mélangez 2 cuil. à soupe de gel d'aloé véra avec 2 pointes de couteau de poudre de curcuma et appliquez ce mélange sur les zones atteintes, le soir avant le coucher, pendant deux semaines.
- **Huile de mélisse citronnelle :** appliquez plusieurs fois par jour de l'huile essentielle de mélisse citronnelle sur la zone touchée.
- **Thé noir :** faites infuser un sachet de thé noir, laissez-le un peu refroidir, puis pressez-le quelques minutes contre la zone atteinte.

ACUPRESSION

Grâce à la stimulation des points d'acupression suivants, vous pourrez réguler vous-même le flux du qi, et ainsi traiter efficacement certains symptômes. Pour ce faire, veuillez consulter les indications figurant p. 107-113.

- **TR 5 – Porte externe ou Waiguan :** au-dessus du dos de la main, à deux pouces de large du pli du poignet, en allant vers le coude.
- **VG 20 – Réunions par centaines ou Baihui :** au milieu de la calotte crânienne, au niveau du vertex.
- **E 44 – Cour intérieure ou Neiting :** entre le deuxième et le troisième orteil, à un demi-doigt de large au-dessus de la commissure des orteils.

ACTIVATION DE CHAKRA

Être touché par un virus herpétique de type 1 indique une faiblesse du chakra de la gorge. Ceci est surtout le cas si vous êtes régulièrement et durablement atteint de ces vésicules. Adoptez un maximum de mesures stimulant ce chakra (voir à partir de la p. 83).

SYSTÈME NERVEUX ET PSYCHISME

Épuisement

L'épuisement peut se faire sentir tant d'un point de vue physique que d'un point de vue psychique. Il affaiblit le système immunitaire et entraîne différents problèmes, comme des troubles du sommeil. La personne touchée paraît apathique, son efficacité est limitée, voire inexistante. Même s'il ne s'agit généralement que de troubles temporaires, ils devraient être pris au sérieux.

USAGES INTERNES

Les préparations suivantes ont des effets revitalisants et antidépresseurs.

Pharmacopée culinaire

Shiitake : les shiitake séchés renferment une grande quantité de vitamine D. En plus de leur consommation, vous devriez vous exposer suffisamment au soleil et, le cas échéant, mettre en place une supplémentation en vitamine D. Votre médecin ou praticien en médecine naturelle peut vous conseiller.

Noix de pécan : la vitamine B6 est importante pour le fonctionnement du système nerveux. Prenez donc quelques noix de pécan chaque jour.

Jaune d'œuf et jus de carotte : mélangez 2 jaunes d'œuf crus et 200 ml de jus de carotte. Buvez ce mélange chaque jour, il vivifie le corps.

USAGES EXTERNES

Les bains chauds sont un baume pour le corps, l'esprit et l'âme. S'ils contiennent des substances stimulantes comme celles du romarin ou du citron, ils constituent un soin idéal pour lutter contre l'épuisement.

Bain « bonne humeur » : mélangez 2 cuil. à soupe d'huile essentielle de millepertuis avec 2 cuil. à soupe d'huile essentielle de bergamote, et versez ce mélange dans une eau à 37 °C.

Bain anti-épuisement : placez 3 cuil. à café de feuilles de romarin et l'écorce d'1 citron non traité dans un récipient. Versez 20 g d'alcool à 70° et ½ litre de vinaigre de fruit pur, puis fermez et laissez ce mélange macérer deux semaines dans un endroit sombre. Ensuite, filtrez pour ôter les éléments solides, ajoutez 2 cuil. à soupe d'huile essentielle de millepertuis ainsi que 200 g d'eau d'hamamélis, et mélangez soigneusement le tout.

EXERCICE

L'activité physique régulière, de préférence en plein air, atténue le sentiment d'abattement.

Qi gong des parfums

Pratiquez régulièrement les exercices suivants, ils ont des effets positifs, entre autres, en cas d'épuisement psychique :

- La grande compassion du bouddha sur les êtres (voir p. 146).
- L'enfant priant le bouddha (voir p. 147).

ACUPRESSION

Grâce à la stimulation du point d'acupression suivant, vous pourrez réguler le flux du qi. Pour ce faire, veuillez consulter les indications figurant p. 107-113.

- **EX 2 – Yang suprême (point hors méridien) ou Taiyang :** à l'extérieur de la queue des sourcils. Frottez les deux points 20 fois dans le sens des aiguilles d'une montre.

États dépressifs

Abattement, apathie et épuisement rapide peuvent indiquer un état dépressif. Les personnes atteintes ont souvent tendance à se couper de leur environnement social, ce qui exerce une influence négative sur l'humeur. Des troubles physiques sont aussi associés à un état dépressif, comme des problèmes gastro-intestinaux ou des maux de tête ; ils ne découlent toutefois d'aucune cause organique.

USAGES INTERNES

En hiver surtout, une carence en vitamine D peut être responsable d'un état dépressif, car le corps ne peut produire cette substance vitale qu'avec suffisamment de lumière du soleil. Exposez-vous donc le plus souvent possible, pour stimuler la synthèse de vitamine D par le corps. Les shiitake séchés renfermant beaucoup de vitamine D, intégrez-les souvent à votre menu. Le cas échéant, consultez votre médecin ou praticien en médecine naturelle pour mettre en place une supplémentation en vitamine D.

Les tisanes médicinales suivantes détendent, rééquilibrent et apaisent.

Tisanes médicinales

Buvez 2 à 3 tasses d'une de ces tisanes tous les jours. Veuillez respecter les indications relatives à la préparation et au dosage, p. 122.

- **Infusion européenne :** 2,5 g de millepertuis, 2,5 g de racine de valériane, 2,5 g de feuilles de mélisse, 2,5 g de graines de gattilier.
- **Infusion chinoise :** 3-9 g de Yu Jin (racine de curcuma), 6-12 g de He Huan Pi (écorce d'arbre à soie), 1,5-6 g de Wu Wei Zi (baies de schisandra), 4,5-9 g de Ju Hua (fleurs de chrysanthème).

EXERCICE

Des études cliniques attestent de l'effet positif du yoga et du gi gong sur les états dépressifs (voir p. 127).

Qi gong des parfums

Pratiquez régulièrement les exercices suivants, ils ont un effet positif, entre autres, en cas d'épuisement psychique :

- La grande compassion du bouddha sur les êtres (voir p. 146).
- L'enfant priant le bouddha (voir p. 147).

Yoga

Si vous êtes un type Vata, des asanas déterminées peuvent contribuer à votre rétablissement. Avant de commencer à pratiquer, vous devriez donc déterminer votre constitution. Vous trouverez le tableau correspondant p. 58.

- **Asanas pour Vata :** demi-lotus (voir p. 164), yoga mudra (voir p. 165), la charrue (voir p. 169), la montagne (voir p. 172).

ACTIVATION DE CHAKRA

Si vous souffrez de dépression, cela indique une faiblesse de longue date du chakra du sommet. Adoptez un maximum de mesures stimulant ce chakra (voir à partir de la p. 90).

Maux de dents

Un mal de dents peut résulter de différentes causes : plaies, inflammations ou pression irritent les nerfs et provoquent des douleurs dentaires. Ces dernières peuvent aussi être suscitées par des substances précises et des influences environnementales. Enfin, avoir des collets dénudés est très désagréable.

USAGES INTERNES

À titre préventif, soyez attentif à la teneur en sucre de votre alimentation, pour éviter les caries. Des aliments sains en apparence, comme les fruits, les jus ou les infusions de fruits, peuvent aussi endommager les dents car les acides qu'ils contiennent attaquent l'émail. En cas d'urgence, les aliments renfermant des substances anti-inflammatoires et désinfectantes peuvent aider. Les préparations pour tisane suivantes apaisent, décontractent et atténuent les douleurs.

Pharmacopée culinaire

- **Ail :** massez les dents sensibles et la gencive les entourant avec de l'huile à l'ail. Pour cela, épluchez 2 gousses d'ail frais, écrasez-les, portez brièvement à ébullition dans 1 cuil. à soupe d'huile de sésame et laissez macérer. Réchauffez avant emploi.
- **Clous de girofle :** imprégnez un peu de ouate avec de l'huile aux clous de girofle et appliquez-la sur la zone douloureuse. Pour l'huile, faites chauffer 5 clous de girofle dans 1 cuil. à soupe d'huile de sésame. Employez chaud.
- **Sel :** rincez-vous la bouche avec de l'eau salée chaude, pour éviter les douleurs dentaires. Ce bain de bouche agit aussi contre les inflammations.

Tisanes médicinales

Buvez 2 à 3 tasses d'une de ces tisanes tous les jours. Veuillez respecter les indications relatives à la préparation et au dosage, p. 122.

- **Infusion européenne :** 4 g de racine de tormentille, 3 g de mûrier, 1 g de benoîte, 2 g de feuilles de mélisse.
- **Infusion chinoise :** 9-15 g de Ban Lan Gen (racine d'isatis), 3-9 g de Da Huang (racine de rhubarbe de Chine), 6-15 g de Jin Yin Hua (fleurs de chèvrefeuille), 9-12 g de Lu Cha (feuilles de thé vert), 6-9 g de Dan Zhu Ye (feuilles de bambou).

ACUPRESSION

Grâce à la stimulation des points d'acupression suivants, vous pourrez réguler vous-même le flux du qi, et ainsi traiter efficacement certains symptômes. Pour ce faire, veuillez consulter les indications figurant p. 107-113.

Point contre les douleurs dentaires : pressez fermement, entre pouce et index, le point situé sur le bord inférieur du lobe de l'oreille.

- **GI 4 – Vallée fermée ou Hegu :** entre l'index et le pouce, à l'extrémité du pli du pouce.
- **TR 5 – Porte externe ou Waiguan :** au-dessus du dos de la main, à deux pouces de large du pli du poignet, en allant vers le coude.
- **E 7 – Porte inférieure ou Xiaguan :** juste sur la mâchoire inférieure, un peu devant le bord du muscle masticateur.
- **E 36 – Trois milles du pied ou Zusanli :** à quatre doigts de large sous la rotule, sur le bord externe du tibia .

ACTIVATION DE CHAKRA

Outre les causes citées plus haut, les douleurs dentaires peuvent indiquer une faiblesse de longue date du chakra de la gorge.

Adoptez un maximum de mesures activant ce chakra de façon ciblée. Vous trouverez les suggestions correspondantes à partir de la p. 83.

SUBSTANCES MÉDICINALES

Menthe des champs *(Mentha arvensis, Mentha haplocalyx)* : tisane (usage interne), décoction (usages interne et externe), cataplasme (usage externe). Attention : le menthol peut provoquer des réactions allergiques.

Curcuma *(Curcuma longa)* : tisane, décoction, pilules et poudre (usage interne). Attention : une consommation importante entraîne la diarrhée.

Coriandre (*Coriandrum sativum)* : poudre (usage interne), décoction (usages interne et externe).

Consultez votre médecin ou praticien en médecine naturelle avant l'emploi de substances médicinales. Vous trouverez plus d'informations p. 116.

Maux de tête

Ces douleurs au niveau de la tête, pulsatiles, lancinantes ou sourdes, peuvent se manifester isolément ou constituer le symptôme d'accompagnement d'autres affections, comme un refroidissement ou le syndrome prémenstruel. Les céphalées dites de tension sont les plus fréquentes ; elles irradient dans les tempes, le front et les orbites, et s'accompagnent de tensions musculaires dans la région de la nuque et du cou.

USAGES INTERNES

Un manque de liquide peut favoriser les maux de tête. Veillez donc à toujours boire suffisamment d'eau et de tisanes. Par ailleurs, les remèdes suivants aident à titre préventif et en cas d'urgence.

Pharmacopée culinaire

- **Lait aux graines de lin :** les maux de tête ayant pour siège l'arrière de la tête sont associés à la présence de bactéries dans l'intestin. Buvez chaque soir, avant le coucher, 1 verre de lait avec 1 cuil. à café de graines de lin.
- **Jus d'ail :** instillez dans votre nez quelques gouttes de jus d'ail frais.
- **Épinard :** buvez un verre de jus d'épinard ou préparez ce légume en plat d'accompagnement. Il purifie le sang et soutient donc l'irrigation du cerveau.
- **Menthe poivrée-asperge :** versez ¼ litre d'eau bouillante sur 10 g de menthe poivrée séchée et 50 g d'asperges fraîches, laissez infuser 10 minutes. Buvez au fur et à mesure de la journée, à petites gorgées.
- **Tisane de romarin :** si le mal de tête est dû à une hypotension, buvez chaque jour à petites gorgées ½ litre de tisane de romarin – réparti en deux fois. Pour la préparer, versez ½ litre d'eau bouillante sur 2 g de branches de romarin fraîches ou séchées, laissez infuser 10 minutes.
- **Vanille :** dissolvez 1 cuil. à café d'extrait pur de vanille dans ¼ litre d'eau et buvez ce mélange à petites gorgées.

Vinaigre de cidre : versez 2 cuil. à soupe de vinaigre de cidre dans un verre d'eau. Mélangez et buvez à petites gorgées.

Tisanes médicinales

Buvez 2 à 3 tasses d'une de ces tisanes tous les jours. Veuillez respecter les indications relatives à la préparation et au dosage, p. 122.

- **Infusion européenne :** 2,5 g de fleurs de jasmin jaune, 2 g d'écorce de saule, 1,5 g de millepertuis, 2 g de fleurs de camomille, 2 g de feuilles de menthe.
- **Infusion chinoise :** 6-12 g de Chi Shao (racine de pivoine rouge), 3-9 g de Hong Hua (safran bâtard), 3-9 g de Sheng Ma (racine d'actée à grappes noires).
- **Tisane ayurvédique :** ½ cuil. à café de cumin et ½ cuil. à café de graines de coriandre (agit contre les maux de tête frontaux).

USAGES EXTERNES

En cas de mal de tête aigu, les remèdes suivants ont un effet apaisant et analgésique :

- **Gingembre :** mélangez ½ cuil. à café de poudre de gingembre avec un peu d'eau, réchauffez cette pâte et étalez-la sur le front. En cas de mal de tête dû à une sinusite (voir aussi p. 209-210), vous pouvez en enduire la région des sinus.
- **Santal :** en cas de mal de tête frontal, pilez 5 cuil. à soupe de bois de santal dans un mortier, mélangez avec un peu d'eau, réchauffez la pâte et étalez-la sur les tempes.
- **Oreiller rempli de haricots :** en Chine, on utilise cet oreiller contre le mal de tête provoqué par le « vent ». Pour cela, enveloppez 1 kg de haricots verts d'un tissu en coton et servez-vous-en la nuit comme d'un oreiller.

EXERCICE

En cas de mal de tête, chaque mouvement ou presque est insupportable. Les exercices du Pranayama, comme la respiration alternée, peuvent se révéler utiles et atténuer les douleurs. Vous trouverez plus d'informations sur cette technique ayurvédique à partir de la p. 159.

ACUPRESSION

Grâce à la stimulation des points d'acupression suivants, vous pourrez réguler vous-même le flux du qi, et ainsi traiter efficacement certains symptômes. Pour ce faire, veuillez consulter les indications figurant p. 107-113.

- **VB 20 – Piscine du vent ou Fengchi :** à quatre doigts de large derrière le lobe de l'oreille, vous trouverez un petit creux derrière la saillie osseuse.
- **F 2 – Intermédiaire temporaire ou Xingjian :** entre le gros orteil et le deuxième orteil, à la surface de la peau.
- **F 3 – Battement extrême ou Taichong :** juste sous la peau entre le gros orteil et le deuxième orteil, aux extrémités des métatarsiens des deux orteils.
- **E 36 – Trois milles du pied ou Zusanli :** à quatre doigts de large sous la rotule, sur le bord externe du tibia.
- **R 3 – Grand torrent ou Taixi :** entre le sommet de la malléole et le tendon d'Achille, bord interne du pied.

E 41 – Courant dispersé ou Jiexi : au niveau de la cheville, au milieu du pli transversal.

Après l'acupression, vous devriez faire un massage léger sur la jambe que vous venez de traiter : commencez par la plante du pied et progressez jusqu'au genou en lissant plusieurs fois, vers le haut et vers le bas, la partie située entre pied et genou. Pétrissez ensuite un peu plus vigoureusement la zone de la jambe ainsi que la plante du pied. Achevez ce massage en lissant une fois encore la jambe, de la plante du pied jusqu'au genou.

ACTIVATION DE CHAKRA

Les maux de tête « normaux » indiquent une faiblesse de longue date du chakra frontal, les maux de tête violents et inexplicables traduisent un chakra du sommet affaibli. Vous trouverez à partir de la p. 86 des mesures stimulant ces chakras.

SUBSTANCES MÉDICINALES

- **Menthe des champs** (*Mentha arvensis, Mentha haplocalyx*) : tisane (usage interne), décoction (usages interne et externe), cataplasme (usage externe). Attention : le menthol peut provoquer des réactions allergiques.
- **Basilic** (*Ocimum basilicum*) : décoction et poudre (usages interne et externe).
- **Chrysanthème des jardins** (*Chrysanthemum indicum*) : tisane, décoction et fleurs séchées (usage interne), cataplasme et jus frais (usage externe). Attention : des réactions allergiques peuvent apparaître.

Consultez toujours votre médecin ou praticien en médecine naturelle avant l'emploi de substances médicinales. Vous trouverez plus d'informations p. 116.

Migraine

Les maux de tête lancinants et pulsatiles indiquent une migraine. La crise survient soudainement et la douleur s'accentue avec l'activité physique. Les autres symptômes sont: nausée, vomissements et sensibilité au bruit ou à la lumière. Il est aussi typique que la douleur soit limitée à un côté de la tête.

USAGES INTERNES

Ces préparations ont des vertus décontractantes et analgésiques, et augmentent la pression artérielle.

Tisanes médicinales

Buvez 2 à 3 tasses d'une de ces tisanes tous les jours. Veuillez respecter les indications relatives à la préparation et au dosage, p. 122.

- **Infusion européenne:** 3 g de racine d'angélique, 2 g de fleurs d'aubépine, 2,5 g de fleurs de reine-des-prés, 2,5 g de petite centaurée.
- **Infusion chinoise:** 6-12 g de Mai Dong (racine d'ophiopogon), 3-9 g de Hong Hua (safran bâtard), 3-9 g de Jie Geng (racine de platycodon), 3-9 g de Yan Hu Suo (rhizome de corydale), 3-9 g de Chuan Xiong (racine de livèche de Szechuan).

USAGES EXTERNES

Les principes actifs de la lavande détendent, apaisent, soulagent les crampes et stimulent la circulation. Appliquer une poche de glace peut aussi avoir une action positive en cas de migraine.

Bain à la lavande: préparez un produit pour le bain à base d'huile de lavande. Pour cela, mélangez 2 cuil. à soupe d'huile d'amande ou de jojoba avec 10 gouttes d'huile essentielle de lavande, et versez ce mélange dans un bain à 37 °C. Son parfum calme les spasmes et soulage les douleurs migraineuses.

Compresse à la lavande: remplissez un saladier d'eau froide et ajoutez-y quelques gouttes d'huile essentielle de lavande. Trempez-y un gant de toilette, essorez-le et placez-le sur le front. Dès que le gant se réchauffe, replongez-le dans l'eau à la lavande froide.

EXERCICE

Des mouvements doux comme ceux du qi gong des parfums, du tai-chi-chuan et du yoga (voir à partir de la p. 127), contribuent à la détente physique et nerveuse. Pratiquer les exercices ad hoc est donc recommandé, dès que vous vous en sentez capable malgré la douleur. Si votre capacité de mouvement est restreinte, vous pouvez aussi méditer, pour déconnecter. Vous trouverez plus d'informations à ce sujet à partir de la p. 183.

À titre préventif, un entraînement d'endurance doux, comme le walking, peut réduire la fréquence des crises migraineuses.

ACUPRESSION

Grâce à la stimulation des points d'acupression suivants, vous pourrez réguler vous-même le flux du qi, et ainsi traiter efficacement certains symptômes. Pour ce faire, veuillez consulter les indications figurant p. 107-113.

- **V 10 – Pilier céleste ou Tianzhu :** à deux pouces de large de part et d'autre de la ligne faisant la transition entre crâne et colonne vertébrale, sous la base du crâne.
- **V 63 – Porte d'or ou Jinmen :** à un doigt de large sous la frontière antérieure de la malléole externe.
- **RP 3 – Suprême blancheur ou Taibai :** au milieu du côté interne du pied.
- **RP 4 – Fils de prince ou Gongsun :** au point le plus haut de la voûte plantaire, sur le côté interne du pied.

ACTIVATION DE CHAKRA

La migraine indique une faiblesse de longue date du chakra frontal. Adoptez un maximum de mesures stimulant ce chakra. Vous trouverez des suggestions à partir de la p. 86.

SUBSTANCES MÉDICINALES

Menthe poivrée (*Mentha x piperita L.*) : tisane, poudre et pastilles (usage interne), feuilles fraîches (usages interne et externe). Attention : une consommation importante peut provoquer la diarrhée.

Consultez toujours votre médecin ou praticien en médecine naturelle avant l'emploi de substances médicinales. Vous trouverez plus d'informations p. 116.

Nervosité

La nervosité est un état caractérisé par une agitation intérieure. La personne est tendue, ses mains tremblent souvent, elle a des accès de sueur, son cœur bat la chamade et sa respiration s'accélère. Des sentiments tels qu'incertitude et peur peuvent aussi se manifester. Le système neurovégétatif est responsable de ces symptômes : il est activé par la libération d'hormones du stress et ne peut plus s'autoréguler en l'absence de phases de récupération.

USAGES INTERNES

Essayez d'intégrer à votre menu un maximum d'aliments et de plantes médicinales aux vertus apaisantes, comme l'huile de germes de blé, la mélisse, la lavande, le houblon et les baies de schisandra (Wu Wei Zi). Ils ont des effets positifs sur les nerfs.

Pharmacopée culinaire

Huile de germes de blé : prenez chaque jour, après le petit-déjeuner et le dîner, 1 cuil. à café d'huile de germes de blé.

Tisanes médicinales

Buvez 2 à 3 tasses d'une de ces tisanes tous les jours. Veuillez respecter les indications relatives à la préparation et au dosage, p. 122.

- **Infusion européenne :** 2 g de bourrache, 2 g de verveine, 2 g de fleurs de camomille, 1,5 g de pensée, 2,5 g de feuilles de mélisse.

- **Infusion chinoise :** 6-12 g de Mai Dong (racine d'ophiopogon), 3-9 g de Hong Hua (safran bâtard), 1,5-6 g de Wu Wei Zi (baies de schisandra), 4,5-9 g de Ju Hua (fleurs de chrysanthème).

USAGES EXTERNES

La mélisse prodigue également ses vertus apaisantes en usage externe, par exemple dans un bain. Les huiles essentielles constituent un bienfait pour le corps, l'esprit et l'âme. Après le bain, couchez-vous, écoutez les bruits de la nature, fenêtre ouverte, ou mettez de la musique de méditation. Vous pourrez ainsi déconnecter.

Bain à la mélisse : préparez un mélange pour le bain avec 2 cuil. à soupe d'huile d'amande et 10 gouttes d'huile essentielle de mélisse. Cette dernière a une action calmante.

EXERCICE

Pratiquez un sport et dépensez-vous. Les exercices thérapeutiques du qi gong ou du yoga (voir à partir de la p. 127), ainsi que de longues promenades à l'air frais, peuvent aussi être bénéfiques. Essayez par ailleurs de méditer. Cela apaise et aide à trouver son centre intérieur. Vous découvrirez plus d'informations à partir de la p. 183.

ACUPRESSION

Grâce à la stimulation du point d'acupression suivant, vous pourrez réguler vous-même le flux du qi, et ainsi traiter efficacement certains symptômes. Pour ce faire, veuillez consulter les indications figurant p. 107-113.

- **E 36 – Trois milles du pied ou Zusanli :** à quatre doigts de large sous la rotule, sur le bord externe du tibia.

SUBSTANCES MÉDICINALES

- **Poivre** (*Piper nigrum*) : décoction et pilules (usage interne), poudre (usages interne et externe). Attention : le poivre peut irriter muqueuses, nez et yeux. Une consommation importante peut par ailleurs favoriser constipation et hypertension.

Consultez votre médecin ou praticien en médecine naturelle avant l'emploi de substances médicinales. Vous trouverez plus d'informations p. 116.

Troubles du sommeil

Quand nous dormons, notre corps n'est inactif qu'en apparence. En effet, il s'y déroule d'innombrables processus internes, essentiels pour la santé et le bien-être. Aussi, si vous faites partie du tiers de la population qui ne récupère pas suffisamment en dormant, cela ne reste pas sans conséquence. Les difficultés d'endormissement et/ou les troubles du sommeil continu entraînent fatigue persistante et abattement. Des troubles du sommeil durables altèrent les performances, affaiblissent le système immunitaire et l'ensemble de l'organisme.

USAGES INTERNES

Les troubles du sommeil pouvant aussi être provoqués par le stress ou les tensions psychiques, on recommande tous les aliments dont les principes actifs apaisent corps, esprit et âme.

Pharmacopée culinaire

- **Lait au miel :** faites dissoudre du miel ou du sucre candi dans un verre de lait chaud, mélangez et buvez avant le coucher.
- **Banane :** mangez une banane mûre avant le coucher : elle renferme des acides aminés qui favorisent le sommeil.

Tisanes médicinales

Buvez 2 à 3 tasses d'une de ces tisanes tous les jours. Veuillez respecter les indications relatives à la préparation et au dosage, p. 122.

- **Infusion européenne :** 3 g de cônes de houblon, 3 g de feuilles de mélisse, 2 g de racine de valériane, 2 g de fleurs de reine-des-prés.
- **Infusion chinoise :** 6-12 g de Gou Qi Zi (baies de goji), 9-15 g de Mai Ya (orge germée), 1,5-6 g de Wu Wei Zi (baies de schisandra).
- **Tisane ayurvédique :** 1 cuil. à café de poudre de muscade ou de fleurs de camomille (favorisant le sommeil).

USAGES EXTERNES

Un bain relaxant avant le coucher constitue un baume pour l'âme. Un massage des pieds peut aussi lever les blocages et détendre. Enfin, méditez régulièrement avant d'aller au lit. Cela apaise et vous aidera à trouver votre centre intérieur.

- **Bain à la mélisse :** préparez un produit pour le bain avec 2 cuil. à soupe d'huile d'amande et 10 gouttes d'huile essentielle de mélisse. La mélisse a une action apaisante. On recommande également les huiles à la lavande, à la valériane ou à la camomille. Baignez-vous 15 minutes maximum dans une eau à 37 °C, puis enveloppez-vous d'un drap de bain chaud et allez aussitôt au lit, de préférence.
- **Massage des pieds à l'huile de sésame :** avant le coucher, massez vos plantes de pied avec de l'huile de sésame chaude. Vous pouvez aussi frictionner votre cuir chevelu avec cette huile, ou en instiller 5-10 gouttes dans les oreilles avec une pipette que vous aurez réchauffée.

ACTIVATION DE CHAKRA

Si vous souffrez régulièrement de troubles du sommeil, cela indique une faiblesse de longue date du chakra du sommet. Adoptez un maximum de mesures stimulant ce chakra (voir à partir de la p. 90).

SUBSTANCES MÉDICINALES

Ananas (*Ananas comosus (L.) Merr.*) : jus (usage interne), poudre et fruit frais (usages interne et externe). Attention : une consommation importante peut entraîner des maux de ventre.

Datte (*Phoenix dactylifera*) : fruit frais ou sec, poudre et tisane (usage interne). Attention : une consommation importante peut provoquer la diarrhée.

Consultez votre médecin ou praticien en médecine naturelle avant l'emploi de substances médicinales. Vous trouverez plus d'informations p. 116.

REMERCIEMENTS

C'est Ulrich Grasberger qui nous a incités à rédiger un livre ensemble ; qu'il en soit ici remercié. Nous nous sommes rapidement accordé à considérer que l'inscription de thérapeutiques traditionnelles dans un système idéologique global pouvait également représenter un enrichissement intellectuel pour les Occidentaux. Tout au long du processus d'élaboration du présent ouvrage, nous avons entretenu quantité de discussions nourries – l'un avec l'autre, mais aussi avec toute une série d'éminents experts, que nous voudrions remercier ici. Les échanges sur les connaissances en matière de naturopathie que nous avons eus avec le docteur Eberhard J. Wormer (médecin, journaliste scientifique et auteur d'ouvrages médicaux de référence), Mariam Li (praticienne en médecine naturelle, coach mentale), Diane Garner (praticienne en médecine naturelle) et le docteur Christoph Garner (médecin-chef/neurologue), se sont révélés particulièrement précieux.

Nous remercions par ailleurs le professeur Wang Yingqiu (président de la University of East-West Medicine, San Francisco) pour son appui scientifique, Lin Fan (chef de projet) pour son travail de traduction, de coordination et d'assistance technique, Germaine Schneider (professeur de yoga, danseuse et chorégraphe) pour son apport éclairant dans le domaine du yoga et de l'activité physique, ainsi que Caroline Baronin de Liser pour la mise à disposition de ressources et de matériel. Quant à Tian Ruisheng, grand maître du qi gong des parfums, et au docteur Sebastian Haag, ils demeureront pour nous une permanente source d'inspiration et un éternel modèle.

TABLE DES EXERCICES

Qi gong des parfums

Tai-chi-chuan

Yoga

INDEX

Crédits photographiques

Production photo : Astrid M. Obert, Munich.
Illustrations : Bianca Classen, Hambourg.
Autres crédits :
Corbis : p. 120, 285. Dpa : p. 246. F1 online : p. 61, 105, 150, 215, 235, 243, 258. Fotolia : p. 29. Getty Images : p. 128. GU-Archiv : 109-113 (Nicolas Olonetzky). istock : p. 14, 31, 109-113 (béton), 298. Plainpicture : p. 95. Stockfood : p. 62, 117, 269. Stocksy : p. 106, 214.Toutes les photos restantes : Shutterstock.
Merci, pour son concours amical en matière de production photo, à : www.mandala-fashion.com.

Achevé d'imprimer en mars 2023
en France par Ppo Graphic
pour le compte des Éditions Marabout (Hachette Livre),
58, rue Jean Bleuzen ; 92178 Vanves Cedex.
Dépôt légal : avril 2023
978-2-501-17623-1
4034455/01